A DIETA DE
MARTE & VÊNUS
E A SOLUÇÃO POR EXERCÍCIOS

John Gray, PH. D.

A DIETA DE
MARTE & VÊNUS
E A SOLUÇÃO POR EXERCÍCIOS

Produza a química cerebral da saúde, da felicidade e do relacionamento duradouro

Prefácio: Daniel G. Amen, M.D.

Tradução: Ebréia de Castro Alves

Rocco

Título original
THE MARS & VENUS DIET & EXERCISE SOLUTION
Create the Brain Chemistry of Health, Happiness, and Lasting Romance

Copyright © 2003 *by* John Gray, Ph.D.
Copyright do prefácio © 2003 *by* Daniel G. Amen, M.D.
Todos os direitos reservados.

Primeira publicação pela St. Martin's Press, Inc.
Nova York, NY. Todos os direitos reservados.

Edição brasileira publicada mediante acordo com
Linda Michaels Limited, International Agents.

Direitos mundiais para a língua portuguesa
reservados com exclusividade à
EDITORA ROCCO LTDA.
Avenida Presidente Wilson, 231 – 8º andar
20030-021 – Rio de Janeiro – RJ
Tel.: (21) 3525-2000 – Fax: (21) 3525-2001
rocco@rocco.com.br
www.rocco.com.br

Printed in Brazil/Impresso no Brasil

revisão técnica
LIANE MARTINS e JULIA DUARTE

preparação de originais
LANA AYRES

CIP-Brasil. Catalogação-na-fonte.
Sindicato Nacional dos Editores de Livros, RJ.

G82d Gray, John, 1951–
A dieta de Marte e Vênus e a solução por exercícios: produza a
química cerebral da saúde, da felicidade e do relacionamento
duradouro / John Gray; prefácio de Daniel G. Amen; tradução de
Ebréia de Castro Alves. – Rio de Janeiro: Rocco, 2006.

Tradução de: The Mars & Venus diet & exercise solution:
create the brain chemistry of health, happiness, and lasting romance
ISBN 85-325-2009-X

1. Dietas. 2. Emagrecimento. 3. Exercícios físicos. 4. Química
cerebral. 5. Homens – Nutrição. 6. Mulheres – Nutrição. I. Título.

05-4078
CDD – 613.25
CDU – 613.24

Este livro é dedicado, com profundo amor e afeição, à minha mulher Bonnie Gray.

Seu amor, sensibilidade, sabedoria e comprometimento me apoiaram e me fizeram alcançar o meu ápice e partilhar com outros o que nós dois aprendemos juntos.

NOTA AOS LEITORES

Como ocorre com todos os programas de saúde ou de condicionamento físico, aconselha-se os leitores a consultar um médico, antes de realizar qualquer mudança relevante na sua dieta ou rotina de exercícios.

SUMÁRIO

Agradecimentos 11

Prefácio de Daniel G. Amen, M.D. 13

1. A dieta de Marte & Vênus e a solução por exercícios 19
2. Descobrindo a solução de Marte & Vênus 32
3. A dopamina é de Marte 65
4. A serotonina é de Vênus 89
5. As endorfinas são do céu 125
6. Testosterona e ocitocina: os hormônios do bem-estar 142
7. Compreendendo nossas diferentes reações ao estresse 168
8. Diga adeus às dietas 202
9. As três fáceis etapas da solução de Marte & Vênus 232
10. Relacionamento saudável com os alimentos 270
11. A equação da proteína e da gordura de Marte & Vênus ... 287
12. Alimente-se de acordo com seu biotipo 315
13. Seu corpo foi projetado para se curar 342

AGRADECIMENTOS

Agradeço à minha mulher Bonnie por ter partilhado comigo a criação deste livro. Ela foi para mim uma fonte inesgotável de percepção e inspiração. Eu lhe sou grato por aumentar minha compreensão e habilidade de honrar o ponto de vista feminino. Agradeço às nossas três filhas, Shannon, Juliet e Lauren, por seu ininterrupto amor e apoio. Ser seu pai tem sido fonte de grande realização e contentamento.

Agradeço à minha editora Diane Reverand, por seu brilhante feedback, aconselhamento e capacidade editorial; a Steve Cohen por sua visão e incentivo; a Melissa Contreras por sua dedicação, trabalho árduo e assistência editorial, e a todos os extraordinários funcionários da St. Martin's Press, que transformaram em tempo recorde meus originais neste livro.

Agradeço à minha agente internacional Linda Michaels, por fazer com que meus livros sejam publicados em mais de cinqüenta idiomas. Agradeço a Monique Mallory, da New Agency, por sua dedicação e capacidade de organizar minha movimentada agenda de compromissos com a mídia.

Agradeço aos meus colaboradores Rosalinda Lynch, Michael Najarian, Donna Dolton, Jeff Owens, Melanie LaDue e Michael James, por seu apoio constante e trabalho árduo em organizar meus livros, vídeos, seminários, programas de rádio e palestras.

Agradeço a meu colega, Dr. Zhi Gang Sha, mestre internacionalmente famoso, por combinar enfoques orientais e ocidentais sobre bem-estar físico e por suas importantes idéias para criar uma conexão saudável entre mente e corpo.

Agradeço a meus muitos amigos e parentes relacionados a seguir, por seu apoio e sugestões úteis: Robert Gray, Virginia Gray, Darren e Jackie Stephens, Clifford McGuire, Renee Swisko, Robert e Karen Josephson, Jon Carlson, Pat Love, Helen Drake, Ian e Ellen Coren, Martin e Josie Brown, Malcom Johns, Richard Levy, Chuck Gray, Ronda Coallier, Mirra Rose, Lee Shapiro, Billy e Robin Clayton, Alex Stephens e Franklin e Adriana Levinson. Agradeço aos muitos conselheiros Marte-Vênus, que facilitaram minha tarefa e continuam sua missão de criar compreensão e harmonia no mundo inteiro.

Agradeço aos seguintes colegas e especialistas que me ajudaram com minhas pesquisas: Dr.Daniel G. Amen, John Anderson, Sharon e Tawna Boucher, Cher Camhi, Jack Canfield, Beverly Clark, Darcy Cook, Jim e Kathy Coover, Denny e Vone DePorter, Tony e Randi Escobar, Dr. Salar Farahmand, Dr. Mitzi Gold, Dr.Dennis Harper, Reggie e Andréa Henkart, Dr.William Hitt, Dr. Michael e Helen Joseph, Concepción Lara, Howard Lehman, Dean Levin, Lauren Luria, Robert McCaslin, Dr. Tom McNeillis, Laura Monahan, Tom Nelson, John Regan, Ron Reid, Andy Rodríguez, Daniel Sam, Gaile Sickel, Scott e Geraldine Strub, Daniel Sun, Dr. Brian Turner, Brian Underwood, Martin Van der Hoeven, Dr. Cynthia Watson e Dr. Jay Williams.

Agradeço às muitas pessoas que assistiram aos meus seminários sobre a dieta de Marte e Vênus e seus exercícios e partilharam suas experiências e interesses. Seu entusiasmo em relação a esse assunto me motivou a escrever este livro.

Agradeço a meus pais Virginia e David Gray, por todo o seu amor e apoio, e a Lucille Brixey, que foi sempre uma segunda mãe para mim. Embora eles já não estejam aqui, seu amor e incentivo continuam a me envolver e abençoar.

PREFÁCIO

Unir a dieta de Marte & Vênus a exercícios – que grande idéia! Entretanto, se eles comerem as mesmas coisas ou fizerem os mesmos exercícios, provavelmente haverá brigas e decepção e eles entrarão em órbita, exatamente quando homens e mulheres tentam comunicar-se ou fazer amor sem considerar as diferenças entre machos e fêmeas. Neste novo, eficaz e acessível livro, John Gray, que apresentou as diferenças de gêneros e suas necessidades à nossa cultura, dignifica as diferenças entre os sexos e oferece soluções práticas e específicas para otimizar a química cerebral, dietas, exercícios, relacionamentos e para administrar o estresse. Ele tem um talento especial para abordar assuntos científicos altamente complexos, veicular as informações de maneira simples e oferecer práticas que podem transformar a vida das pessoas.

É fundamental combinar essas cinco áreas da saúde, pois uma área influencia a outra. A química cerebral afeta o humor, a energia, os relacionamentos e os hábitos alimentares. O estresse excessivo afeta a química cerebral, as habilidades de comunicação e de concentração. Os problemas de relacionamento nos expõem mais ao risco de depressão, problemas relacionados ao estresse e a comer demais. Contudo, as respostas para a saúde ideal em cada um desses campos não são as mesmas para homens e mulheres. Este é o elemento-chave deste livro: machos e fêmeas precisam de suas próprias soluções para equilibrar a química cerebral.

Na Amen Clinics em Newport Beach e Fairfield, na Califórnia, comprovamos, em primeira mão, como a química cerebral anormal pode afetar negativamente e como a otimização das funções cerebrais promoveu melhorias significativas. Nossas clínicas tratam de milhares de pacientes todos os anos, gente com problemas que vão desde brigas conjugais, passando por crianças com problemas de comportamento e aprendizagem até idosos com falta de memória. Um dos principais objetivos de nosso trabalho é promover o equilíbrio das funções cerebrais. Nosso trabalho se baseia num conjunto de princípios simples, que se harmonizam perfeitamente com este livro:

- O cérebro está envolvido em todas as nossas atividades. A forma com que pensamos, sentimos, agimos, aprendemos, trabalhamos e amamos se origina da efetiva função do cérebro momento a momento;
- Quando o cérebro funciona bem, nossa tendência é trabalhar bem. Quando isso não acontece, temos muita dificuldade em dar o melhor de nós;
- O cérebro é o órgão mais complicado do universo. Estima-se que tenhamos 100 bilhões de neurônios e que cada neurônio se ligue a outros neurônios por meio de centenas, talvez milhares de conexões individuais. Calcula-se que tenhamos mais conexões no nosso cérebro do que existam estrelas no universo. O cérebro é também o principal usuário da energia do corpo. Embora só tenha cerca de 2 por cento do peso do corpo, o cérebro utiliza mais ou menos 20 por cento das calorias que consumimos;
- O cérebro é macio, de consistência semelhante à da manteiga; ele se aloja num crânio rijo, com muitos sulcos. Traumatismos cerebrais moderados podem causar lesões e mudar vidas, mas poucas pessoas sabem disso;
- Os psiquiatras e os profissionais de saúde mental devem analisar melhor como funciona o cérebro de pessoas com distúrbios de aprendizagem, comportamento ou de ordem emocional. Observar o funcionamento cerebral nos fornece muitas informações importantes. Dispomos atualmente de instrumentos para esta análise;

- Cada região do cérebro é responsável por funções específicas. Por exemplo, o córtex pré-frontal está relacionado à concentração, à premeditação, ao julgamento, ao controle dos impulsos e à tomada de decisões. Os lobos temporais abrigam a memória, a estabilidade do humor e o controle do temperamento, e o giro cingulado anterior ajuda a desviar a atenção e a flexibilidade cognitiva. Problemas em cada região do cérebro – seja por fatores genéticos, trauma cerebral, exposição a tóxicos (excesso de drogas ou álcool) ou estresse – levam a problemas inerentes às funções de cada região;
- Proteger e otimizar o funcionamento cerebral é essencial para ajudar as pessoas a dar o melhor de si. Na nossa cultura, apesar dos muitos avanços da neurociência, agimos como se não entendêssemos a imensa importância do cérebro no nosso cotidiano. E não dignificamos o cérebro. Por exemplo, permitimos que as crianças cabeceiem bolas de futebol, pratiquem snowboard sem capacete e nunca prestamos a devida atenção a "pequenos" traumatismos cerebrais;
- Existem muitas maneiras de otimizar as funções cerebrais, que incluem uso de suplementos, vitaminas e remédios, dietas e exercícios apropriados, redução do estresse (os hormônios do estresse prejudicam as funções cerebrais) e a valorização dos relacionamentos.

Um dos aspectos mais singulares do trabalho das Clínicas Amen é nosso emprego da SPECT cerebral (em inglês: single photon emission computed tomography, isto é, tomografia computadorizada por emissão de fóton único) para nos ajudar a compreender as pessoas que lutam com problemas emocionais, comportamentais ou de aprendizagem. A SPECT cerebral é um procedimento da medicina nuclear que utiliza radioisótopos para analisar um cérebro vivo em funcionamento. A SPECT é fácil de compreender. Ela mostra três coisas: as áreas do cérebro que funcionam bem, as áreas do cérebro que funcionam em excesso e as áreas do cérebro que não funcionam tanto quanto deveriam. A SPECT é capaz de observar as funções cerebrais saudáveis. Também pode constatar os danos derivados de abuso de substâncias ou traumatismo cerebral, os precedentes da demência e as muitas facetas dos problemas de ansiedade, depressão e atenção. Podemos comprovar os problemas cerebrais físicos em enfermidades que, até recentemente, eram consideradas de natureza psicológica, tais como a ansiedade e a depressão.

Durante os últimos doze anos, minhas clínicas possuem a maior base de dados do mundo sobre os estudos de imagens do cérebro relacionados ao comportamento: atualmente, dispomos de mais de 16.000 exames. Temos muitos exames comparativos antes e depois com SPECT que nos permitem saber quais os tratamentos que ajudam as funções cerebrais, quais são ineficazes e quais parecem simultaneamente melhorar e piorar as condições cerebrais. Por exemplo, antidepressivos comumente receitados chamados inibidores seletivos da recaptação da serotonina (ISRS ou, em inglês, SSRIs), como Prozac, Zoloft e Paxil, tendem a acalmar as áreas emocionais hiperativas do cérebro associadas à depressão, mas também podem reduzir a atividade no córtex pré-frontal e causar problemas de concentração e motivação.

Uma das primeiras descobertas de nosso trabalho é a de que é preciso adequar os tratamentos às necessidades individuais. Nem todas as pessoas deprimidas respondem ao mesmo tratamento. Suplementos ou ansiolíticos tradicionais funcionam com algumas pessoas mas não com outras. Os tratamentos precisam ser individualizados, baseados no gênero (feminino ou masculino), no temperamento e nas diferenças individuais das funções cerebrais. Essa foi a principal razão por que fiquei tão satisfeito em escrever o prefácio para este novo livro de John Gray. Esse autor assume uma abordagem equilibrada e ao mesmo tempo avançada, que inclui ampla variedade de maneiras para otimizar as funções cerebrais e, basicamente, as funções de relacionamento e vida.

Nas nossas clínicas, da mesma forma que neste livro, recomendamos ampla variedade de tratamentos para otimizar as funções vitais e cerebrais. Muitos suplementos funcionam ao equilibrar as funções cerebrais.

Também recomendamos mudanças de hábitos alimentares, como faz John Gray neste livro. Alimento é remédio. Todos nós sabemos disso instintivamente. Se você come as coisas certas no desjejum, no almoço e no jantar, você se sente bem. Se come as coisas erradas, você se sente mal, inchado e sem concentração. Que acontece, se você resolver comer três sonhos no café da manhã? Como se sente dali a meia hora? A maioria das pessoas se sente cansada e letárgica. Porém, se seu desjejum foi saudável, provavelmente, sua energia será muito maior e seu raciocínio, muito mais ágil.

O exercício atua no corpo por meio de muitos mecanismos diferentes. Estudos têm comprovado que o exercício estimula o fluxo sangüíneo cerebral, ressaltando as habilidades cognitivas, mesmo nos idosos. O exercício também aumenta a disponibilidade de serotonina no cérebro. Um dos principais neurotransmissores do humor, ela nos ajuda a ser flexíveis e felizes.

Relacionamentos de toda natureza são também fundamentais à saúde cerebral. Num estudo referencial sobre psicoterapia interpessoal (IPT – interpersonal psychotherapy) que ensina as pessoas a melhorar seus relacionamentos, os benefícios vão diretamente para o cérebro. Estudos cerebrais com SPECT mostraram que as funções das principais áreas cerebrais responsáveis pelo humor podem voltar ao normal após breve período de IPT. "Estamos começando a constatar uma consistência fantástica de dados", afirmou o Dr. Stephen D. Martin, da Universidade de Durham em Sunderland, Inglaterra. Pesquisadores do Cherry Knowle Hospital, daquela universidade, realizaram estudos com SPECT em vinte e sete pacientes adultos que sofriam de depressão maior. Os investigadores prescreveram aleatoriamente um antidepressivo a quatorze dos pacientes, enquanto os treze restantes freqüentaram sessões semanais de uma hora de IPT. Depois de seis semanas de tratamento, ambos os grupos apresentaram significativa melhora. Uma segunda série de estudos com SPECT após o tratamento teve resultado semelhante, nos dois grupos, especialmente nas áreas do cérebro relacionadas à emoção, indicando que os pacientes estavam menos depressivos e menos concentrados nas emoções negativas. As conclusões das imagens, de acordo com o Dr. Martin, sustentam a tese de que as alterações cerebrais contribuem grandemente para o desenvolvimento e a resolução da depressão. Nossas interrelações do dia-a-dia salientam ou causam danos ao funcionamento cerebral. Estar mais ligado àqueles que fazem parte da sua vida o ajuda a curar o cérebro. O amor é tão poderoso quanto os medicamentos e, geralmente, muito mais divertido.

O controle do estresse também ajuda a proteger o cérebro. Recentemente, comprovou-se que a exposição aos hormônios do estresse altera as células de um dos principais centros da memória no cérebro, o hipocampo. Quanto maior for o estresse a que a pessoa está submetida, pior será sua memória e seu temperamento. Aprender novas maneiras de lidar com o estresse e superá-lo são fundamentais para a saúde cerebral.

Este livro tem muito a ensinar àqueles que procuram uma vida saudável e holística. Um cérebro melhor e uma vida melhor estão agora ao nosso alcance.

DANIEL G. AMEN, M.D.,
autor de *Change Your Brain, Change Your Life*
(Mude seu cérebro, mude sua vida)

1
A DIETA DE MARTE & VÊNUS E A SOLUÇÃO POR EXERCÍCIOS

Os Estados Unidos enfrentam uma crise na saúde: mental, emocional e física. Diariamente, recebemos más notícias, não apenas em nossas vidas pessoais mas em todos os lugares. Somos bombardeados com terríveis informações: um de cada cinco meninos sofre do transtorno de déficit de atenção/hiperatividade TDAH; suicídio entre adolescentes, a violência e o consumo de drogas atingem níveis estratosféricos; um de cada dois novos casamentos termina em divórcio; um de cada dois homens acima de cinqüenta anos terá problemas de próstata; uma de cada três mulheres vai sofrer de câncer; 65 por cento da nossa população está acima do peso ideal; milhões de mulheres estão clinicamente depressivas e dependem de drogas psicoativas para sair da cama de manhã, e milhões de homens dependem de drogas controladas para terem bom desempenho sexual. Chega! A lista continua exaustivamente. Você não precisa deste livro para tomar conhecimento desses fatos.

A dieta de Marte & Vênus e a solução por exercícios oferece respostas práticas e fáceis para toda a lista. Este livro tem aquele título porque se dirige às necessidades específicas de homens e mulheres. É surpreendente que, apesar de todas as centenas de livros sobre dietas e exercícios, livros de auto-ajuda e manuais de psicologia disponíveis no mercado, ninguém ainda tenha assinalado as maneiras pelas quais homens e mulheres reagem diferentemente à alimentação e a exercícios. Sugere-se uma solução unissex geral, tipo "tamanho único", sem se fazer referência aos fatos relacionados aos dois gêneros.

COMO A ALIMENTAÇÃO E O EXERCÍCIO AFETAM HOMENS E MULHERES DE MODOS DIFERENTES

Vamos abordar nestas páginas alguns pontos que não são comumente conhecidos ou expressos em outros livros e programas:

- Você sabe que a mesma dieta pode fazer com que a mulher engorde, e o homem emagreça?
- Você sabe que a dieta do homem, e não a sua carga de trabalho, é basicamente responsável pelo cansaço ao final do dia?
- Você sabe que a dieta da mulher pode contribuir mais significativamente para suas sensações de satisfação do que o comportamento do seu parceiro?
- Você sabe por que as mulheres precisam de mais carícias e afeição e os homens de mais sexo, para sentir uma química cerebral sadia?
- Você sabe por que mais homens do que mulheres têm tendências a se viciar em substâncias nocivas, trabalho ou exercícios?
- Você sabe que mais homens têm os sintomas de deficiência de dopamina, enquanto mais mulheres têm os sintomas de deficiência de serotonina?
- Você sabe que 90 por cento das pessoas que procuram aconselhamento profissional são mulheres e que a maioria demonstra os sintomas de deficiência de serotonina?
- Você sabe que 90 por cento da população carcerária é composta de homens e que a maioria demonstra os sintomas de deficiência de dopamina?
- Você sabe por que as mulheres têm maior tendência à depressão do que os homens?
- Você sabe por que um programa de exercícios para ajudar o homem a emagrecer pode inibir o emagrecimento da mulher e também produzir desejos fortes por certos alimentos?

* Você sabe por que certas combinações alimentares fazem o homem adormecer, mas provocam tesão na mulher e vice-versa?
* Você sabe que começar uma nova dieta, mesmo que ela não seja adequada, pode fazer com que o homem – mas não a mulher – emagreça temporariamente?
* Você sabe que deixar de tomar o desjejum contribui para deprimir e engordar a mulher, mas pode criar uma elevação de endorfina no homem, seguida por pouca energia e alimentação excessiva no final do dia?
* Você sabe que a depressão masculina tem sintomas e soluções completamente diferentes dos da depressão feminina?
* Você sabe que exercícios em geral não são adequados para que mulheres obesas comecem a emagrecer, mas são absolutamente essenciais para homens obesos?

Neste livro, você vai se aperceber dessas diferenças entre os gêneros, e de muitas mais. Você tomará conhecimento de pesquisas conclusivas não disponíveis em outro lugar. No final, você será capaz de compreender sua saúde, felicidade e relacionamento amoroso sem ficar confuso pela infinidade de pontos conflitantes apresentados em livros, estudos, pela mídia e por autoridades.

Meu objetivo é apresentar a você, leitor, informações básicas sobre nutrição, exercícios, química cerebral, hormônios sexuais e controle do estresse. Quando você tiver todas as peças do quebra-cabeça à sua frente, elas se encaixarão harmoniosamente e você perceberá por que dietas, exercícios ou relacionamentos lhe podem ter falhado no passado, e por que as novas informações funcionam. Independente de lamentos passados, você será motivada ou motivado, a tentar novamente e, dessa vez, ter êxito, ao criar a neuroquímica da saúde, felicidade e do relacionamento duradouro.

JUNTANDO AS PEÇAS

Em todo o tempo em que pesquisei esse tema durante os últimos dez anos, desde que escrevi *Homens são de Marte, mulheres são de Vênus,* fiz a seguinte pergunta: "Como dietas e exercícios afetam homens e mulheres de modo diferente?" Na maioria das vezes, os especialistas que entrevisto não têm uma resposta imediata. À proporção que continuo a fazer mais perguntas, consultar vários especialistas e analisar milhares de resultados de pesquisas, além de minhas próprias experiências, os diferentes elementos começam a se encaixar.

Este novo programa se baseia em modernas pesquisas médicas, combinadas a antigos conhecimentos. Sob alguns aspectos, você vai saber mais do que a maioria dos pesquisadores. Os especialistas se especializam. Eles têm um raio de ação específico e se limitam a realizar apenas isso. Concentram-se tanto na sua própria área, que freqüentemente não tomam conhecimento do que está acontecendo em outros campos. Por mais de trinta anos, venho compilando as informações revolucionárias contidas neste livro, oferecidas por especialistas em cinco áreas de interesse: química cerebral, dietas, exercícios, relacionamento e controle do estresse.

Coletei, de renomados peritos em cérebro, informações precisas, baseadas nas pesquisas feitas por eles sobre a química cerebral, pesquisas essas destinadas a ajudar os mentalmente enfermos. Conclusões práticas originadas dessas pesquisas especializadas podem afetar todas as áreas de sua vida. Muitas pessoas apresentam certos sintomas sutis, que refletem os sintomas mais severos dos mentalmente perturbados.

Hoje em dia, a maioria das pessoas apresenta certos sintomas sutis que refletem os sintomas mais severos dos mentalmente perturbados.

Embora muitos milhões de americanos tenham sido diagnosticados como portadores de doença mental e necessitem de drogas psicoativas, minha experiência e a de muitos pesquisadores é a de que essas pessoas sofrem apenas de deficiência nutricional, e não de danos cerebrais ou de algum defeito genético. Quando o cérebro é nutrido adequadamente por meio de uma suplementação de aminoácidos, os sintomas de enfermidade mental começam a desaparecer, às vezes, em apenas alguns dias.

Esses pesquisadores do cérebro, porém, sabem muito pouco sobre as questões de casais saudáveis e amorosos que procuram ter relacionamentos duradouros, ou sobre os milhões de pessoas com depressão leve, que buscam ajuda para encontrar aquele "algo" extra que falta em suas vidas. Entretanto, o mesmo desequilíbrio de neurotransmissores associados aos diferentes aspectos da doença mental também se aplica à maioria das "neuroses normais" que tenho observado como conselheiro.

Mesmo pesquisadores perspicazes do cérebro pouco sabem sobre como aplicar suas idéias para curar "neuroses normais".

Muitos terapeutas, conselheiros e professores são especialistas nas preocupações do dia-a-dia para controle do estresse, mas não são peritos em controle de peso, saúde ou dieta. Eles não têm conhecimento de como a nutrição afeta nossa saúde mental, o que, por sua vez, influencia o ganho ou a perda de peso. Muitos professores e programas estão ensinando técnicas de relaxamento e meditação, mas talvez não estejam familiarizados com a maneira pela qual exercícios e dietas contribuem para nosso estado de espírito e para nossa capacidade de lidar com o estresse.

À medida que os conselheiros começarem a empregar este programa multidisciplinar para assistir os clientes com distúrbios de depressão e ansiedade, o caminho para a recuperação será renovado. Descobri, como conselheiro matrimonial, que a maioria dos problemas conjugais pode ser resolvida ao informá-los sobre as diferenças entre homens e mulheres. Quando começamos a compreender, aceitar e respeitar a forma como nosso parceiro se comunica, podemos ter maior êxito ao dar e receber amor. Não obstante essas informações essenciais, sem uma dieta e exercícios saudáveis para manter a química cerebral equilibrada, muitos homens e mulheres simplesmente não têm energia ou paz de espírito para pôr em prática o que parecia tão fácil no começo do relacionamento.

Freqüentemente, as pessoas participam de um programa de Doze Etapas e conseguem vencer o vício do álcool, drogas ou relacionamento, mas o substituem pelo vício do café, fumo ou açúcar. Embora ter vencido o vício original seja certamente um passo positivo, essas pessoas continuarão a sofrer do estresse e do infortúnio associados a todo o comportamento que leva ao vício, até equilibrarem os elementos químicos em seus cérebros. A cura ou a recuperação emocional só é completa quando equilibramos a química cerebral com exercícios apropriados e uma dieta balanceada. Quaisquer e todos os comportamentos que geram vícios são sintomas de desequilíbrio cerebral.

Freqüentemente, as pessoas participam de um programa de Doze Etapas e conseguem vencer um vício, mas o substituem por outro.

Pesquisas recentes sobre dietas são bastante divulgadas em conflitantes best-sellers sobre regimes alimentares. Embora muitos especialistas em dietas ofereçam seus próprios planos eficazes para emagrecer, geralmente não fazem a conexão com as maneiras pelas quais a química cerebral ou as aptidões de comunicação e relacionamento afetam nossos hábitos alimentares. Como resultado, muitas de suas sugestões funcionam temporariamente, mas, se as pessoas não estão se alimentando para equilibrar a química cerebral ou se comunicando de maneira a estimular certos hormônios, manter uma dieta saudável pode ser quase impossível.

As dietas atuais pouco informam sobre o estímulo das substâncias químicas cerebrais adequadas para alcançar o controle ideal da saúde e do peso.

Embora os especialistas em exercícios tenham muito a contribuir, muitos deles não estão ainda a par de como os diferentes tipos de exercícios afetam a química cerebral. Alguns *personal trainers* forçam demais seus clientes e acabam por perdê-los, porque eles desistem dos exercícios.

Reuni para todos vocês um conjunto acessível de informações e conclusões que não são apenas fáceis de compreender, como também não demandam esforço para serem adaptadas a qualquer estilo de vida. Meu programa não visa a substituir o que já pode estar dando certo. Em lugar disso, considere *A dieta de Marte & Vênus e a solução por exercícios* uma rotina fácil de aplicar para enriquecer os programas de que você já está desfrutando. Você se beneficiará das mais recentes pesquisas comprovadas nas seguintes áreas:

1. Dieta, nutrição e controle de peso;
2. Exercícios físicos essenciais para estimular os sistemas linfático, endócrino, cerebral e liquórico (fluido cérebro-espinhal), e para harmonizar os músculos, estimulando o metabolismo;
3. Química cerebral para saúde mental e felicidade;
4. Relacionamentos, comunicação e questões afetivas que mexem com o equilíbrio hormonal e o da química cerebral;
5. Controle do estresse e do humor para uma vida mais longa, mais saudável e mais feliz.

O fato de eu ter estudado cada uma dessas áreas nos últimos trinta anos, com ênfase especial nos aspectos da saúde e da nutrição durante os últimos dez, levou-me a escrever *A dieta de Marte & Vênus e a solução por exercícios*. Embora trinta anos tenham sido necessários para testar e desenvolver com milhares de clientes muitas das percepções e ferramentas, só em 2002 o panorama geral ficou claro, somado à compreensão da utilidade da suplementação de aminoácidos ativados, para estabelecer o equilíbrio correto do cérebro. Com essa recém-descoberta peça do quebra-cabeça, os benefícios de todas as demais técnicas comprovadas se evidenciaram exponencialmente.

Milhões de pessoas têm-se beneficiado de meus livros, vídeos e seminários. Com o acréscimo da química cerebral equilibrada, esses benefícios são muitíssimo realçados e mais facilmente confirmados. Homens e mulheres se beneficiarão ainda mais das minhas conclusões sobre relacionamentos. Ao mesmo tempo, os pais poderão aplicar mais facilmente as muitas conclusões úteis contidas em meu livro Os filhos vêm do céu. Independente de você usar ou não minhas técnicas educacionais, qualquer criação funciona melhor se seus filhos não sofrerem dos desequilíbrios cerebrais responsáveis por TDAH (transtorno de déficit de atenção/hiperatividade) e TOC (transtorno obsessivo-compulsivo). Ao dispor das informações fundamentais de cada um dos cinco campos de especialidade, você terá a base para compreender maneiras simples e eficazes de melhorar não somente seu relacionamento com outras pessoas, mas também seu relacionamento com seu próprio corpo.

NOVENTA POR CENTO EFICAZ!

Você não precisa seguir uma dieta rígida e exercícios pesados e descobrir meses ou anos depois que não só está deprimida, mas também doente. Essas idéias são fáceis de aplicar e produzem rápidos resultados. Na maioria das vezes, elas funcionam imediatamente.

Em poucos dias do início do programa, você saberá se ele dará certo. Se você não obtiver resultados em algumas semanas, seu estado precário de saúde não é apenas resultado de deficiência nutricional. Se você teve uma concussão ou um acidente, se seu fígado estiver excessivamente intoxicado ou se você estiver tomando muitos remédios, talvez vá precisar de mais tempo para sentir todos os benefícios do programa. Nesses casos, também são necessários outros tipos de apoio. Vamos tratar dessas outras alternativas de cura no Capítulo 13.

Minha experiência ao ensinar esse novo programa tem sido a de que ele funciona imediatamente, para mais de 90 por cento das pessoas que o seguem. Sei que isso parece bom demais para ser verdade, e sei também que alguns de vocês podem estar pensando que não pode ser assim tão fácil... mas é. Já comprovei isso com meus próprios olhos e continuo a receber notícias diárias sobre o programa. Enquanto a maioria das pessoas é bombardeada com mensagens e estatísticas desanimadoras divulgadas pela mídia todos os dias, recebo centenas de mensagens imediatas e positivas de transformação e cura. Por isso sou tão otimista.

O programa é tão fácil de aplicar que quase todos os que o experimentam se beneficiam de imediato. Milhares de pessoas já começaram esse novo programa e estão mais saudáveis, felizes e conseguindo prolongar seus relacionamentos. Muitas, sob a supervisão de seus médicos, estão gradativamente deixando de tomar medicamentos psicoativos, como Prozac.

Milhares de pessoas obesas já perderam seus quilos extras e estão mantendo o peso desejado, em apenas algumas semanas de utilização do programa. Casais amorosos que haviam perdido parte da paixão inicial após anos juntos estão agora sentindo seus sentimentos renovados e duradouros. Todos os dias chegam a meu conhecimento histórias de pessoas que estão recobrando a saúde e a energia, sem falar no controle bem-sucedido de peso e numa melhor qualidade de sono.

Em uma semana, você começará a constatar resultados espetaculares. Eu me surpreendo diariamente com os benefícios que essas simples mudanças trazem num piscar de olhos. Compreendo que alguns de vocês estejam duvidando: "Como é possível que seja tão simples assim?"

COMO É POSSÍVEL SER TÃO SIMPLES ASSIM?

A resposta a essa pergunta é simples. Nunca na história tivemos tanto conhecimento e tantas informações disponíveis, e, ao mesmo tempo, nunca estivemos tão confusos. Nesse sentido, vivemos uma época de paradoxos. Anualmente milhares de livros e pesquisas publicam as mais novas informações para melhorar nossas vidas. Com essas informações, nossas vidas melhoram... e pioram. Todas essas mudanças importantes prepararam a base para as respostas que este livro oferece para mudar sua vida. Contudo, as alterações que ocorreram em nossa sociedade nos últimos trinta anos são mais do que um alicerce: são a casa inteira. Tudo de que se precisa está nessa casa. O único problema é que não temos a chave para entrar nela.

Você vai encontrar a chave para essa casa neste livro. A verdadeira casa já foi construída e está disponível. Os alicerces estão no lugar. Todas as pesquisas foram realizadas e toda a especialização e apoio está disponível. Entretanto, sem a chave para utilizar esse apoio corretamente, tudo isso de pouco vale.

É certo que *checkups* periódicos e exercícios diários vão beneficiar sua saúde, mas, sem os dados deste livro, as pessoas continuarão a se sentir mais doentes à proporção que envelhecerem. É certo que encontrar um bom emprego e ganhar rios de dinheiro o/a farão feliz, mas, sem as informações deste livro, as oportunidades de trabalho fazem apenas com que as pessoas se sintam cansadas, ansiosas, estressadas ou derrotadas.

É certo que encontrar o amor da sua vida, freqüentar cursos ou ler livros úteis com dicas de como melhorar sua capacidade de se comunicar o/a ajudarão a encontrar seu amor duradouro. Porém, para a maior parte das pessoas, o relacionamento definhará pouco a pouco sem as informações deste livro.

Conseguir resultados estupendos é fácil, porque já existe muito material de apoio disponível. Só não está sendo plenamente utilizado. Semanalmente, divulgam-se novas conclusões e descobertas médicas; lojas especializadas em comida natural e suplementos alimentares encontram-se em todos os lugares; milhares de novos livros de auto-ajuda são publicados todos os anos; academias de ginástica e ioga estão disponíveis em todas as comunidades, a participação comunitária em novas e antigas instituições espirituais está crescendo cada vez mais. Qual, então, é a chave mágica para se utilizar todo esse potencial?

A CHAVE MÁGICA

A chave mágica está esperando por você na loja de produtos naturais mais próxima, em farmácias especializadas e minimercados. É isso mesmo: o que você come determina sua saúde, felicidade e vida amorosa. Quando você junta todas as peças do quebra-cabeça, o que fica faltando em todos é apenas uma peça: nutrição e exercício combinados.

A chave mágica para a saúde, a felicidade e o amor está esperando por você na loja de produtos naturais mais próxima, em farmácias especializadas e em outros locais.

Quando descobri os sintomas de deficiência nutricional e o desequilíbrio da química cerebral, percebi que todas as pessoas que já conheci, a quem aconselhei ou sobre quem li, enquadram-se na descrição. Em toda a minha carreira, já conheci, aconselhei ou dei palestras em seminários para mais de um milhão de pessoas. Quando digo que todos podem beneficiar-se desta mensagem, quero dizer literalmente cada pessoa, e não estou fazendo uma afirmação irresponsável. Não posso assegurar que todos serão beneficiados da mesma forma, porque a reação difere de pessoa para pessoa.

Tendo aprendido a reconhecer os sintoma comportamentais da deficiência nutricional, percebo que todas as pessoas que já conheci ou com quem trabalhei se enquadram na descrição.

Além da deficiência nutricional, algumas pessoas sofrem de trauma cerebral, defeitos congênitos ou dos resultados de abuso de remédios, deficiência nutricional ou pelos efeitos colaterais da medicina moderna. Essas condições podem inibir os benefícios imediatos do programa.

Mesmo para os 10 por cento que não se beneficiam imediatamente, se os princípios expostos neste livro forem aplicados consistentemente, graus distintos de benefícios são possíveis, quando reunidos a outras formas de cura. Dependendo da preferência e do estado de saúde da pessoa, há muitas modalidades efetivas de cura. Cada vez mais, os médicos e os terapeutas modernos reconhecem e até recomendam formas complementares de cura, que compreendem quiropráticos, médicos e nutricionistas naturopáticos, homeopatia, medicina chinesa tradicional, terapia intravenosa com ozônio (legal na Alemanha, mas ainda não nos Estados Unidos), suplementação intravenosa com aminoácidos, *proloterapia*, suplementos vitamínicos, acupuntura, ervas medicinais, aromaterapia, cura energética, cura espiritual, *chi kung, tai chi*, ioga, meditação, visualização positiva e manutenção de um diário.

Ao acrescentar a Solução de Marte & Vênus, as pessoas com problemas mais sérios, que não obtêm resultados imediatos, podem ter novas esperanças. Cada um dos tratamentos citados acima é espetacularmente ressaltado, quando os pacientes suplementam seu programa de cura com *A dieta de Marte & Vênus e a solução por exercícios*.

Como vocês provavelmente podem deduzir, estou muito satisfeito por partilhar essas informações com vocês, porque tenho a certeza de que todos os meus leitores também irão se beneficiar delas sob vários aspectos. Explorar essas cinco especialidades me gratificou muito e sei que vocês sentirão o mesmo.

2
DESCOBRINDO A SOLUÇÃO DE MARTE & VÊNUS

Há dez anos, quando completei quarenta anos, comecei a sentir que minha saúde já não era uma garantia. Embora eu sempre tenha me cuidado, a saúde e o controle do peso nunca foram uma grande preocupação quando eu era mais jovem. Após um pequeno acidente de esqui, descobri que, por volta dos quarenta anos, o corpo já não reage como antes. Eu apenas levei um tombo, mas levei seis meses para conseguir voltar a cruzar as pernas naturalmente.

Após os quarenta anos, a boa saúde não é automática.

Foi um sinal claro: a não ser que eu agisse imediatamente para melhorar minha condição física, ela iria começar a descer a ladeira. Essa conclusão é semelhante a uma verdade que eu já aprendera sobre relacionamentos amorosos. Nos primeiros três anos de um relacionamento, recebem-se generosas doses de hormônio do amor. Depois desse período, a não ser que se tenha boa comunicação e se disponha de tempo para criar o clima, a paixão começa a minguar. Não se pode esperar que a atração ocorra automaticamente, como acontecia no início. Pode-se criar o clima, mas isso não se dá automaticamente.

O mesmo fato se dá com nossa saúde, vitalidade e flexibilidade. Nos primeiros quarenta anos de vida, a saúde é algo inerente a nós, mas, depois disso, se você não estimular ativamente a boa saúde, seu nível de vitalidade decresce e começa o processo de envelhecimento.

Num relacionamento, recebem-se generosas doses de hormônio com amor durante cerca de três anos.

Prestei atenção à advertência que recebi sobre minha saúde. Dos quarenta aos cinqüenta anos, explorei uma variedade de modalidades de autocuidados. Voltei a praticar as técnicas de ioga e meditação que eu diligentemente praticara e ensinara durante os meus vinte anos. Naquela época, eu me dedicara à ioga para desenvolver meu potencial mental e espiritual, mas, agora, eu a praticava para permanecer em forma e saudável.

Como várias pessoas de minha idade, comecei a ler e estudar os mais famosos programas de dietas, de saúde e de exercícios. Experimentei muitos deles e todos funcionaram... por algum tempo. Mesmo com meu conhecimento profissional, seguia uma dieta por muitos meses, tentando comer de maneira perfeita. No entanto, chegava a hora em que eu enveredava por outro caminho. Emagrecia e depois acabava recuperando o peso perdido. Faltava-me alguma coisa.

Eu sabia as respostas sob vários aspectos, mas eu era inconsistente. Exercitava-me periodicamente por certo tempo, me sentia ótimo e depois simplesmente parava. Eu despendia muita energia nas minhas palestras, mas me sentia exausto quando chegava a casa. Eu era especialmente caloroso e gentil com minha mulher quando me sentia amoroso, mas no dia seguinte eu não a tratava da mesma forma que na véspera.

Eu despendia muita energia nas minhas palestras, mas me sentia exausto quando chegava a casa.

Para piorar as coisas, eu achava que essas oscilações de humor eram normais: não me dava conta de que havia um problema. Como aqueles sintomas são comuns e como eu era feliz, saudável e bem-sucedido, não tinha idéia de como minha vida poderia ser muito mais fácil. Algum ganho de peso, tensão muscular, baixa energia, pequenas dores nas juntas, lapsos de memória, tudo isso aparentemente fazia parte do processo de envelhecimento. Eu aceitava esses sintomas como normais, porque não sabia o que estava perdendo! Essa ignorância e passividade estão muito presentes na nossa sociedade. Milhões de pessoas acham normal sofrer de enfermidades resultantes do envelhecimento precoce e regularmente tomam remédios. Os remédios são medidas de emergência, não são um estilo de vida. Esse é um problema que pode ser solucionado, mas, primeiro, você precisa reconhecer que há um problema.

Milhões de pessoas acham normal sofrer de enfermidades resultantes do envelhecimento precoce.

Quando surgiu a solução para esse problema, fiquei absolutamente surpreso.

MINHA VIAGEM AO MÉXICO

Durante mais de trinta anos, pratiquei e ensinei ioga, meditação, psicologia, dietas e outros exercícios mentais e físicos de autoajuda. Com tudo isso, eu ainda não encontrara uma forma de manter saúde, felicidade e relacionamentos vibrantes. É certo que eu era razoavelmente bem-sucedido nessas áreas, mas os bons resultados que obtinha nem chegavam perto dos que consigo hoje.

O que me ajudou a descobrir *A dieta de Marte & Vênus e a solução por exercícios* foi perceber a possibilidade de se criar uma química cerebral sadia. Conhecia sua aplicação em doentes mentais, mas não tinha idéia de que o equilíbrio da química cerebral poderia afetar a vida de todas as pessoas. Essa importante caminhada começou durante uma viagem de uma semana a uma clínica médica em Tijuana, no México.

Um amigo me havia falado sobre o Dr. William Hitt, médico e pesquisador brilhante, de setenta e seis anos, vencedor de um Prêmio Nobel. Ele descobriu um tratamento notável para alérgicos e asmáticos. Em uma semana de tratamento, os sintomas parecem desaparecer e depois de algumas semanas eles de fato somem por completo! Isso me atraiu. Eu já sofrera de febre do feno e alergias a gatos, poeira e fungos toda a minha vida. Com uma "dieta perfeita" e exercícios de autocura, até aprendi a curá-las e me livrar dos sintomas. Para pôr fim às alergias, eu tinha de continuar seguindo uma dieta perfeita, abolindo laticínios, açúcar, pão, alimentos processados e gordura hidrogenada. Essa dieta era extremamente restritiva. A idéia de me livrar das alergias e poder desfrutar de uma variedade de alimentos era atraente, por isso, fui ao México me submeter ao tratamento.

Uma dieta perfeita sem laticínios, açúcar, pão, alimentos processados e gordura hidrogenada, não é nada agradável, nem necessária para uma saúde perfeita.

Evitar o tormento das alergias foi o principal motivador para eu seguir aquela dieta perfeita. O resultado secundário foi que eu sempre perdia peso, mas, quando passava a temporada da alergia e eu podia relaxar, lá se ia minha dieta perfeita!

Isso acontece com muita gente. Algum problema de saúde motiva as pessoas a seguir uma dieta saudável, mas, quando se sentem melhor ou perdem os quilos extras, relaxam e voltam para uma dieta mais saborosa, porém menos sadia.

> Fazer tudo perfeitamente é um ônus
> excessivo para qualquer um!

Durante os cinco dias em que estive visitando a clínica, segui o tratamento, e ele funcionou espetacularmente. Durante minha estada, estudei os outros novos tratamentos que o Dr. Hitt estava pesquisando. Aproveitei seus cinqüenta anos de pesquisa e aprendi sobre o emprego da terapia com ozônio (ozonoterapia) para limpar o corpo de vírus e sobre a suplementação intravenosa de aminoácidos, para normalizar a química cerebral. Diariamente, na clínica do Dr. Hitt, testemunhei pacientes que abandonaram o vício sem apresentar nenhum sintoma de abstinência, por meio da suplementação intravenosa de aminoácidos. Os pacientes chegavam dependentes de heroína ou cocaína e iam embora em nove dias, livres de qualquer vontade de voltar ao vício.

Durante meu tratamento antialérgico, conheci vários desses pacientes. Muitos tinham acabado de descobrir a felicidade. Lágrimas de alegria lhes vinham aos olhos quando nos diziam como estavam felizes. Pela primeira vez na vida, esses pacientes estavam produzindo quantidades saudáveis de elementos químicos cerebrais. Todos os seus desejos nocivos pareciam ter desaparecido. Não sei se todos os pacientes se livraram permanentemente das drogas, mas, a curto prazo, o tratamento deu certo.

O que vi me pareceu miraculoso. Embora eu não fosse viciado, perguntei-me o que o tratamento poderia ter feito por mim.

> Pela primeira vez na vida, ex-viciados produziram
> elementos químicos cerebrais saudáveis.

O Dr. Hitt me explicou as idéias básicas da terapia com ozônio e da suplementação de aminoácidos: embora eu fosse saudável, minha carga virótica era muito maior do que quando eu era mais jovem. Todos nós nascemos com vírus no corpo, mas o sistema imunológico nos protege deles. À medida que ficamos mais velhos, os vírus gradativamente se fortalecem, enquanto o sistema imunológico se enfraquece. A terapia com ozônio fornece mais oxigênio à nossa corrente sangüínea e esse O_3 extra mata milhões de vírus, ajudando a fortalecer o sistema imunológico. Dessa forma, o processo de envelhecimento é postergado. No passado, muitos astros do cinema iam ao México ou à Alemanha para se submeter a esse dispendioso tratamento e preservar sua aparência jovem e vitalidade. Hoje em dia, o avanço tecnológico barateou o tratamento consideravelmente.

O Dr. Hitt também ressaltou que embora a maioria das pessoas não apresente graves sintomas de doença mental, como depressão ou vícios, pode sofrer dos mesmos sintomas, em menor escala. Por meio da suplementação de aminoácidos, as pessoas podem aumentar sua produção de elementos químicos cerebrais saudáveis e imediatamente começar a colher benefícios.

À guisa de experiência pessoal, decidi testar os dois tratamentos. Eu não tinha idéia de como eles me afetariam profundamente. Depois de uns dois dias de baixa energia, associada à eliminação de toxinas, comecei a me sentir muito bem.

Quando voltei para casa, fiquei muito satisfeito: minhas alergias haviam desaparecido e me sentia ótimo. Missão cumprida. Apesar de eu ter mais energia e estar muito bem, não me sentia tão diferente assim. Eu continuava a ser eu. Digo isso, porque minha mulher não conseguia acreditar no que acontecera. Ela disse que eu era um homem diferente, o homem por quem ela se apaixonara havia vinte e três anos.

Sem intenção, automaticamente me tornei um marido melhor e mais atencioso. Essa mudança foi tão natural que nem reparei nela. Para mim, a minha conduta conjugal e amorosa era correta. Amo minha mulher e nossa relação é maravilhosa. Como o objeto do meu trabalho é o relacionamento, sabia o que era necessário para fazê-lo dar certo e, na maior parte das vezes, era bem-sucedido nisso.

Sem intenção, automaticamente me tornei um marido melhor e mais atencioso.

Algumas semanas depois que voltei para casa, minha mulher ressaltou as mudanças. Ela reparou que eu estava mais afetuoso a maior parte do tempo, que lhe dava mais atenção e que assistia menos à TV. Eu estava agora consertando as coisas erradas. Eu ajudava a lavar a louça, não me esquecia de levar o lixo para fora, criei o hábito de fazer a cama, limpava meu armário, lavava o carro. Sempre me oferecia para ajudar em casa, era mais paciente e não me frustrava tão facilmente. Parecia verdadeiramente interessado no que minha mulher tinha a dizer. Depois que ela fez essas observações, percebi que eu havia mudado mesmo.

Puxa! Tanta coisa havia mudado e sem que eu tivesse feito algum esforço! Não me dava conta de que eu estava fazendo as coisas. Segundo minha perspectiva, eu sempre havia feito tudo aquilo. A grande diferença era a freqüência. Agora, fazer as coisas certas passou a fazer parte da minha rotina.

MEMÓRIA SELETIVA

Nós, homens, tendemos a desenvolver memória seletiva. Costumamos nos lembrar das boas coisas que fazemos, mas não nos recordamos das vezes em que nos esquecemos de fazê-las. Esse, certamente, era meu caso. Achava que estava sempre agindo certo. É claro que isso acontecia parte do tempo, especialmente se minha mulher solicitasse minha ajuda. Agora, depois que voltei para casa, eu automaticamente passei a tomar a atitude certa quase sempre, sem que ela tivesse de me pedir ou lembrar.

Notei, então, que minha mulher estava muito mais feliz. Eu não percebi que estava fazendo muito mais do que antes. Que tinha acontecido? Segundo aprendi com o Dr. Hitt, meu cérebro havia começado a produzir elementos químicos cerebrais saudáveis. Ao nutrir meu cérebro com os aminoácidos necessários, estava automaticamente agindo certo como fizera no passado. Era o resultado de força de vontade ou de um pedido de minha mulher.

Por acaso, havia encontrado a chave de um segredo que não só me fez sentir bem, como também me motivou a dar e receber mais amor e apoio no meu relacionamento.

PERCEPÇÃO E ENERGIA

Eu já sabia o que fazer num relacionamento, mas agora eu tinha energia abundante para pôr essas noções em prática. Quando seus níveis de energia estão baixos, mesmo quando você tem a percepção correta, é preciso muito esforço para pôr em prática o que se aprendeu. Com níveis mais baixos de energia, é necessário parar de vez em quando e descansar. Com as informações de relacionamento Marte-Vênus e a energia infinita para pôr essa ação em prática, achei fácil pôr em prática tudo que aprendi sobre amor, comunicação e relacionamentos. Minha vida mudou completamente.

Quando os níveis de energia são baixos, é muito difícil manter o clima num relacionamento.

Tantas coisas se tornaram nítidas! Tantas novas respostas me inundaram a mente! As mulheres sempre perguntaram por que os homens têm tanto interesse e paixão no começo do relacionamento, mas por que, mais tarde, a paixão diminui. Embora haja muitas respostas válidas a essa pergunta, basicamente elas se resumem à química cerebral.

Para que a paixão se mantenha, o relacionamento precisa crescer e mudar. Ficamos sempre mais emocionados com uma canção quando a ouvimos pela primeira vez. Depois de ouvirmos o disco repetidas vezes, ele fica menos interessante. Ver um filme cinco vezes, mesmo se você o adorar, pode levar ao tédio. Isso, certamente, explica por que a paixão desaparece. E desaparece mesmo? A verdade é que as pessoas não são discos nem filmes; elas mudam e crescem na maior parte do tempo. Para a maioria das pessoas, entretanto, a mudança habitual com o passar do tempo não é estímulo suficiente para manter viva a paixão. A rotina da vida doméstica acarreta uma espécie de tédio ou condição de baixa energia no relacionamento. Descobri que, quando a química cerebral é estimulada, o tédio vai embora e se restaura a energia ou paixão inicial. Volta toda a paixão espontânea que sentimos no começo, não porque nosso parceiro seja novo e diferente, mas porque nossa química cerebral mudou.

MANTENDO UMA QUÍMICA CEREBRAL SAUDÁVEL

Cerca de um mês depois, os efeitos do tratamento diminuíram. Voltei a vacilar. Minha mulher reparou que os efeitos da terapia com ozônio e da suplementação de aminoácidos se estavam dissipando. Ela sugeriu que eu consultasse minha agenda e programasse outra viagem ao México. Nesse meio-tempo, comecei a pesquisar suplementos alimentares para estimular minha química cerebral.

Comecei a testar uma variedade de produtos naturais que ofereciam os aminoácidos essenciais prescritos no tratamento do Dr. Hitt. Também procurei o programa mais simples para purificar o corpo e o sangue. Eu não queria ficar à mercê de tratamentos num hospital periodicamente.

O que se evidenciou na minha pesquisa foram produtos especialmente destinados a ajudar crianças com DDA e TDAH (que têm déficit de atenção e hiperatividade). Isso fazia sentido, porque boa parte das pesquisas demonstra que vários tipos de suplementação de aminoácidos ajudam crianças com DDA e TDADH. Os sintomas desses distúrbios estavam desaparecendo em crianças e adultos. Esses produtos seriam uma alternativa para medicamentos controlados, como Ritalina.

A suplementação de aminoácidos está ajudando crianças e adultos a diminuir as doses de Ritalina no combate aos sintomas de DDA e TDAH.

Em minha pesquisa sobre um meio natural de prover meu cérebro com aminoácidos sem precisar de tratamento intravenoso e terapia com ozônio, acabei descobrindo um produto nutricional que teve muitos dos mesmos efeitos para mim. Era um espesso pó nutritivo para substituir refeições, que se mistura com água. Depois de bebê-lo pela primeira vez, senti que meu cérebro recomeçava a "acordar".

Essa substituição nutricional, rica em aminoácidos, funcionou como uma visita à clínica do Dr. Hitt no México. Alguém, com um problema sério de saúde ou dependente de drogas, provavelmente precisaria de intervenção médica, mas esse shake de desjejum fornecia aquilo de que eu precisava. Depois que partilhei essa informação com meus pacientes e amigos, o pó também funcionou para eles, em diferentes graus.

Alguns necessitaram de um pouco mais de tempo antes de sentir os efeitos. Afinal de contas, já havia me submetido ao tratamento no México. Mesmo esse tratamento demora vários dias. A diferença entre o tratamento do Dr. Hitt e um shake de desjejum é o sistema de distribuição. Quando ingerimos aminoácidos, eles são digeridos no estômago e depois metabolizados pelo fígado. Se a digestão não for boa ou o fígado estiver intoxicado, os aminoácidos não se transformam plenamente em elementos químicos cerebrais. Entretanto, a suplementação intravenosa de aminoácidos consegue se desviar de um estômago fraco ou de um fígado intoxicado.

> **A suplementação intravenosa de aminoácidos consegue se desviar de um estômago fraco ou um fígado intoxicado.**

Se uma pessoa não obtém todos os benéfícios da suplementação oral de aminoácidos, geralmente, é porque os aminoácidos não estão chegando ao cérebro. Por isso, encontrar um programa eficaz de purificação do corpo e, especificamente, do fígado, era outro objetivo meu. Nem todos podem ir ao México se submeter à terapia com ozônio para ajudar a eliminar toxinas. A marca do produto que usei também incluía um processo eficaz para purificar o fígado, para que ele pudesse, de modo mais eficiente, processar e transformar os aminoácidos nos neurotransmissores necessários.

Digestão fraca e/ou fígado intoxicado bloqueiam a produção de elementos químicos cerebrais. A chave do sucesso do tratamento intravenoso do Dr. Hitt é que ele não depende do estômago para digerir as proteínas nem do fígado para processar os aminoácidos. Com esse tratamento, o estômago e o fígado ficam de fora e os aminoácidos têm acesso direto ao cérebro, para produzir neurotransmissores. Se você fortalecer sua digestão com suplementos enzimáticos e beber minerais e aloé vera para purificar o fígado, seu corpo pode digerir proteínas e gorduras de maneira mais eficaz, para que o fígado possa metabolizar e transformar os aminoácidos em química cerebral saudável.

PERDA DE PESO OU FORTALECIMENTO DE RELACIONAMENTO?

O programa de shake de aminoácidos e purificação que utilizei se chama Isagenix. É anunciado e divulgado como um programa acelerado de controle de peso (www.roadtohealth.Isagenix.com). O atendimento ao cliente é feito pelo telefone (001operadora 877-877-8111). Embora estivesse procurando um suplemento alimentar natural para produzir química cerebral saudável e não para emagrecer, experimentei o produto deles. Para minha alegria, deu certo. Em alguns dias, os muitos benefícios da suplementação de aminoácidos voltaram. Como efeito colateral, também perdi peso.

Comecei o programa acelerado de perda de peso e emagreci quatro quilos em nove dias. Algumas semanas depois, perdi mais quase três quilos e voltei ao meu peso ideal. Embora emagrecer não fosse a razão pela qual comecei esse programa, foi um valioso efeito colateral. Eu agora tinha mais energia para meu relacionamento e estava em ótima forma.

Foi fácil perder peso, porque a suplementação de aminoácidos cortou a minha compulsão alimentar. A química cerebral adequada nos relaxa e proporciona energia sem fim. Com esse apoio, deixamos de comer em excesso para ter mais energia ou encontrar consolo para problemas. Da mesma forma que a suplementação de aminoácidos pode livrar viciados da compulsão por drogas, pode também livrar qualquer um da vontade de comer alimentos. É muito gratificante não ter mais aquela vontade desesperada de se empanturrar ou de comer um hambúrguer, por exemplo.

HAMBÚRGUER E VÍCIO

A vontade incontrolável de comer hambúrguer é também uma forma de vício. Essa vontade nos proporciona energia e bem-estar, mas os resultados não são definitivos. Logo diminui a produção de elementos químicos cerebrais e aí temos mais vontade de hambúrguer. Quando a produção de hormônios cerebrais cai logo depois de uma refeição com alimentos pouco nutritivos, tem-se mais vontade de hambúrguer. Quando nossa química cerebral não funciona, comer só um biscoito não é suficiente.

> **Quando nossa química cerebral não funciona, comer só um biscoito não é suficiente.**

Além de emagrecer rapidamente, os milhares de pessoas que experimentaram o programa Isagenix declararam ter eliminado a compulsão por comida e a instabilidade de humor, assim como sentem-se com mais energia e dormem melhor. Todas essas são características de um cérebro equilibrado. A esta altura da minha caminhada, parei de testar outros produtos e me concentrei em descobrir o que faz aquele produto funcionar tão bem.

INVERSÃO DE ENGENHARIA

No mundo de invenções e inovações, o segredo do sucesso é a inversão de engenharia. Descubra um produto que funcione, desmonte-o para verificar como trabalha e, depois, veja se consegue aperfeiçoá-lo. Ao examinar todos os ingredientes, percebi que dispondo das informações corretas, qualquer pessoa pode ir a uma loja de produtos naturais e adquirir os ingredientes necessários. Além disso, concluí que, se esse produto pudesse ser integrado em um programa que incluísse as necessidades específicas de homens e mulheres, poderia ser ainda mais eficaz.

> **Dispondo das informações corretas, qualquer pessoa pode ir a uma loja de produtos naturais e adquirir os ingredientes necessários.**

No Capítulo 9, apresentarei uma lista desses suplementos, disponíveis na maioria das lojas de produtos naturais. Ao combinar esses ingredientes em seu desjejum, você obterá resultados imediatos. Se a qualquer hora em que você esteja lendo este livro estiver pronta para iniciar o programa, recomendo que vá direto ao Capítulo 9 e comece logo. Você pode depois voltar e ler os Capítulos de 2 a 8.

Para descobrir por que esse produto era tão eficaz, fui direto à fonte. Voei até Phoenix, Arizona, para me encontrar com John Anderson, o homem que desenvolveu o Isagenix. Nos últimos vinte e três anos, ele fabricou produtos naturais que valem mais de um bilhão de dólares, para mais de 250 marcas. Frustrado pela baixa qualidade de muitos suplementos alimentares, ele abandonou a aposentadoria para oferecer produtos naturais da mais alta qualidade possível. Ao combinar em um só programa os vários elementos saudáveis que funcionaram perfeitamente em várias marcas, ele desenvolveu o produto natural Isagenix.

John Anderson fabricou produtos naturais não apenas para centenas de marcas públicas, mas também particularmente para famosos atletas, boxeadores e muitos dos grandes times de futebol. Os melhores treinadores sabem que a suplementação nutricional é a base do bom desempenho.

Os melhores treinadores sabem que a suplementação nutricional é a base do bom desempenho.

Ao selecionar os ingredientes de vários programas bem-sucedidos e combiná-los em um só programa, Anderson criou o programa de controle acelerado de peso.

John Anderson confidenciou-me seus segredos. Ele me mostrou todos os ingredientes. Explicou-me que fabricara grande variedade de produtos que deram resultado para algumas pessoas mas não para todas. Um programa só é bem-sucedido, quando atende às necessidades específicas das pessoas. Se tenho deficiência de vitaminas e você não tem, um programa para suplementar essas vitaminas seria mais eficaz para mim e menos para você. Da mesma forma, programas diferentes funcionaram bem para certas pessoas, mas não para outras, cujas necessidades eram outras. Cada programa tinha sua própria ênfase. Eis um resumo do programa de Anderson:

1. Suplementação de aminoácidos para aumentar a energia, estabilizar o humor e melhorar a capacidade mental.
2. Uma ampla gama de suplementos vitamínicos e/ou ervas para ajudar a purificar e curar o corpo.
3. Suplementos de enzima e minerais essenciais, para reforçar a digestão e aumentar a vitalidade.
4. Um shake que substitui as refeições, com especial ênfase em proteínas, gorduras e carboidratos, para proporcionar o controle saudável do peso e o melhor desempenho de atletas.

Embora o objetivo básico de John Anderson fosse oferecer uma solução saudável para o controle de peso, ele também desenvolveu um programa geral para a saúde, que inclui a produção de química cerebral sadia.

Para criar a química cerebral da saúde, felicidade e do relacionamento duradouro, pessoalmente utilizo e recomendo o uso dos produtos Isagenix, como parte da Solução de Marte & Vênus. Você pode, contudo, alcançar resultados similares ao ir a uma loja de produtos naturais, selecionar os ingredientes e combiná-los você mesmo. Mesmo se você optar pela marca Isagenix na parte nutricional do programa, terá de ir à loja de produtos naturais comprar os ingredientes adicionais.

COMO USUFRUIR DE UM ESTADO ALTAMENTE POSITIVO

Quando você iniciar *A dieta de Marte & Vênus e a solução por exercícios*, seu cérebro começará a produzir um nível equilibrado de elementos do bem-estar. Depois que essa mudança estiver completa, você terá a capacidade de "ouvir" corretamente o que seu corpo lhe diz. Para saber quais os alimentos que desequilibram seu cérebro, primeiro você precisa saber como se sente quando ele está equilibrado. Quando souber, tomará conhecimento dos alimentos que desequilibram você.

Com *A dieta de Marte & Vênus e a solução por exercícios*, você sentirá um estado de consistente energia e bem-estar de mente e corpo. Esse estado é que Barry Sears popularizou no seu livro de dietas *O ponto Z*. Ele descreveu o ponto "z" como um estado de desempenho máximo no qual tudo dá certo para você, um estado em que ele afirma que "seu corpo e mente trabalham juntos no auge". Ao ingerir os nutrientes corretos no desjejum, você rapidamente começará a desfrutar essa condição de saúde.

> Quando os elementos químicos do seu cérebro estão equilibrados, você desfruta de um estado de consistente energia e bem-estar.

Antes dos trinta anos, desfrutava desse estado ao praticar ioga e meditação, mas, depois das refeições, saía logo dessa condição. Eu não me dava conta de que a refeição fazia isso. Achava que eu só precisava meditar mais para manter aquele estado positivo. Passei anos tentando aperfeiçoar essa condição, para torná-la duradoura. Mal sabia, então, que, se eu tivesse suplementado minha dieta com aminoácidos e outros nutrientes, poderia ter conservado aquele estado. Certamente que toda a ioga que eu praticava tinha outros benefícios, mas tudo poderia ter sido mais fácil e muito mais divertido.

Depois, passei entre os trinta e os trinta e nove anos aprendendo a cultivar amor e fazer do meu casamento algo duradouro. Quando os hormônios das emoções estavam sendo estimulados, eu me encontrava naquela disposição, mas, quando havia problemas de comunicação, eu saía daquela condição novamente. Mal sabia que era a minha dieta que não me permitia manter o romantismo.

Já entre os quarenta e os quarenta e nove anos, usufruía desse estado através do trabalho. Tudo o que precisava fazer era falar na TV ou no rádio ou ficar em frente a uma platéia. Daquela forma, eu me sentia num estado superior de saúde. Durante essa época, escrevi doze livros. Cada vez que me sentava para escrever, entrava nesse estado e produzia vorazmente. É certo que desenvolver idéias para um livro leva anos, mas, uma vez que essas idéias estejam no lugar, o ato de escrever em si demorava apenas uns dois meses. Estava no auge da energia criativa.

Entretanto, após um seminário bem-sucedido, uma aparição na mídia ou passar um dia escrevendo, em pouco tempo minha energia e disposição diminuíam. Quando eu enfrentava o desafio do trabalho, como todos os homens com baixos níveis de dopamina, eu "acelerava a rotação do motor" e minha energia aumentava. Como minha dieta não era equilibrada nem fortalecida por nutrientes essenciais, eu baqueava e ficava exausto.

Agora, na casa dos cinqüenta, vivo com química cerebral equilibrada o tempo todo e isso faz enorme diferença. Com um regime balanceado, não "desabo" após projetos de trabalho bem realizados nem de horas de intimidade com minha mulher. As sensações agradáveis das orações, meditações e exercícios são consistentes. É certo que ainda faço exercícios periódicos para manter a mente, o corpo e o espírito em harmonia com um estado elevado. Porém, sem um hábito alimentar balanceado nem um programa de exercícios, eu perderia aquelas sensações altamente benéficas.

Um hábito alimentar balanceado e exercícios tornam consistentes as sensações agradáveis.

Vivo num estado de "pique" o tempo todo – até que "desabo". De vez em quando, como os alimentos errados ou me esqueço de comer e, aí, perco aquele estado. Felizmente, três horas depois, ao recobrar o equilíbrio alimentar, volto facilmente à forma, com muita energia para o trabalho, minha mulher, minhas filhas e minha vida.

O estresse extremo e poucas horas de sono também podem afetar a sensação de bem-estar. Normalmente, tenho tanta energia que consigo ficar sem dormir, mas isso tem seu preço. É muito importante, especialmente no começo desse programa, dormir e acordar cedo.

As pesquisas demonstraram que o cérebro produz serotonina mais eficientemente nas duas primeiras horas após o nascer do sol. Isso é especialmente importante para as mulheres, que geralmente têm baixos níveis de serotonina. Para os homens, ir cedo para a cama é primordial. É entre dez e meia-noite que o cérebro produz grandes suprimentos de dopamina para o dia seguinte.

O cérebro continua a ser produtivo, mas essas horas são as mais importantes e precisam ser observadas sempre que possível. Certamente, não me limito a essa rotina, mas é minha programação ideal. Com um bom suprimento adicional de dopamina em suas horas de sono, você pode se dar ao luxo de ocasionalmente ficar acordado até mais tarde. A maioria dos hábitos que cultivamos se baseia na força cerebral limitada. À medida que sua química cerebral se equilibra, permita-se tentar novos horários e novas rotinas alimentares. Se antes os programas não deram certo para você, foi porque eles não equilibravam sua química cerebral. Não era falta de força de vontade da sua parte: o programa adotado não era adequado para você.

Felizmente, nunca é tarde para aprender a aplicar algo novo e positivo em sua vida. A ótima notícia é que somos projetados para usufruir o estado máximo de bem-estar. Com um corpo sadio, podemos facilmente conservar as condições ideais mentais e emocionais que criamos durante nossa vida.

Em qualquer idade, ao ingerir a quantidade correta de nutrientes todas as manhãs, você começará o dia garantindo que os resultados desejados irão se estabilizar e se tornar consistentes. O espírito inspira, a mente dirige, o coração reage, mas é o corpo que nos mantém. Ele é nosso alicerce e fornece a base sólida para todas as mudanças positivas que desejamos fazer em nossa mente, nosso coração e nosso espírito.

Quando você começa a se sentir vibrante e energética o tempo todo, tornam-se evidentes os alimentos, quantidades e combinações que lhe são mais adequados. Você não dependerá de livros nem de dietas, mas sim do seu cérebro e do seu corpo. Como é que você vai saber disso? Pela maneira como se sente!

Quando uma refeição põe seu corpo em equilíbrio, sua energia permanece em alta até a próxima refeição. Alguns dos sintomas mais comuns desse estado balanceado são energia interminável, felicidade incondicional e amor ilimitado. Se você desfruta dessa condição, não só é mais simples escolher os alimentos certos, como também seus relacionamentos fluem melhor.

ENERGIA INTERMINÁVEL

Energia interminável significa ter muita energia o tempo todo, sem tirar sonecas, sentindo-se motivada a fazer coisas o tempo inteiro. É fácil sair da cama de manhã e você tem vontade de se exercitar. Para os homens, quando sua mulher lhe pede para jogar o lixo fora ou levantar-se e fazer uma coisa, isso não é problema. Quando ela fala mais do que você gostaria, ao invés de resistir, você pensa: "Eu consigo agüentar."

Se sua energia é interminável, você é capaz de escutar com atenção, o que se manifesta por meio de paciência e interesse. Quando o homem tem níveis inferiores de energia, ele força a mulher a ser mais objetiva e chegar logo à solução. Concentrar-se na solução dá energia aos homens. Se o homem tem muita energia, ele não se apressa a ser objetivo nem a resolver o problema.

Quando a mulher se sente cansada e desanimada porque tem muita coisa a fazer, ela saiu da condição de energia sem fim. Na condição ideal, a pessoa não se sente exausta, pelo contrário, ela pode relaxar facilmente e pedir ajuda. Quando a mulher tem pouca energia, costuma se sentir desanimada e deprimida. Mesmo que pense em pedir apoio, na sua cabeça, esse pensamento se opõe imediatamente à idéia de que "isso vai dar muito trabalho". Como resultado, continua assumindo mais do que pode fazer e acaba se sentindo exausta. Só de lembrar que tem tanto a fazer, fica cansada. Essa resistência a pedir ajuda é outro sintoma de pouca energia.

FELICIDADE INCONDICIONAL

Felicidade incondicional significa que você sorri sem nenhuma razão especial, exceto a de estar viva. É claro que a vida tem altos e baixos, mas, de modo geral, você se sente feliz. Essa felicidade não é um conceito abstrato, mas um sentimento tangível que permeia sua vida com emoções como entusiasmo, animação, alegria e prazer. Resumindo: mesmo as pequenas coisas a deixam feliz e os grandes problemas não a derrubam. Em épocas difíceis e desafiadoras, você sente gratidão pelas coisas boas da sua vida. No contexto superior de tudo o que é bom na sua vida, os aspectos negativos já não influenciam seu humor.

Felicidade incondicional significa que pequenas coisas a deixam feliz e que grandes problemas não a derrubam.

Felicidade incondicional não quer dizer que você não dependa das circunstâncias para ser feliz. Sejam quais forem as circunstâncias, boas ou más, você está arraigada em sua capacidade de enxergar o panorama geral. Não se sente deprimida ao concentrar-se nos aspectos negativos e esquecer tudo de bom na sua vida. Sempre que alguém está infeliz ou deprimido, temporariamente esqueceu as coisas positivas de sua situação.

No estado de felicidade incondicional, você pode se sentir triste ou desapontada após uma perda, mas não infeliz. Pode sentir-se aborrecida e frustrada com algum acontecimento, mas não perdeu a capacidade de amar. Você pode ter medo diante de uma perda ou perigo, mas mantém sua confiança interior. Ser corajosa não significa não sentir medo: significa que você age, apesar de seus temores.

Todos os estados mentais desequilibrados, como preocupação, ódio, ansiedade, depressão, por exemplo, resultam da concentração nos aspectos negativos da vida e da exclusão dos positivos. Esses estados de desequilíbrio podem hoje ser avaliados pela imagem da SPECT cerebral, que fornece um panorama da atividade desequilibrada do cérebro. Diferentes partes do seu cérebro tornam-se hiperativas ou hipoativas. Com a química cerebral equilibrada, pode-se ver todo o panorama e evitar a concentração nas facetas negativas.

Mesmo que as coisas estejam muito mal, ainda existem muitas outras pelas quais se deve agradecer. Se você está equilibrada e certos fatos a perturbam, recupera rapidamente seu equilíbrio, ao perceber também as coisas positivas.

Mesmo que as coisas estejam muito mal, ainda existem muitas outras pelas quais se deve agradecer.

Sentir felicidade incondicional é como estar deitada numa banheira de água quente, desfrutando das ondas de prazer que vêm com o seu movimento na água ou sentir o movimento da água envolvê-la. Algumas coisas a fazem mais ou menos feliz, mas você está sempre ligada à sua natureza essencial, que é ser feliz. Quando a água está parada, pode-se até esquecer que ela está quente, mas quando há movimento, você volta a senti-la.

Da mesma forma, você pode esquecer que é feliz, mas basta fazer alguma coisa prazerosa, que uma onda de felicidade inunda seu corpo de alegria e gratidão.

AMOR ILIMITADO

Amor ilimitado não quer dizer que você ame a todos igualmente: quer dizer que você tem tanto amor, que não se importa em doá-lo. Se alguém a decepciona, você tem tanto amor para dar, que não fecha seu coração nem reprime seu amor. Muitas vezes, nos relacionamentos, amamos um ao outro quando nosso parceiro nos dá o que queremos. No entanto, se ele não corresponde, nós deixamos de amá-lo. O verdadeiro teste do amor é quando você continua a se doar para seu parceiro, mesmo quando ele não está de bom humor ou culpa você por alguma coisa.

> O verdadeiro teste do amor é quando você continua a se doar para seu parceiro, mesmo se foi rejeitada!

À proporção que você começa a viver com amor ilimitado, descobrirá que até quando surgem as diferenças entre as pessoas, criando tensão e conflito, você é capaz de encontrar a paciência, generosidade e compreensão necessárias para resolver mal-entendidos e manter a ligação amorosa que você escolheu partilhar com alguém. Você vê o aspecto positivo das coisas e continua motivada a se dar.

Mesmo no mundo dos negócios, isso é importante. Faço o que amo fazer, e se outros nem sempre gostam de mim, sou capaz de voltar a me dar, fazendo o que amo fazer.

Quando você reprime seu amor, é você quem mais sofre. Basicamente, nossos momentos mais dolorosos na vida têm a ver com o fato de reprimirmos nosso amor, porque nascemos para partilhar. Ao aprender a equilibrar sua química e permanecer na condição de amor ilimitado, você não apenas será saudável e feliz, como sentirá amor a sua vida inteira.

ATÉ O AMOR PODE MAGOAR

Quando amamos alguém, ficamos muito mais vulneráveis às mágoas. Quando não nos importamos com alguém, ele não nos consegue machucar. Quanto mais gostamos, mais fácil é alguém ferir nossos sentimentos. Muitas vezes, os casais se amam de verdade, mas se magoam como resultado de um mal-entendido.

> **Quanto mais gostamos de alguém, mais facilmente nos magoamos.**

Sentir mágoa acontece quando há desequilíbrio entre dar e receber. Damos nosso coração, mas nosso parceiro não retribui. Mesmo quando fazemos algo especial, nosso parceiro parece não dar importância a isso. Achamos então que o que fizemos era considerado obrigação e que ele não nos dá o devido valor. Nós nos importamos com as necessidades dele, mas ele parece não tomar conhecimento das nossas. Nós o amamos, mas ele parece não nos amar com a mesma intensidade. Esse desequilíbrio magoa.

A verdadeira causa da mágoa é que, quando pensamos que não estamos recebendo o que merecemos, paramos de dar amor à pessoa ou a nós mesmos. Quando somos rejeitados por quem amamos, é possível que concluamos que não somos a pessoa certa para ele ou que somos desprezíveis. Essa crença restritiva é dolorosa e nos magoa muito. Podemos igualmente reagir à rejeição rejeitando também. Em dado momento, nós nos amávamos e ao nosso parceiro e, no momento seguinte, somos rejeitados e resolvemos fazer o mesmo. Reprimimos nosso amor e, conseqüentemente, somos nós que sofremos.

> O sofrimento surge quando fechamos nosso coração
> aos outros e a nós mesmos.

Somos sempre mais felizes quando estamos amando outros e a nós mesmos: sentir-se bem em relação aos outros e a nós mesmos é sintoma de um coração aberto, com amor ilimitado.

OS GRANDES PROBLEMAS SEMPRE COMEÇAM COMO UMA COISA À TOA

Quando pensamos em problemas de relacionamento, costumamos pensar nos grandes problemas. A verdade é que os pequenos problemas são muito importantes. Todos os grandes problemas começam pequenos. Quando se evitam ou, pelo menos, corrigem-se os pequenos mal-entendidos, normalmente não ocorrem os grandes problemas. Se eles ocorrerem, ao lidar primeiro com os problemas pequenos, os grandes são mais facilmente solucionados. O segredo para cultivar amor e tornar duradouro um relacionamento está em resolver os problemas de pequena monta, que geralmente não passam de mal-entendidos.

> O segredo para cultivar amor e tornar duradouro
> um relacionamento é resolver os pequenos problemas.

Todo mal-entendido, quer tenhamos ou não conhecimento disso, fere nossos sentimentos. Em pouco tempo, nossos sentimentos feridos irão se curar como uma ferida física. Se continuarmos cutucando o ferimento, ele nunca ficará bom, pelo contrário, ficará pior. Num relacionamento, inevitavelmente, iremos nos machucar ou a nosso parceiro. Todos cometem erros. Mesmo o melhor dançarino, às vezes, pisa no pé da parceira.

Para facilitar a cura, podemos aprender a aceitar as imperfeições ao praticar o perdão, mas também devemos aprender com nossos erros. Basicamente, quando o homem não tem maturidade para aprender com seus erros, acha que alguma coisa está errada com sua parceira por se sentir magoada, e deixa de se importar com a correção de seus erros. Da mesma forma, quando a mulher não compreende o homem, ela se retrai, pois duvida que possa vir a receber do parceiro aquilo de que precisa.

> **Quando surgem as diferenças, equivocadamente pensamos que existe algo errado com nosso parceiro.**

Quando o homem chega a casa e a mulher não lhe dá atenção, ele pára de se importar em fazer as pequenas coisas que fazia no início do relacionamento. Quando ele deixa de se importar com as pequenas coisas, ela pára de gostar dele como gostava no início. Essa falta de sentimentos calorosos causa tensão crescente, que se intensifica quando os dois estão tentando resolver as diferenças ou os problemas normais que ocorrem quando duas pessoas dividem responsabilidades.

A maioria dessas tensões começa com simples e irrelevantes mal-entendidos, porque falamos línguas diferentes: os homens falam marciano e as mulheres, venusiano. Eis um exemplo:

Ambos chegam a casa vindos do trabalho e ela pergunta:
– Você quer sair?
– Não, vamos ficar em casa. Podemos comer o que sobrou do jantar de ontem.

Ela pensa: "Como ele é egoísta! Só pensa em si mesmo. Já não se importa comigo como antes. Se se importasse, ele iria querer sair."

Como resultado dessa simples interação, eles comem o que sobrou do jantar da véspera e ela começa a se retrair e fechar o coração. Automaticamente, ficará um pouco indiferente a ele. Quando ele tenta um aconchego naquela noite, ela talvez não esteja com disposição e, como resultado dessa rejeição, ele também fecha um pouco o coração. A vida continua, mas seus sentimentos positivos de amor e ligação certamente ficam afetados.

**Pequenas mágoas impedem o crescimento
do amor e da ligação entre homem e mulher.**

Nesse pequeno percalço, ela se aborreceu porque ele não se ofereceu para levá-la para jantar fora. Na linguagem dela, ao perguntar "Você quer sair?", ela estava dizendo: "Estou com vontade de sair para jantar. Vamos?"

É isso que ela quis dizer, mas o que ele a ouviu dizer foi: "Não me importo com o que formos fazer hoje à noite. Você quer ficar em casa, sair ou fazer o quê? O que você escolher está bem para mim."

Quando explico isso aos homens, eles costumam responder assim: "Se era isso que ela queria, por que não disse logo?"

Bem, foi isso exatamente o que ela disse em venusiano. Qualquer mulher teria interpretado corretamente o que ela quis dizer.

O ROMANCE E A QUÍMICA CEREBRAL

A maioria dos homens testa a química cerebral balanceada sempre que sente tesão e espera fazer amor. Para o homem, ter tesão ativa o equilíbrio da química cerebral. Se sua dieta e seus exercícios não mantiverem esse estado, ele "perde o pique" e dorme depois que suas necessidades são atendidas. Isso não é culpa dele, nem sinal de que não se importa com a mulher. É simplesmente uma evidência de que sua dieta não consegue manter paixão nem energia.

Para o homem, estar com disposição amorosa ativa o gosto pela experiência máxima.

Quando a mulher está tendo uma experiência amorosa que lhe agrada, ela começa a sentir também sua química cerebral equilibrada. Por isso as revistas femininas publicam tantas matérias sobre como fazer para envolver um homem ou, mais importante ainda, como se comunicar e se vestir de forma que inspire e estimule o interesse masculino. O desejo do homem para agradar-lhe, pelo menos no início do relacionamento, pode e efetivamente lhe proporciona felicidade ilimitada. Quando ele sai dessa condição, ocorre o mesmo com ela. Esse tipo de dependência não é saudável para o relacionamento.

Com uma dieta balanceada e exercícios que a mantenham no pique máximo, a mulher não fica tão vulnerável aos humores do seu parceiro. Ela é capaz de valorizar e demonstrar essa valorização quando ele manifesta carinho, mas não se sente carente nem infeliz quando ele está "na caverna". Ela tem muitas outras atividades que estimulam seus sentimentos positivos. Ao invés de precisar do homem para se sentir bem e amorosa, ela já se sente assim. À medida que diminui sua dependência dele para se realizar, o potencial de tensão se reduz e a comunicação das necessidades fica muito mais fácil.

Com felicidade ilimitada e amor incondicional, a mulher não depende muito do parceiro para se sentir feliz e apaixonada.

Mulheres: quando vocês quiserem alguma coisa de um homem e não existir mudança emocional, carência ou um tom de exigência associado ao seu pedido, ele fica muito mais inclinado a dizer "sim".

Homens: quando vocês interagem com sua parceira com maior energia, atenção e afeto, receberão as reações de que desfrutaram no início do relacionamento. Ao demonstrar a energia e o entusiasmo naturais do passado, vocês trarão de volta o antigo sentimento à sua relação.

Para Marte e para Vênus igualmente, na medida em que sua alimentação e seus exercícios os ajudam a conservar alto nível de energia e bem-estar, fazer um relacionamento dar certo deixa de ser trabalhoso.

ONDE DEVEMOS COMER?

Como vamos falar de comida, vejamos um exemplo simples de como Marte & Vênus se interpretam mal. Nesse panorama, ele chega do trabalho e ela objetivamente pergunta:
– Vamos jantar fora?
Ele responde:
– Tudo bem; aonde você quer ir?
Num tom amistoso, ela diz:
– Ih, não sei...
Satisfeito por tomar as rédeas e resolver o problema, ele sugere:
– Que tal irmos ao D'Angelos comer massa?
Ela pensa um instante e diz:
– Não estou muito a fim de comida italiana. Nós comemos massa ontem.
Ele:
– Não tem problema. E se formos ao Jennie Low? A gente gosta da comida chinesa de lá.
Alegre por estar conversando sobre restaurantes e comida, ela diz suavemente:
– Não, quero uma coisa diferente.
Ele dá outra sugestão, já ligeiramente frustrado:
– Tudo bem. Podemos então comer burritos no Lucinda.
Mais uma vez, ela inocentemente expressa sua opinião contrária:

– Ah, não! A gente jantou comida mexicana na segunda-feira!
Ele reage irritado:
– Quer saber? Você resolve. Vamos a qualquer lugar.

Durante o resto da noite existirá tensão entre eles. Ela acha que ele não se importa com ela e ele acha que qualquer coisa que faça não é suficiente para satisfazê-la. Ele se sente desprezado e começa a reprimir seus sentimentos de afeto e amizade. Ela acredita que ele foi impaciente, abrupto e insensível. Como resultado, ela se retrai e fica meio fria e distante. Os dois fecharam seus corações.

À proporção que essa dinâmica prossegue por meses e anos, ele e ela podem acabar abrindo o coração para estranhos, mas seu coração estará fechado entre eles. Podem até continuar a se amar, mas já não sentem o antigo amor. Ao invés disso, começam a construir uma imagem estereotipada um do outro e, gradativamente, afastam-se. Alguns casais simplesmente se acomodam. Aprendem a se aceitar ao reduzir suas expectativas, mas a paixão e o romance desaparecem.

> **Às vezes os casais aprendem a se aceitar ao reduzir suas expectativas.**

Baseado nas informações de Marte & Vênus, o homem se dá conta de que, para a mulher, pode ser divertido e relaxante simplesmente conversar sobre onde eles podem comer fora. Se minha mulher e minhas filhas querem discutir em detalhe todas as opções antes de se tomar uma decisão, hoje percebo que esse é um pequeno ritual venusiano que elas executam para relaxar e se sentir bem. Em termos científicos, à proporção que elas partilham e exploram juntas o problema e depois colaboram para chegar à solução, seus hormônios do bem-estar e as substâncias químicas cerebrais estão sendo produzidos. Ao resolver efetivamente o problema e apoiar a mulher que ele ama, o homem pode, da mesma forma, sentir os hormônios do bem-estar no seu corpo e cérebro.

Nesse caso, ao invés de ficar frustrado, o homem perspicaz e equilibrado, que tenha conhecimento das conclusões de Marte & Vênus, terá a paciência e a sabedoria de participar do processo. O que segue é um exemplo da participação que estimula os hormônios positivos no cérebro e corpo femininos.

Ela pergunta:
– Aonde vamos?
Ele sugere o restaurante italiano, ao que ela diz:
– Não estou muito a fim de comida italiana. Jantamos massa ontem.

Ele comenta:
– Tem razão, gosto muito daquele cabelinho de anjo que eles fazem, mas comer isso todo dia é demais. Vamos então ao chinês Jennie Low. A gente sempre gosta de comer lá.

Contente por estar conversando sobre restaurantes, ela diz:
– Não, hoje eu quero uma coisa diferente. Não quero tofu, preciso de outra coisa. Não sei bem do quê...

Ele diz, em tom amistoso, percebendo que a está alegrando com a conversa:
– Bem, não precisamos ir ao chinês. Talvez a gente possa ir lá na quarta-feira, quando almoçarmos com os Brown. E se nós encomendarmos comida para viagem do Lucinda e comermos em casa?

Com cordialidade e satisfação por ter um marido que coopera e a apóia tanto, ela responde:
– Acho que não quero tostados hoje. Além disso, não quero lavar louça, apenas jantar. Não quero comida para viagem.

Após esperar pacientemente antes de fazer uma afirmação decisiva, ele dá então seu golpe de mestre. Depois de refletir e considerar a vontade dela, ele pode então "tomar o leme do barco" e escolher um restaurante:

– Tudo bem. Tive uma boa idéia: vamos jantar naquele outro restaurante mexicano. Você pode comer os tacos de peixe de que gosta tanto.

A essa altura, ela está se derretendo toda com o afeto e a consideração dele: sente-se apoiada e quer apoiá-lo também. Não apenas ele está dedicando tempo ao assunto, como está também se ocupando das três coisas que ajudam a estimular o equilíbrio da química cerebral das mulheres: ele está se comunicando e cooperando. Ela então responde:
– Ótimo! Então vamos lá.

Ele também fica satisfeito. Ao aplicar sua habilidade comunicativa, ele está produzindo a química cerebral ideal para o homem. Os homens precisam achar que estão realizando uma coisa para se sentirem bem. O sentido de ação e realização também o predispõe para o amor. Quando voltam para casa, a reação dela às insinuações dele será a mesma:
– Ótima idéia! Vamos para o quarto!

CONHECIMENTO, DIETA E EXERCÍCIO

Esses mal-entendidos que venho apresentando em todos os meus livros Marte & Vênus ocorrem o tempo todo entre homens e mulheres. São coisas pequenas, mas sentimentos de resistência e ressentimento podem acumular-se com o tempo. Mesmo com um bom regime alimentar e exercícios adequados, os mal-entendidos podem diminuir o amor e a paixão em um relacionamento. É essencial que tenhamos não somente uma dieta que mantenha o amor, mas também saibamos como fazer nossos relacionamentos dar certo.

Não quero dizer que apenas a dieta pode fazer nossos relacionamentos funcionarem. O conhecimento é essencial. Sem uma melhor compreensão de nossas diferenças e habilidades comunicativas, os pequenos problemas, que poderiam ser facilmente resolvidos, acabam se transformando em grandes problemas que julgamos não poderem ser solucionados, tais como:

- Eu simplesmente deixei de amar você.
- Perdi o tesão por você.
- Eu dou o tempo todo e não me resta mais nada para dar.
- Mesmo eu me esforçando ao máximo para te agradar, nunca é bastante. Eu desisto!

Até esses grandes problemas podem ser resolvidos com treinamento e aconselhamento sobre a relação Marte & Vênus, e um bom programa de alimentação e exercícios. Como conselheiro há trinta anos, tenho realmente ajudado casais e pessoas a resolver grandes questões de relacionamento. Com essas mesmas habilidades de Marte & Vênus, centenas de instrutores e conselheiros ajudam milhares de pessoas diariamente a resolver esses problemas.

Com o passar do tempo, certos problemas voltam. Uma recaída parcial não se origina da falta de conhecimento, mas da falta de energia, felicidade e amor. Geralmente, a recaída tem menos a ver com a falta de conhecimento e mais com a dieta e os exercícios. Se você está deprimida, pode até amar seu parceiro, mas não consegue sentir esse amor nem ser estimulada por ele.

Se você está deprimida, pode até amar seu parceiro, mas não consegue sentir esse amor nem ser estimulada por ele.

Sem o conhecimento, hábitos alimentares saudáveis e uma rotina de exercícios, você verá que é difícil usufruir de amor, paixão e relacionamentos duradouros. Falo "de cadeira", porque, às vezes precisei de enorme força de vontade para poder superar os desafios do meu próprio relacionamento. Tenho-me esforçado muito para que meu casamento dê certo e está valendo a pena.

Um chavão muito comum de conselho sobre relacionamento amoroso é: "manter o amor vivo exige muito esforço". Isso certamente se aplicou a mim. Tenho grande respeito por aqueles que se dispõem a se esforçar. Se para alguém que é especialista em relacionamentos fazer o seu duradouro exige esforço, imagine o quanto é difícil para quem não tem esse tipo de experiência.

Recapitulando: teria sido muito mais fácil se meus hábitos alimentares e minha rotina de exercícios em todos esses anos tivessem me dado mais apoio. Quando seu programa de alimentação e exercícios lhe fornece uma perspectiva positiva e muita energia, o trabalho de construir e manter um relacionamento fica muito mais fácil.

Quando você sente amor ilimitado, é muito mais simples pedir desculpas pelos seus erros e desculpar seu parceiro ou parceira também. Você tem energia para dar mais a seu parceiro mesmo nos dias em que ele ou ela tem menos a lhe dar. Quando você está mais feliz, é capaz de relevar mal-entendidos e contratempos. Com energia interminável, felicidade incondicional e amor ilimitado, você pode facilmente pôr em prática as coisas que aprendeu que fazem um relacionamento funcionar.

Ao integrar as idéias e conclusões de *Homens são de Marte, mulheres são de Vênus* com os mais recentes programas e inovações sobre saúde, você terá a chave para viver uma vida longa e feliz. Ao aprender as simples etapas para mudar sua química cerebral, você despertará seu potencial para transformar seus sonhos em realidade.

3
A DOPAMINA É DE MARTE

A dopamina é uma substância química do cérebro que nos dá energia e motivação. A serotonina é outro elemento da química cerebral que nos relaxa e nos ajuda a lembrar que tudo vai dar certo. Essas importantes substâncias químicas do cérebro são produzidas com base em aminoácidos específicos, contidos nas proteínas que comemos. Ao mudar diretamente a química cerebral com *A dieta de Marte & Vênus e a solução por exercícios*, homens e mulheres podem se tranqüilizar e desfrutar mais de seus relacionamentos.

Ao aumentar a produção de serotonina nas mulheres e de dopamina nos homens, somos capazes de aplicar melhor todas as habilidades comunicativas que aprendemos e, assim, apoiamos as pessoas que mais amamos. Os homens e as mulheres processam os aminoácidos que ingerem em suas proteínas de maneira muito diversa. O resultado final de uma dieta nutricionalmente diferente é que os homens costumam ter deficiência de dopamina, e as mulheres, de serotonina. A dopamina é de Marte porque a maioria dos homens tende a ter deficiência dela. Quando se tem deficiência de dopamina, naturalmente se buscam comportamentos que estimulem a produção de mais dopamina. Por exemplo, os homens são atraídos por esportes, filmes de ação e atividades perigosas porque isso estimula a dopamina. Quanto mais baixos os níveis de dopamina do homem, mais ele depende dessas atividades para se sentir energizado. O bem-estar e a segurança dos relacionamentos estimulam a serotonina. Os homens não pensam nos relacionamentos tanto quanto as mulheres porque geralmente têm muita serotonina.

As pesquisas revelam que o cérebro masculino, na verdade, sintetiza a serotonina 52 por cento mais rápido do que o feminino e pode armazenar o dobro disso. Ao seguir um regime alimentar que favorece a produção de dopamina, o homem armazena muito mais energia e sente-se muito mais motivado.

> O cérebro masculino sintetiza a serotonina 52 por cento mais rapidamente do que o feminino e pode armazenar o dobro disso.

A serotonina é de Vênus porque a maioria das mulheres tem deficiência dessa substância. Baixos níveis de serotonina criam uma crise de saúde para as mulheres, da mesma forma que os baixos níveis de dopamina criam uma crise de saúde para os homens. Os baixos níveis de serotonina estão associados ao excesso de doação nas relações, a fortes desejos de certos alimentos e à depressão. A serotonina é produzida basicamente pela manhã. Ao acrescentar uma rotina saudável de exercícios e desjejum, as mulheres podem produzir grande quantidade de serotonina de manhã.

Entretanto, para homens e mulheres, uma alimentação saudável e exercícios por si só não bastam para criar a química cerebral de saúde, felicidade e do relacionamento duradouro. Um programa nutricional e de condicionamento físico só fornece o potencial para criar química cerebral sadia, mas é preciso melhor comunicação interpessoal, para estimulá-lo. Um programa sem o outro é ineficaz; eles são completamente interdependentes.

OS NEUROTRANSMISSORES E O DANO CEREBRAL

Os neurotransmissores são hormônios do cérebro necessários à comunicação entre as células cerebrais. Para funcionar corretamente, o cérebro, da mesma forma que um carro, precisa de combustível no tanque e água no radiador. Sem ampla produção de neurotransmissores, o cérebro se torna hiperativo em alguns lugares e hipoativo em outros. Sem o combustível no tanque (dopamina), ele fica hipoativo em certas áreas; sem água no radiador (serotonina) ele fica superaquecido ou hiperativo em outras. Os pesquisadores do cérebro há muito sabem que os sintomas de doença mental são resultado direto de desequilíbrios cerebrais. Essa conclusão pode atualmente ser comprovada por meio da moderna tecnologia. A atividade cerebral pode ser fotografada e até observada em tempo real. Os sintomas de depressão, ansiedade, raiva, vício e perda podem estar diretamente ligados ao desequilíbrio de atividade em diferentes partes do cérebro. Isso é brilhantemente apresentado por Daniel G. Amen, M.D., no livro *Transforme seu cérebro, transforme sua vida*.

Esse desequilíbrio é às vezes causado por um acidente, estresse traumático ou algum defeito genético. Nesses casos, o uso de medicamentos psicoativos ocasionalmente ajuda a restaurar o equilíbrio cerebral saudável, ao estimular a produção de serotonina ou dopamina no cérebro. Com a produção dos neurotransmissores que faltavam, o cérebro retoma o equilíbrio e os sintomas podem desaparecer. Há muitos neurotransmissores importantes no cérebro, mas para nossos objetivos vamos nos concentrar nos dois mais importantes: serotonina e dopamina. Certos pesquisadores do cérebro também acreditam que esses dois elementos químicos cerebrais-chave modulam a atividade de todos os demais neurotransmissores. As funções desses neuromoduladores são expostas detalhadamente por Ronald A. Ruden, M.D., no livro *The Craving Brain* (O cérebro sedento). Vamos nos deter em dois exemplos comuns: a deficiência de dopamina ou serotonina.

Ao estimular a produção dos neurotransmissores que faltavam, o cérebro recupera o equilíbrio.

O primeiro exemplo tem a ver com a deficiência de dopamina. Os sintomas comuns de DDA ou TDAH estão associados ao córtex pré-frontal hipoativo e à deficiência de dopamina. O córtex pré-frontal ocupa o terço frontal do cérebro, sob a testa. Ele nos gera a capacidade de estabelecer objetivos e planos e também de executá-los. As crianças com baixos níveis de dopamina e um córtex pré-frontal hipoativo tendem a se entediar facilmente e a buscar estímulo em sensações ou experiências novas e diferentes que criem uma reação imediata (sensação de recompensa).

Quando as crianças têm baixos níveis de dopamina, as mães e os professores costumam reclamar que elas não lhes dão ouvidos e costumam fazer tudo o que querem, sem considerar as necessidades dos outros. Quando requisitados a se concentrarem em alguma coisa que não pareça relevante ou objetiva, seus cérebros começam a se fechar. Costumam procurar gratificações imediatas (recompensa), necessitam de estímulos extras e perdem o interesse muito rapidamente. Com as crescentes tentativas de se concentrarem, essas crianças esgotam o suprimento de dopamina e apresentam sintomas que vão desde tédio, cansaço e inquietação até hiperatividade, impulsividade e perda de atenção.

Ao tomar uma droga como Ritalina, que estimula a liberação de dopamina, crianças e adultos podem sentir que os sintomas reduzem sensivelmente. Com mais dopamina disponível, o cérebro começa a funcionar normalmente e o córtex pré-frontal se torna mais ativo, mesmo com o dano cerebral. Com o aumento dos níveis da dopamina, o paciente sente, em graus variados, uma elevação repentina de clareza, prazer, energia e motivação. Desaparece o "fog" cerebral e a insipidez do tédio, por vezes indefinível, vai embora, porque a pessoa subitamente se interessa muito mais em reagir às necessidades alheias. Com o auxílio da dopamina, de repente, a pessoa tem um sentido renovado de significado e objetivo.

Com o auxílio da dopamina, de repente a pessoa tem um sentido renovado de clareza, prazer, energia e motivação.

O segundo exemplo tem a ver com a deficiência de serotonina. Os sintomas comuns de depressão costumam estar associados a baixos níveis de serotonina e ao sistema límbico hiperativo no cérebro. O sistema límbico está localizado no centro do cérebro. Essa parte do cérebro determina nosso bem-estar emocional. Quando se torna hiperativa, resulta em depressão e negatividade. Aumentar os níveis de serotonina ajuda a desacelerar um cérebro hiperativo. Ao tomar uma droga como Prozac, que estimula a liberação da serotonina, a pessoa pode reduzir substancialmente os sintomas de depressão. Os sintomas mais comuns da depressão são o mau humor e a sensação de inutilidade, impotência, menosprezo, pessimismo, culpa ou incapacidade de se livrar do passado e viver plenamente o presente.

Geralmente, não se percebe a depressão nas garotas, porque, quando a depressão é suave, esses sintomas tendem a causar comportamento cooperativo ou "bom". A deficiência de serotonina freqüentemente conduz a uma resposta exagerada às necessidades dos outros. Essas crianças se importam demasiadamente com as necessidades alheias e costumam ter dificuldade em pedir aquilo que querem. É comum entre mulheres e adolescentes a sensação de impotência como se houvesse muito o que fazer e faltasse tempo para isso. Esses sintomas variam, dependendo do temperamento da criança.

Com mais serotonina, o sistema límbico relaxa e os sintomas de depressão se amenizam. Com o aumento dos níveis de serotonina, a paciente sente uma onda de calma, bem-estar e satisfação. O turbilhão de pensamentos negativos cessa; esquece-se a sensação, por vezes indefinível, de desamparo, e a pessoa se livra da experiência sufocante de mágoas passadas. Com ajuda da serotonina, a mulher é capaz de esquecer o passado e viver o presente, com um otimismo saudável sobre o futuro.

Com o aumento dos níveis de serotonina, a paciente sente uma onda de calma, bem-estar e satisfação.

Sem a alimentação e os exercícios corretos, um cérebro saudável é incapaz de sintetizar as quantidades adequadas de neurotransmissores e, como resultado, começa a parecer que sofreu danos.

Milhões de crianças são diagnosticadas como portadoras de DDA e TDAH, mas, claramente, um dano cerebral ou alguma falha genética não está na raiz do problema. Esses milhões de crianças apresentam os sintomas dos mesmos problemas que a maioria dos adultos está enfrentando: os sintomas de deficiência de dopamina e serotonina. Esse desequilíbrio da química cerebral é basicamente causado por deficiência nutricional. Quando são feitos ajustes na dieta e nos exercícios, juntamente com mudanças no estilo de vida que promovem o estímulo da liberação de dopamina e serotonina por meio de melhor comunicação, restaura-se o funcionamento normal do cérebro para milhares de pessoas.

OS BAIXOS NÍVEIS DE DOPAMINA

À medida que explorarmos os sintomas da síndrome de deficiência da dopamina, ficará cada vez mais claro que a deficiência de dopamina é de Marte. A mulher pode sentir alguns dos sintomas da deficiência de dopamina, mas eles não são tão comuns nem significativos. Quando a mulher apresenta sintomas de baixos níveis de dopamina, a Solução de Marte & Vênus para ela é a mesma que para as mulheres com baixos níveis de serotonina. O problema é deficiência nutricional. A solução nada tem a ver com seu desequilíbrio específico. A Solução de Marte & Vênus abastece e apóia seu corpo ao se restaurar e se curar para produzir o equilíbrio correto das substâncias químicas para ela. Não é necessário que ela ou você compreendam seus desequilíbrios cerebrais.

Sabemos que a síndrome de deficiência da dopamina (ou Síndrome de deficiência da recompensa – SDR) é de Marte porque todas as crianças com DDA e TDAH têm baixos níveis de dopamina e 90 por cento dos milhões de crianças que sofrem desses distúrbios são meninos! A maioria dos criminosos demonstra sintomas extremos da SDR e 90 por cento da população carcerária são homens.

Noventa por cento dos milhões de crianças que sofrem de DDA e TDAH são meninos!

Um em cada cinco meninos é portador desse distúrbio. Considere que, para cada menino diagnosticado com esse distúrbio, provavelmente existam mais dois que estão no limite. Os dois meninos que restam possivelmente demonstram os mesmos sintomas, porém com menor intensidade. Esse distúrbio é uma epidemia nacional.

O mesmo é verdade quanto aos homens. Como conselheiro familiar, tenho identificado os sintomas comuns de meninos com aquele distúrbio em quase todos os homens que conheci ou a quem aconselhei. Pense em um atributo comum nos homens que frustre as mulheres, aumente-o e terá uma lista dos sintomas da SDR. Com os níveis mais baixos de dopamina, os sintomas se ampliam.

Pense em um atributo comum nos homens que frustre as mulheres, aumente-o, e terá os sintomas da síndrome da deficiência de dopamina.

Uma síndrome é um conjunto de sintomas associados a um determinado estado precário de saúde. Nem todos os sintomas precisam existir para que se diagnostique a SDR. Uma síndrome se manifesta de maneiras diferentes em pessoas diferentes porque as pessoas têm vasta gama de temperamentos.

> Uma síndrome se manifesta de maneiras diferentes em pessoas diferentes porque as pessoas têm vasta gama de temperamentos.

Isso quer dizer que, embora você talvez não apresente todos os sintomas, pode, ainda assim, ter baixos níveis de dopamina. Pense nisso desta forma: se você estivesse com uma dívida substancial, sua reação poderia facilmente ser diferente da de outras pessoas. Uma pessoa pode pedir ajuda, outra pode tomar remédio para dormir, outra pode mudar de emprego, outra pode pedir dinheiro emprestado, outra pode querer se instruir mais, outra pode trabalhar horas extras, outra pode vender um imóvel, outra pode cortar despesas, outra pode buscar aconselhamento, assistir a um seminário ou ler um livro de auto-ajuda, enquanto outra pode sair de férias para reavaliar sua vida. Essas reações seriam, então, os sintomas diferentes de uma única situação: uma dívida financeira ou a "síndrome da grande dívida". É possível que uma pessoa tenha muitos dos sintomas, ou apenas alguns.

Além disso, um sintoma será mais ou menos consistente ou intenso, dependendo do grau de deficiência de sua alimentação e de seus exercícios. Não é um fenômeno tudo-ou-nada. Se você comer bem um dia, mas mal no dia seguinte, seus sintomas serão inconsistentes e variarão.

O QUE ESTIMULA A DOPAMINA

De modo geral, sempre que o homem tem a oportunidade de proteger, servir ou fazer a diferença, a dopamina é estimulada no cérebro. Se ele sofrer da SDR, isso quer dizer que as oportunidades normais de proteger, servir e fazer a diferença não bastam para estimular níveis saudáveis de dopamina nem a energia associada a esses níveis. Para obter energia e prazer suficientes, ele necessita de mais estímulos ou até estímulos excedentes.

Quando o cérebro do homem não está produzindo dopamina suficiente, ele precisa "aumentar o pique". Em vez de apenas dar uma volta de carro, ele precisa correr com o carro. Em vez de trancar as portas de casa para proteger a família, ele precisa comprar uma arma e praticar tiro ao alvo periodicamente. Em vez de andar de bicicleta durante uma ou duas horas, ele precisa andar quatro horas por dia. Em vez de assistir ao jogo de seu time de futebol na TV, ele precisa assistir a todas as equipes. Em vez de ficar com tesão pela mulher, ele passa horas assistindo a programas pornográficos na Internet. Em vez de se satisfazer por ter uma vida financeira estável, ele precisa ganhar dinheiro cada vez mais.

Basicamente, o homem requer certa quantidade de risco, desafio e competição para estimular a liberação de dopamina. Se ele tem níveis saudáveis de produção de dopamina no cérebro, as oportunidades diárias para proteger, servir e fazer diferença bastam para lhe dar energia e prazer. Quando seus níveis de dopamina estão baixos, levar o lixo para fora não lhe proporciona a mesma energia e o mesmo prazer, mas ganhar muito dinheiro sim. Sabendo disso, a mulher pode começar a compreender por que o homem se lembra de dar um telefonema de negócios, mas se esquece de levar o lixo para fora.

> Basicamente, o homem requer certo volume de risco, desafio e competição para estimular a dopamina.

SINTOMAS DA SÍNDROME DE DEFICIÊNCIA DA DOPAMINA

A seguir, estão listados doze sintomas comuns da síndrome de deficiência da dopamina, comparados aos sintomas da produção saudável de dopamina:

1. Pouca energia em casa

Com baixos níveis de dopamina, o homem tem muita energia e entusiasmo no trabalho, mas, quando chega a casa, está cansado e seus níveis de energia e motivação baixam. Entretanto, se lhe telefonarem do escritório, ele subitamente se anima e fica cheio de vida. Os novos e diferentes desafios do seu trabalho estimulam a dopamina, mas a rotina cômoda de casa, não.

> **O trabalho estimula facilmente a dopamina, mas o casamento não.**

Com os níveis normais de dopamina, o homem não precisa do estímulo de novos e diferentes desafios para obter energia. Quando chega a casa, ele é facilmente estimulado pelos desafios de criar uma família e ajudar com as tarefas domésticas.

Para alimentar a produção de dopamina no marido, a mulher pode se mostrar sensível às ações e realizações dele, mesmo que pequenas. Palavras de incentivo e reações positivas aos esforços dele, juntamente com o fato de aceitá-lo como ele é, podem estimular a dopamina de maneira muito eficaz.

Se os níveis de dopamina do homem são baixos, nenhuma manifestação de admiração, aceitação ou confiança será suficiente. A mulher ou parceira amorosa pode estimular a produção de dopamina no cérebro dele, mas ele próprio é responsável por aumentar sua receptividade ao apoio dela. Um programa de alimentação saudável e exercícios eleva o seu potencial para produzir dopamina e fornece o alicerce para um relacionamento afetuoso e feliz.

2. Interesse e paixão em baixa

No começo do relacionamento, o homem tem muita energia, interesse e paixão pela parceira, mas isso declina gradativamente.

Num restaurante, dá para saber quando o homem está saindo com a mulher pela primeira vez: ele presta toda a atenção nela e não deixa de olhá-la. Pode-se também imediatamente deduzir quando o homem casado está com a esposa: ele normalmente não a olha muito; distrai-se facilmente e a conversa é pouco animada.

O contato visual é uma indicação dos níveis de dopamina. Se eles forem normais, o homem mantém o contato visual sem nenhum esforço. A dopamina aumenta o interesse e a concentração. Olhos que vagueiam são um sintoma inequívoco de insuficiência de dopamina. Quando o homem está nas etapas iniciais do relacionamento, a novidade estimula suas reservas esgotadas de dopamina. Quando acaba a novidade, ele precisa de muito mais estímulo para permanecer concentrado na mulher, a não ser que seus níveis de dopamina sejam normais.

A dopamina é o hormônio cerebral do interesse. Quando o homem tem deficiência da dopamina e o relacionamento não é novidade, ele rapidamente perde o interesse no que sua parceira tem a dizer. Ele acha que já ouviu o que ela está falando, e sabe como é que ela vai concluir o raciocínio. Conseqüentemente, custa-lhe prestar atenção, concentrar-se e ouvir o que ela diz.

A dopamina é o hormônio cerebral do interesse.

Com níveis normais de dopamina, o homem não precisa estar no primeiro encontro nem com uma nova pessoa para ser estimulado. Ele se interessa sempre pelo que sua mulher tem a dizer, da mesma forma que no início do relacionamento. Quando se tem muita dopamina, não se depende tanto de novas e diferentes experiências.

O homem começa o relacionamento com interesse, animação e entusiasmo porque a relação é nova. Meses ou anos depois, seu interesse decresce. Isso não quer dizer que seus níveis de dopamina tenham ficado gradativamente insuficientes. Pelo contrário, isso significa que ele desde o início tinha insuficiência de dopamina. Quando os níveis de dopamina são baixos, é necessário o estímulo de um novo relacionamento para elevar esses níveis e criar energia e atração. Quando possui níveis baixíssimos de dopamina, o homem se entusiasma muito no começo do relacionamento, mas depois seu interesse desaparece no mesmo ritmo. Seu interesse não se mantém. Contudo, com níveis normais de dopamina, é muito mais fácil para o homem sentir interesse e atração consistentes, como base para um compromisso importante.

3. Desatenção e impaciência

O homem ouve sua mulher falar sobre o que fez durante o dia e seu nível de energia cai muito rapidamente. Ele perde a capacidade de se concentrar, como um balão se esvaziando, quando ela fala além de dois ou três minutos. Ele se distrai e/ou perde facilmente a paciência, porque quer que ela conclua logo seu raciocínio. Essa mudança pode realmente ser mensurada no cérebro dele. Em um minuto seu córtex pré-frontal está ativo, mas, no minuto seguinte, fica hipoativo. Essa alteração ocorre com a queda dos níveis de dopamina.

Enquanto ouve sua mulher expressar suas opiniões, o homem pode rapidamente perder sua capacidade de concentração.

Se tiver níveis normais de dopamina, o homem é capaz de manter interesse e energia enquanto ouve o que a parceira tem a dizer. Ele não precisa que ocorra uma emergência para se sentir energizado e motivado. A responsabilidade de cuidar da mulher e da família é bastante para manter alta sua energia.

4. Impulsividade

Um dos sintomas da deficiência de dopamina é a impulsividade. Com baixos níveis de dopamina, é muito difícil, durante um conflito, que o homem "dê um tempo" para analisar o problema. Ou ele se mete numa briga feia sem pensar no que diz ou faz, ou vai embora e acaba esquecendo completamente por que estava zangado.

Em épocas de conflito, o homem com baixos níveis de dopamina tem mais dificuldade em "dar um tempo" para analisar o problema.

Um dos sintomas de um córtex pré-frontal hipoativo, que é associado à deficiência de dopamina, é a incapacidade de articular ou processar sentimentos internos. Freqüentemente o homem fica perturbado, mas não sabe direito o que o perturba, nem consegue verbalizar seu sentimento. Em vez de explorar sua perturbação internamente e resolvê-la, ele simplesmente muda de assunto e faz alguma coisa interessante para esquecer o que o incomoda e se sentir melhor.

Embora essa técnica de fuga ou de escape o ajude a enfrentar o estresse, ela não resolve necessariamente seus pensamentos e sentimentos divergentes, que voltam e se acumulam.

Para muitos homens, a fuga é geralmente a opção preferida, especialmente num relacionamento amoroso, porque eles não querem brigar com a mulher que amam. Se o homem não tem oportunidade de mudar de assunto ou "dar um tempo", ele adota uma posição mais agressiva e briga. Em qualquer caso, ao invés de resolver as questões, ele acaba ficando saturado e deixa de se importar tanto quanto antes.

O homem costuma achar que está tudo ótimo no relacionamento até que sua parceira começa a reclamar. Então, num instante, ele se lembra e fica aborrecido porque tem também uma lista de queixas em relação a ela. Ele pensa assim: "Do meu ponto de vista, está tudo bem, mas se você vai reclamar de mim, eu também vou reclamar de você. Tenho ainda mais queixas do que você, portanto, veja se não me 'enche o saco'." Essa lógica pode funcionar com ele, mas não com ela. A mulher, então, fica ainda mais aborrecida.

Quando a mulher começa a reclamar, o homem costuma contra-atacar com mais reclamações do que ela.

Se o homem tem níveis normais de dopamina, ele consegue "dar um tempo" e refletir sobre seus pensamentos e sentimentos quando os problemas o perturbam. Em vez de retaliar, ele tem o controle interno para analisar por que ocorreu o conflito e determinar o que pode fazer de imediato para resolver o problema. A dopamina motiva o homem a encontrar uma solução e não ficar remoendo o problema.

5. Esquecimento

O homem diz que telefonará após um encontro amoroso, mas não telefona. Esquece de fazer o que intencionava porque, depois de um encontro amoroso, os níveis de dopamina caem temporariamente. Sua motivação se reduz e ele simplesmente esquece. A mulher não compreende isso e costuma se magoar, porque, após um encontro íntimo, aumenta sua necessidade de ligação e lembrança. Quando a motivação dele cresce de novo, ele se lembra, mas geralmente é tarde demais para procurá-la. Ele pode continuar interessado, mas não quer ser criticado por ter esquecido de ligar.

Quando os níveis de dopamina são normais, o homem tende a se lembrar de questões e preocupações do relacionamento. Se faz uma promessa, facilmente se lembrará de cumpri-la e ficará motivado a dar andamento ao assunto. Quando os níveis de dopamina são baixos, ele continua a se lembrar das coisas, mas só das que fomentam a produção de dopamina, tais como um importantíssimo telefonema de negócios, um jogo de futebol ou a solução de um problema premente no escritório.

6. O homem visa à solução dos problemas

O homem normalmente ouve a mulher expor um problema e quer que ela tenha uma solução imediata. Ele perde a paciência e começa a propor soluções. Mesmo que ele tenha lido meus livros, onde explico que geralmente a mulher está procurando compreensão e não solução, ele fica impaciente e esquece do que ela precisa. Mais uma vez, volta a interrompê-la com soluções. Sem dopamina suficiente, ele se esquece de apenas ouvir e sente forte impulso de interromper e sugerir uma solução.

Com níveis normais de dopamina, ele compreende o que a mulher necessita, e é capaz de escutá-la sem sentir a necessidade urgente de resolver o problema dela ou dissuadi-la de se sentir perturbada. Com percepção suficiente, ele terá energia e motivação para ouvi-la paciente e generosamente e até para fazer mais perguntas.

7. Indisponibilidade emocional

Quando os níveis de dopamina são baixos, no final de um dia de trabalho, o homem se retira para sua "caverna", mas está muito cansado para sair. Logo que chega a casa, não tem condições de interagir. Precisa de tempo para ficar sozinho, sem sentir a pressão de ter de apoiar outra pessoa. O "tempo na caverna" é só para ele.

Depois de ler *Homens são de Marte*, muitas mulheres aprenderam a não levar para o lado pessoal o tempo masculino na caverna. Quando o homem se refugia na sua caverna, isso não quer dizer que ele não ligue para ela. Em vez disso, é somente uma expressão da necessidade dele de ficar sozinho por algum tempo, para "tomar conta do seu espaço". Depois de chegar a essa conclusão, as mulheres perguntam: "Quanto tempo ele precisa ficar na caverna?"

> Quando ele se retira para sua caverna, isso não quer dizer que ele não se importa com sua mulher.

Não existe uma resposta determinada. Ele fica na caverna enquanto for preciso. A pergunta se assemelha a: "Por quanto tempo a mulher precisa ficar de mau humor? De quanto tempo a mulher precisa para falar sobre como foi seu dia ou de seus problemas?" A resposta é: o tempo que for preciso. O maior problema dos relacionamentos hoje em dia é que muitos homens não produzem dopamina suficiente para sair da caverna e muitas mulheres não geram serotonina suficiente para sentir que seu parceiro presta total atenção e apoio a elas.

A boa notícia é que o homem com níveis normais de dopamina precisa de menos tempo na caverna e pode facilmente escolher quando ter esse tempo para si mesmo. Com a dopamina adequada, ele consegue, na maior parte do tempo, chegar a casa e dedicar algum tempo especial à sua mulher e filhos e depois se dar o tempo na caverna.

Quando as mulheres têm o nível adequado de serotonina, sua necessidade de discutir problemas se reduz espantosamente. Num período de tempo muito mais curto, ela pode obter o apoio de que precisa para estimular níveis saudáveis de substâncias químicas-cerebrais e de hormônios. Ela tampouco sente necessidade de partilhar isso tudo com o parceiro. Pode facilmente desabafar a maioria de suas frustrações com amigas e partilhar seus sentimentos de afeto e carinho com ele.

> Quando as mulheres têm níveis adequados de serotonina, sua necessidade de discutir problemas se reduz espantosamente.

Para estimular a química cerebral sadia e os hormônios do bem-estar na mulher, sugiro que o homem dedique uns bons vinte minutos a ela pelo menos quatro dias por semana. Isso quer dizer que, antes de ir para a caverna, ele tire um tempo para reparar nela, perguntar-lhe como foi seu dia, ouvir e fazer mais perguntas, partilhar um pouco sobre o dia dele, dizer coisas agradáveis a ela, abraçá-la, ser afetuoso e oferecer-se para ajudá-la no que ela estiver fazendo. Esses comportamentos estimularão os hormônios venusianos saudáveis dela, o que, por sua vez, estimulará os níveis de dopamina dele.

> Dedique vinte minutos à sua mulher quando chegar do trabalho. E ficará eternamente grata.

Mesmo com quantidades adequadas de dopamina, o homem precisa de seu tempo na caverna, mas isso não faz com que ele se isole por longos períodos de tempo. Mesmo com os níveis apropriados de serotonina, a mulher precisa conversar para sentir e desfrutar da ligação com seu parceiro. A diferença é que isso não demora tanto quanto para ele e ela ficará mais satisfeita com o resultado. Falar sobre seu dia faz com que uma venusiana se sinta muito melhor. Se isso não acontecer, é porque ou o parceiro não está prestando atenção a ela ou ela tem baixos níveis de serotonina. Normalmente, essas são as causas.

8. A visão de túnel

Quando os níveis de dopamina estão muito baixos, o homem se concentra nos grandes problemas a resolver, mas não percebe os pequenos problemas. Com sua visão de túnel, ele só consegue prestar atenção aos grandes incêndios a serem apagados e ignora, minimiza, negligencia ou rejeita os pequenos problemas. Mesmo se eles lhe forem indicados, ele não tem energia nem atenção para resolvê-los. Em situações de estresse, quando a produção de dopamina é limitada, ele só tem condições de analisar uma coisa de cada vez. Interrompê-lo ou pedir-lhe para mudar o foco de sua atenção gera imediatamente frustração, irritação e aborrecimento.

Com níveis saudáveis de dopamina, o homem tende a se concentrar em uma coisa de cada vez, mas ele fica muito mais flexível. Pode facilmente desviar a atenção dos grandes problemas para os pequenos problemas. Não fica tão rabugento quando se trata de alterar planos, nem quando lhe pedem para fazer algo diferente do que ele estava planejando fazer. O homem sempre questiona se um ato é suficientemente importante para justificar sua atenção, mas, com os níveis normais de dopamina, ele pode ser mais generoso e amistoso enquanto considera suas opções.

9. Tédio e vícios

Com níveis baixos de dopamina, o homem se entedia com a maioria das experiências normais da vida. Para fugir do tédio, ele é induzido a vícios. Quase todos os vícios e abuso de substâncias estão associados com deficiência extrema de dopamina. Rapazes que não têm acesso a álcool, fumo e drogas tendem a se viciar em esportes ou videogames.

No casamento, quando a segurança do amor se torna cômoda ou excessivamente rotineira, o homem supõe como "favas contadas" o amor e o apoio de sua parceira e perde a paixão. Para sentir entusiasmo, ele precisa do estímulo excessivo ou radical de substâncias ou comportamentos que viciam.

> Com níveis baixos de dopamina, o homem
> se entedia com a maioria das situações cotidianas.

As substâncias mais comuns que viciam, além das drogas, são: açúcar refinado, álcool, cigarro e café. Os comportamentos mais comuns dos viciados incluem exagerar nas seguintes atividades: trabalhar, dormir, exercitar-se, fazer sexo, assistir à TV e interessar-se por pornografia, para citar apenas alguns comportamentos. Às vezes, a pessoa nem sequer admite estar entediada porque, simplesmente, depende de seu vício para lhe estimular interesse, energia e prazer.

Quando níveis saudáveis de dopamina são balanceados por níveis normais de serotonina, todos os fortes desejos que levam ao vício desaparecem totalmente. Quando o cérebro do homem está equilibrado, o estímulo normal dos desafios da vida é suficiente para mantê-lo interessado e motivado. Para sentir alegria e prazer, ele não depende do excesso de estímulos.

10. A necessidade de espaço e distância

Depois do sexo, ele adormece imediatamente ou, de repente, quer mais espaço ou distância. Isso não quer absolutamente dizer que mudaram seus sentimentos pela parceira: significa tão-somente que ele precisa se afastar para recuperar a energia e o prazer pela vida. Ficar sozinho de novo lhe estimula o aumento da dopamina, o que, por sua vez, vai lhe proporcionar mais energia.

> A autonomia estimula a produção de dopamina.

Com uma química cerebral saudável, o homem não se sente impelido a se afastar logo depois de ter relações. Ele desfruta de um tempo de intimidade e ligação antes de sentir a volta normal a um sentido de independência e distância.

Os homens sempre sentirão vontade de se aproximar e depois se afastar. Os níveis de dopamina no cérebro estão associados à produção da testosterona. Quando os níveis desse hormônio se elevam, o homem sente vontade de se aproximar. A testosterona estimula a vontade de ficar e de se afastar e os homens têm níveis muito maiores de testosterona do que as mulheres. Com maiores níveis de dopamina, os níveis de testosterona são consistentes e a vontade de se aproximar e depois se distanciar é mais gradativa e não tão forte. Com níveis normais de dopamina e testosterona, o homem não precisa chegar ao clímax imediatamente se estiver excitado, nem precisa se afastar rapidamente após alcançá-lo.

11. Inconsistência

Quando o homem tem baixo nível de dopamina, ele age com grande interesse no início do relacionamento, mas depois se afasta. Cada vez que ele se aproxima, recua. É difícil para sua parceira venusiana interpretar os seus sentimentos, porque são muito inconsistentes. Num dia ele não consegue viver sem ela, mas no outro ele quer terminar a relação. Sem compreender essa tendência, a mulher pode facilmente se sentir manipulada e confusa.

> Não consigo viver com elas e não consigo viver sem elas é uma experiência clássica da deficiência de dopamina.

Esse padrão costuma ser mal interpretado como sendo medo de intimidade. De modo geral, se a mulher apresenta essa inconsistência, é sintoma de medo de intimidade, causado por um problema anterior não resolvido. Já no homem, essa tendência pode facilmente desaparecer se ele aumentar seus níveis de dopamina.

Quando um homem se retrai, na maioria das vezes, é porque sente uma necessidade hormonal biológica de ficar sozinho. Quando seus níveis de dopamina diminuem, essa vontade fica exacerbada. Ele facilmente se sente sufocado no relacionamento e precisa se afastar. Se a mulher é muito controladora ou maternal, o homem, mesmo se tiver níveis saudáveis de dopamina, irá se sentir sufocado e desejará se livrar da relação. A maioria dos homens resiste a ser controlado, mas níveis inferiores de dopamina têm o efeito de tornar o homem mais sensível a ser controlado por outra pessoa.

12. Perda de atração

O marido ama sua mulher, mas, após alguns anos de casamento, ele não sente o mesmo tesão que sentia no início. Ele a ama, mas a química é menor ou até inexistente. Em vez de aumentar a paixão à medida que cresce seu amor, o interesse sexual dele diminui. Quando vê outra mulher, pode voltar a se interessar por sexo.

> **A perda da química no casamento não é sinal de que o marido não ama sua mulher.**

A não ser que o homem aprenda a controlar seus ímpetos, ele desejará ter casos amorosos. Pode ser muito tentador sentir-se de repente vivo na presença de outra mulher, quando, em casa, essa sensação é totalmente inexistente. Essa onda de prazer é semelhante ao comer uma refeição, após jejuar por vários dias. Ela pode ser muito exagerada e intensa. A ironia é que isso nada tem a ver com amor. O homem pode amar sua mulher, mas desejar uma estranha.

Essas fortes ondas são facilmente controladas, quando o homem sente tesão por sua parceira e se satisfaz sexualmente em casa. Num relacionamento amoroso, a produção de dopamina é fundamental para manter a química da paixão e do relacionamento duradouro. Se a pessoa carece de níveis satisfatórios de dopamina, chegar a conhecer outra pessoa e viver uma rotina pode matar a paixão.

Se a pessoa tem deficiência de níveis satisfatórios de dopamina, chegar a conhecer outra pessoa e viver uma rotina pode matar a paixão.

Com níveis satisfatórios de dopamina, o homem continua atraído por outras mulheres, mas, como também sente atração por sua mulher, não fica tentado a ceder. É positivo que o homem tenha atração por outras mulheres: isso o mantém jovem e vital. Espera-se que homens sejam atraídos por mulheres. Caso seja habilidoso ao se comunicar, o homem pode também manter essa atração básica por sua mulher.

É possível que o homem seja grosseiro e insensível com sua parceira, se olhar fixamente para outra mulher. Minha mulher me diz: "Tudo bem você olhar, John, mas veja se não baba..." Se acontece de eu olhar por muito tempo, ela simplesmente me cutuca de brincadeira; eu reajo como se estivesse acordando de um transe e demonstro especial atenção e carinho.

"Tudo bem você olhar para outras mulheres, mas veja se não baba..."

De maneira geral, é difícil para a mulher entender instintivamente esse pormenor. Para ela, a atração sexual não é tão automática. Ela só costuma ficar atraída por um homem, se estiver interessada em ter um relacionamento. Antes de surgir o desejo forte de sexo, ela precisa sentir um vínculo emocional.

A REAÇÃO DEFICIENTE ÀS NECESSIDADES ALHEIAS

Em cada um desses exemplos, pode-se notar a presença de DDA e TDAH, mas aplicados a um homem adulto e aos seus padrões de relacionamento. Da perspectiva de um conselheiro familiar, as reclamações da mãe sobre seu filho portador de DDA e TDAH são muito similares às queixas das mulheres sobre homens adultos. Em ambos os casos, existe uma perda de motivação, energia e paciência, associada à falta de atenção, hiperatividade e impulsividade.

A essência desse estado, quando aplicada aos relacionamentos, é mais bem resumida como uma reação deficiente às necessidades alheias. No começo do relacionamento, mesmo com baixos níveis de dopamina, o homem está ansioso para agradar à mulher porque o desafio de conquistá-la estimula níveis adequados de dopamina. Quando o desafio deixa de existir, os níveis de dopamina se reduzem. Acrescente a rotina e a condição domiciliar, e eles caem ainda mais, mesmo quando existe muito amor.

> Com baixos níveis de dopamina, o homem fica muito mais ansioso para agradar, mas só no começo do relacionamento.

Quando esse homem volta para casa, acha que está apenas cansado do trabalho. A verdade é que está sofrendo da síndrome de deficiência da dopamina. Ele tem energia no trabalho porque existe risco, desafio e concorrência que estimulam a dopamina, mas, em casa, existe bem-estar, harmonia e rotina. Ele começa a relaxar e, como é deficiente de dopamina, fica sem energia se não for estimulado.

Não é o trabalho dele que o cansa. É a dopamina baixa. Se ele ficasse solteiro de novo e começasse um relacionamento, subitamente teria muita energia, mesmo depois do trabalho. Ativo na busca do amor, ele de repente teria energia e motivação. Desde que fosse desafiado, reagiria atenta e ativamente às necessidades da nova parceira.

Uma vez atendidas as necessidades dela, o relacionamento se estabiliza, seus níveis de dopamina diminuem e ele deixa de reagir às necessidades da parceira. Isso quer dizer que ele continua se importando com ela, mas já não tem energia para reagir aos anseios dela. Inconscientemente, ele programou sua energia para fazer as coisas mais importantes e resiste a fazer as menos importantes.

Fazer as pequenas coisas é o que cria na mulher as sensações de afeto e apoio. Para a mulher, é a atenção masculina às pequenas coisas que estimula a química da saúde, da felicidade e do relacionamento duradouro. No próximo capítulo, vamos abordar a importância da serotonina no cérebro feminino e os muitos sintomas da síndrome de deficiência da serotonina sentidos por milhões de mulheres.

4

A SEROTONINA É DE VÊNUS

No Ocidente, há uma epidemia de deficiência de serotonina nas mulheres. Milhões delas tomam medicamentos psicoativos, como Prozac, para estimular os benefícios da produção normal de serotonina. Outros milhões de mulheres sentem os mesmos sintomas de baixos níveis de serotonina, mas em menor grau. Muitos desses sintomas são tão comuns que, nos últimos trinta anos, chegaram a ser considerados normais em mulheres. Vários graus de TPM (ou distúrbio disfórico pré-menstrual), sensações de desânimo, obesidade, insatisfação amorosa, depressão ocasional e "fogacho" são considerados parte do ofício de ser mulher. Eles são certamente comuns, mas não são indicativos de saúde normal.

Na maioria dos casos, esses lamentáveis sintomas resultam diretamente dos hábitos alimentares e da rotina de exercícios da mulher. A deficiência de alimentos e nutrientes que estimulem a produção de serotonina acarreta às mulheres grande número de sintomas específicos indesejáveis. Pesquisa recente revela que os homens sintetizam a serotonina mais rapidamente do que as mulheres e são capazes de armazenar o dobro desse hormônio. A maior parte da nossa serotonina é produzida de manhã. Se não houver produção suficiente nessa parte do dia, a mulher pode ficar com deficiência dela. Enquanto os homens claramente sofrem dos vários sintomas de baixos níveis de dopamina, as mulheres sofrem de baixos níveis de serotonina. Os problemas de serotonina são, sem dúvida, de Vênus.

Os níveis baixos de serotonina também afetam profundamente os relacionamentos amorosos. Praticamente, todas as diferenças entre homens e mulheres que frustram os homens são agravadas pela baixa produção de serotonina. A maioria das qualidades e características que os homens apreciam nas mulheres é acentuada por níveis normais de serotonina. À medida que a mulher começa a produzir níveis normais de serotonina, ela não apenas se torna mais desejável, mas também se sente saudável e feliz.

A maioria das mulheres não precisa de remédios e sim de um desjejum adequado, para produzir níveis normais de serotonina. A produção apropriada desse hormônio na parte da manhã pode durar o dia inteiro. Quando o sol se põe, a glândula pineal pode então transformar a serotonina restante em melatonina suficiente para uma boa noite de sono. A glândula pineal está localizada no centro do cérebro. Ela é diretamente responsável pela produção de serotonina durante o dia e de melatonina à noite. Sem melatonina suficiente, as pessoas têm dificuldade em dormir bem à noite.

> **A glândula pineal transforma a serotonina extra em melatonina, que garante uma boa noite de sono.**

Sem o equilíbrio apropriado de nutrientes, especialmente no desjejum, a mulher continua a sofrer os sintomas da deficiência de serotonina durante o dia e até durante a noite. Quando esses sintomas são graves, as mulheres são motivadas a tomar remédios. Essa condição orgânica precária pode ser corrigida na maior parte das mulheres, por meio de um programa alimentar de condicionamento físico, que vise a aumentar a produção de serotonina. Os homens podem também sofrer de sintomas similares aos de baixos níveis de serotonina, mas isso é menos comum e, normalmente, é agravado por baixos níveis de dopamina.

OS SINTOMAS DE BAIXOS NÍVEIS DE SEROTONINA

A serotonina é o neurotransmissor do cérebro responsável pelas sensações de bem-estar, satisfação, contentamento, felicidade, tranqüilidade e otimismo. Sem serotonina suficiente no cérebro, independente das circunstâncias, a mulher geralmente sente uma gama de emoções que compreendem fracasso, preocupação, ansiedade, lamento, pesar, angústia, ressentimento e aspereza. É certo que o homem pode ter diminuição dos seus níveis de serotonina, mas nada parecido à da mulher. Quando os níveis de dopamina caem, os homens sofrem um súbito decréscimo de ternura, compreensão e respeito pelos outros. Quando os níveis de serotonina diminuem, as mulheres sentem menos confiança, aceitação e valorização.

> A serotonina nos dá sensações de bem-estar,
> felicidade, tranqüilidade e otimismo.

A produção de serotonina é basicamente estimulada pela qualidade de nossos relacionamentos. As oportunidades de se comunicar, cooperar e colaborar nas relações maximizam a produção de serotonina na mulher. Com baixos níveis de serotonina, a mulher tende a depender demais de seus relacionamentos para estimular esse hormônio do bem-estar. Mesmo com níveis normais e satisfatórios, ela depende da qualidade de suas relações para estimular sensações de bem-estar e otimismo, mas já não é tão dependente, exigente ou carente.

Se seus níveis de produção de serotonina são baixos, mesmo que seu parceiro lhe dê todo apoio, esse apoio nunca será suficiente.

> Com baixos níveis de serotonina, a mulher tende
> a depender demais de seus relacionamentos para ser feliz.

Esse é o motivo mais comum que faz as mulheres decidirem procurar um conselheiro familiar: consideram que não recebem apoio suficiente de seus parceiros. Se não estão tendo um relacionamento, costumam achar que não há "homens que valham a pena" disponíveis em seu círculo de amizades. Embora suas reclamações possam ter certo fundamento, suas conclusões e reações emocionais são agravadas e intensificadas pela incapacidade de produzir serotonina suficiente. Na maioria dos casos, esses sintomas de deficiência de serotonina podem ser resultado de uma alimentação deficiente.

A mulher com baixos níveis de serotonina procura aconselhamento porque falar com alguém que se importa com ela e é amistoso lhe estimula a produção de serotonina no cérebro. Dependendo do grau de insuficiência de serotonina, ela sentirá maior necessidade de desabafar. Para algumas mulheres, menos serotonina no cérebro significa maior necessidade de falar. A falta de otimismo relacionada aos baixos níveis de serotonina impede outras mulheres de discutir o assunto, porque acreditam que ninguém mais compreenderá ou que "desabafar" é inútil.

> **Para certas mulheres, menos serotonina no cérebro acarreta maior vontade de desabafar.**

Mesmo se a mulher tem muitas oportunidades de se comunicar, cooperar e colaborar quando seus níveis de serotonina estão baixos, um marido amoroso que se esforça para lhe dar atenção não é o bastante. Sem o combustível fisiológico para produzir serotonina, a mulher não se satisfaz por mais que seu parceiro seja amoroso e aberto ao diálogo. Ela acha que falta alguma coisa e está certa: seu cérebro não está produzindo serotonina suficiente.

> **Sem o combustível fisiológico para produzir serotonina,
> a mulher não se satisfaz por mais que seu parceiro
> seja amoroso e aberto ao diálogo.**

Diariamente, milhões de mulheres procuram terapeutas, para ter uma conversa unilateral de cinqüenta minutos, uma tentativa de gerar serotonina suficiente para se sentir bem. Embora possa ser produtiva, terapia não resolve o verdadeiro problema da mulher. Como complemento, ela precisa fornecer a seu corpo os nutrientes necessários para produzir mais serotonina.

> **Falar com alguém que se importa estimula
> a produção de serotonina.**

Precisamos compreender por que as mulheres dependem tanto de terapia. A não ser que seja essencialmente educativo ou que vise a resolver algum trauma passado ou recente, consultar um terapeuta é, na verdade, apenas um substituto dispendioso para um desjejum saudável.

> **Consultar um terapeuta pode às vezes ser um
> substituto dispendioso para um desjejum saudável.**

Em alguns casos, o aconselhamento pode piorar o problema da mulher. Ela obtém alívio com a produção de serotonina que advém de desabafar e de ter alguém concordando com tudo o que ela disser, mas se torna mais intolerante quando seu marido não faz isso. Ela espera que ele seja como seu terapeuta e simplesmente a escute. Não percebe que ela também precisa escutá-lo. Quando ele quer ser ouvido ou discorda, ela equivocadamente conclui que não recebe dele aquilo de que precisa.

Mesmo quando a terapia é eficaz, os resultados geralmente não se mantêm, porque a alimentação diária não provê a matéria-prima necessária para produzir quantidade suficiente de serotonina. Começar cada dia com uma rotina de exercícios e um desjejum que estimulem a produção de serotonina reduz na mulher a necessidade de terapia e aumenta a possibilidade de benefícios duradouros. Vamos agora discutir alguns sintomas da síndrome de deficiência de serotonina.

1. Amnésia temporária

Ao fazer uma viagem, uma das coisas mais importantes que o homem precisa compreender sobre a mulher é a importância da alimentação periódica para manter a glicemia, e produzir serotonina. Quando a glicemia diminui, também diminui a produção de serotonina. Quando a mulher tem fome, isso costuma indicar que a taxa de açúcar reduziu. Se ela diz: "Vamos procurar um restaurante", ele precisa interpretar isso corretamente. Não significa: "Vamos levar uns vinte ou trinta minutos para encontrar comida"; significa: "Vamos comer agora."

As mulheres dependem mais da ingestão periódica de alimentos para manter os níveis de glicemia e a produção de serotonina. Essa necessidade periódica de comida se torna ainda mais importante quando a mulher não começa o dia com baixa produção de serotonina.

Se ela diz que precisa comer, ele deve interpretar essa afirmação como um sinal de alerta, isto é, um código azul. Nos hospitais, quando alguém tem um ataque cardíaco, precisa de socorro urgente para continuar vivo. Essa necessidade de cuidado urgente e preocupação máxima é indicada pela expressão código azul. Quando a mulher ou a filha precisa comer, o homem deve interpretar isso como um código azul e providenciar uma refeição imediatamente.

> **Quando a mulher ou a filha precisa comer, o homem precisa providenciar uma refeição imediatamente.**

Se a mulher não se alimenta logo que tem fome, seus níveis de glicose e serotonina agem em poucos minutos. Quando isso ocorre, ela deixa de ser a mulher com quem o homem se casou. Durante esse breve espaço de tempo, ela terá amnésia temporária e irá se esquecer de todas as coisas boas que ele já fez.

> **Quando a glicemia cai, a mulher tem amnésia temporária e esquece todas as coisas boas que ele já fez.**

Essa amnésia pode ocorrer sempre que a glicemia reduzir. Essa não é a ocasião de discutir com ela nem lembrar-lhe todas as razões pelas quais você é um sujeito "legal".

Se ela disser que você sempre se atrasa, não lhe lembre as vezes em que você chegou na hora.

Se ela disser que faz tudo, não responda que você também faz muita coisa.

Se ela disser que você já não é romântico nem amoroso, não lhe jogue na cara a última vez em que você agiu de modo romântico.

Se ela o olhar como se você fosse uma total decpção para ela, não leve isso para o lado pessoal e deixe passar. Esteja certo de que essa nuvem irá embora e o sol voltará a brilhar.

> **Quando diminui a glicemia da mulher, esteja certo de que essa nuvem irá embora, e o sol voltará a brilhar.**

Compreenda que, quando a glicemia da mulher cai, ela recorre a licenças poéticas para expressar o que sente. Não considere literalmente o que ela diz, nem discuta. Escute o que ela tiver a dizer e faça com que ela se alimente.

Resolva o verdadeiro problema. Providencie uma refeição e evite qualquer comentário. Ao ouvi-la, você a ajudará a elevar os níveis de serotonina até você conseguir alimentá-la. Com o "combustível" adequado, ela subitamente voltará a ser a mulher que o ama e irá se lembrar do "grande cara" que você é.

2. Mudanças súbitas de humor

Os homens precisam compreender o elo entre glicemia, serotonina e súbitas alterações de humor. O açúcar nutre o cérebro. Quando cai o nível de açúcar no sangue, a produção cerebral de serotonina é interrompida e o humor da mulher "vai a pique". Sabendo disso, o homem pode demonstrar seu apoio ao prestar atenção ao que a mulher diz, alimentá-la e não levar para o lado pessoal palavras, sentimentos e atitudes dela. Ele costuma se magoar e reagir defensivamente quando não compreende as muitas razões pela súbita mudança de atitude dela. Alguns especialistas estimam que mais de 75 por cento das mulheres têm quedas diárias de glicemia. No Capítulo 11, vamos focalizar em maior detalhe por que as mulheres têm hipoglicemia e o que podem fazer para evitar esse descompasso.

O humor da mulher pode mudar muito depressa. Num minuto ela valoriza o homem e se sente bem com ele; no minuto seguinte fica emocionalmente perturbada, duvidando dele e fazendo-lhe um monte de perguntas. Ele acha que ela o está rejeitando ou tratando-o como alguém que não a ama nem se importa com ela. Num minuto ele é "muito legal" e no minuto seguinte ela o olha como se ele fosse um zero à esquerda!

Num minuto você é "muito legal" e no minuto seguinte ela o olha como se você fosse um zero à esquerda!

Mudanças *moderadas* de humor são normais. São naturais e ocorrem da mesma forma que muda o tempo. Alguns dias são quentes, outros são frios, alguns são vibrantes e ensolarados, enquanto outros são instáveis ou chuvosos. Essas mudanças fazem a vida interessante. Quando os níveis de serotonina são baixos, essas mudanças naturais de humor se tornam mais freqüentes e significativas. Ao invés de chuva, você tem furacão.

Quando os níveis de serotonina são baixos, mudanças naturais de humor se tornam mais repentinas e significativas.

Mesmo com níveis saudáveis de serotonina, o humor da mulher se altera subitamente. Os sentimentos dela vão de positivos a negativos como se fossem uma onda. As mulheres entendem isso instintivamente, mas os homens não. O corpo masculino não passa por mudanças hormonais profundas para potencialmente gerar um bebê todo mês.

As alterações periódicas no equilíbrio hormonal da mulher em razão de seu ciclo menstrual são responsáveis por seu panorama emocional sempre em mutação. Durante certo período de tempo, seu humor se eleva e ela vê tudo sob uma ótica mais positiva. Tem uma sensação de abundância. Quando essa onda alcança o máximo, só pode tomar uma direção: para baixo. À medida que sua onda começa a diminuir, a mulher fica mais atenta à sua necessidade de receber mais apoio. Se ela não recebe apoio suficiente, é nessa ocasião que sentirá isso. Sem os níveis adequados no cérebro, ela passará por um choque de grandes proporções.

Quando essa onda arrebenta, o homem equivocadamente acredita que ele precisa consertá-la ou resolver todos os problemas da mulher. Talvez conclua que ele nada pode fazer para que ela seja feliz e acha que ela só será feliz, se todos os seus problemas forem resolvidos. Sente-se derrotado e seus níveis de dopamina decrescem. De repente, ele fica com pouca energia ou se interessa pouco pelo que ela diz.

Ao se lembrar de como pode ajudar, ele pode conservar seus níveis de dopamina elevados, para que se mantenha concentrado e protetor. Quando a onda emocional da mulher chegar ao fundo, seu humor automaticamente será positivo de novo. Com uma dieta balanceada e um programa de exercícios para facilitar seus níveis hormonais oscilantes, essa onda emocional pode ser um pequeno monte e não montanhas íngremes nem vales.

3. Maior carência

Do ponto de vista evolucionário, as necessidades emocionais mutantes da mulher fazem sentido. Quando seus níveis de serotonina são altos, a mulher tem menos carência afetiva porque fica mais autônoma. Quando seus níveis de estrogênio diminuem na época da ovulação, seus níveis de serotonina também reduzem. Essa redução a torna carente de afeto. No nível hormonal, é provável que ela se comunique, coopere e colabore nas suas relações.

Nessa época de níveis inferiores de serotonina, o corpo feminino está se preparando para engravidar e aumenta a necessidade de afeto. Quando ela está ovulando, seu cérebro é sagaz em buscar amor e apoio. Segundo a perspectiva evolucionária, esse desejo de amor e apoio aumenta as possibilidades de engravidar. A mulher de súbito valoriza mais os parceiros românticos potenciais.

Quando a mulher está ovulando,
aumenta sua necessidade de afeto.

Esse padrão é eficaz, a não ser que a mulher já tenha níveis de serotonina significantemente baixos. Ao invés de ter uma ligeira queda de serotonina para estimular maior necessidade de afeto, ela sofre de maior carência. Com a súbita mudança nos hormônios, ela talvez se sinta abandonada e desanimada e reaja defensivamente, demonstrando aborrecimento, irritação e indiferença. Esses sintomas são geralmente rotulados como TPM (tensão pré-menstrual). Nessas ocasiões, quando a onda arrebenta, falar sobre seus sentimentos faz com que seus níveis de serotonina se elevem e ela começa a se sentir melhor.

> **Com a súbita alteração nos hormônios, a mulher talvez se sinta abandonada e desanimada.**

Com essa percepção, o homem pode achar mais fácil desistir de tentar resolver os problemas dela, passar-lhe sermões ou explicar-lhe por que ela não deve ficar nervosa com respeito a um assunto. Ao invés disso, pode sabiamente escutá-la, fazer perguntas e lhe dar uma oportunidade de desabafar e depois recompor-se. É aí que ela começará a se animar.

Ao escutar e tentar ser amigo nessas horas, o homem ajuda o cérebro feminino a produzir serotonina. Essa maior produção de serotonina irá capacitá-la a chegar ao fundo mais depressa e depois retornar a seu bom humor. Compreender o que está realmente acontecendo permite ao homem ser mais paciente, porque ele agora sabe que o problema pode piorar antes de melhorar.

> **O homem sagaz sabe que o problema pode piorar antes de melhorar.**

Se a mulher sofre da síndrome de deficiência de serotonina porque sua alimentação é deficiente em nutrientes, por mais amoroso que seja seu parceiro, ela não se satisfará. A mulher sensata reconhece que suas escolhas de regime alimentar, rotina de exercícios e estilo de vida são tão importantes quanto o amor e o apoio que ela pode obter num relacionamento amoroso.

A não ser que ela compreenda a importância da alimentação e dos exercícios, concluirá que seu parceiro é incapaz de lhe dar o apoio suficiente nas ocasiões de decepção e infelicidade. Em vez de desfrutar e valorizar o que ele tem a oferecer, ela se concentrará no que não está recebendo. Quando sua química cerebral é saudável, sua carência diminui drasticamente.

4. Procurando amor nos lugares errados

A entrega num relacionamento é o que mais estimula a produção de serotonina. Quando os níveis desse hormônio são satisfatórios, a mulher sente um impulso de se dar a alguém que tenha o potencial de retribuir ou a alguém que já a tenha apoiado. Essa reação saudável de doação se baseia na reciprocidade. Ela dá, mas também recebe. Ela recebe e dá. Esse equilíbrio entre dar e receber proporciona satisfação nos relacionamentos.

O equilíbrio entre dar e receber proporciona satisfação nos relacionamentos.

Se a mulher já tem apoio, sua satisfação pode elevar-se ainda mais. Ela pode dar-se aos que não lhe podem retribuir. Essa doação incondicional é como dar por caridade, é o fato de dar livremente, sem necessidade de receber nada em troca.

A doação caridosa oferece a maior satisfação possível. É o fato de dar sem nenhuma expectativa de receber de volta. No nível bioquímico, esse tipo de doação incondicional fornece um aumento súbito dos níveis de ocitocina, o que, por sua vez, estimula maior liberação de serotonina (ocitocina é o hormônio do bem-estar de Vênus. Vamos falar muito mais sobre ele no Capítulo 6). Ao dar sem esperar retribuição, pode-se sempre receber uma dose imediata de serotonina.

> **Dar sem expectativa de retribuição produz quantidade máxima de serotonina.**

Para sentir o alívio proporcionado pelo aumento dos níveis de serotonina, a mulher pode se dar sem esperar retribuição. Ao invés de esperar para dar a alguém que pode retribuir-lhe o apoio, ela fica atraída por situações, circunstâncias e pessoas incapazes de restituir seu apoio. Para obter o alívio imediato pela serotonina, ela procura amor nos lugares errados.

Após doar-se constantemente, certa manhã ela acorda e se sente completamente vazia, por se dar em excesso. Doar a uma obra de caridade faz a pessoa se sentir muito bem, mas não é algo positivo, se a pessoa se endividar. Por outro lado, se suas necessidades não estão sendo atendidas, você pode se dar ao luxo de dar àqueles que não podem retribuir-lhe o apoio.

Sem serotonina suficiente, certas mulheres sempre dão a quem não lhes pode retribuir e recusam oportunidades de receber dos que têm alguma coisa a dar. Mesmo, se alguém quer dar, essas mulheres não estão receptivas a receber. Estão tão ocupadas tentando conseguir amor nos lugares errados, que não conseguem o equilíbrio necessário para receber ajuda. Felizmente, isso pode mudar.

Ao estabelecer níveis satisfatórios de serotonina, é mais provável que a mulher seja atraída por pessoas e situações com o potencial para lhe dar mais apoio. Quando ela não depende de dar sem receber para se sentir bem, pode tranqüilizar-se e receber mais. Quando isso acontece, sua percepção aumenta para reconhecer o enorme apoio de que já dispõe na vida.

5. A gripe do ressentimento

A conseqüência inevitável de quem dá em excesso é o ressentimento. Quando a mulher se dá demais, ela inevitavelmente começa a esperar, exigir ou requerer mais em retribuição. Quando não recebe de volta o que está dando, começa a sentir-se ressentida. Esse ressentimento pode até se tornar crônico, especialmente quando seu cérebro não está produzindo serotonina suficiente.

Mágoa e ressentimento podem ser observados no cérebro por meio da tecnologia moderna traduzidos como aumento de atividade no sistema límbico do cérebro. Quando o homem se lembra de ter sido magoado, o sangue flui até o sistema límbico do cérebro, que governa as emoções. Quando a mulher se lembra de haver sido magoada, oito vezes mais sangue flui até seu sistema límbico. Essa sensibilidade emocional elevada, indicada pelo aumento do fluxo sangüíneo nas mulheres, é normal e saudável.

Em termos emocionais, as mulheres são mais vulneráveis e sensíveis.

No cérebro sadio, uma vez que o sistema límbico é hiperativado, a liberação de serotonina é estimulada. Irrigado, o sistema límbico permite o relaxamento. A mulher pode estar magoada, mas consegue facilmente se recuperar perdoando, aceitando, compreendendo e confiando. Quando ela não produz serotonina suficiente no cérebro, o sistema límbico permanece hiperativo e não relaxa. A mágoa se torna crônica e pode transformar-se em ressentimento, confusão e desconfiança.

O sistema límbico do cérebro é como um filtro pelo qual se interpretam os acontecimentos do dia. Esse sistema determina se você vê o copo como meio cheio ou meio vazio. Pesquisas cerebrais com mulheres que sofrem de TPM revelam que alguns dias antes da menstruação, o sistema límbico profundo se torna inflamado ou hiperativo.

Eis alguns sintomas do sistema límbico hiperativo:

- Mau humor, irritabilidade e depressão
- Aumento de pensamentos negativos
- Expectativa negativa de fatos

- Redução da motivação a dar
- Emoções fortemente negativas
- Compulsão alimentar
- Dificuldade para dormir
- Interesse sexual reduzido ou aumentado

Quando a mulher não tem serotonina suficiente, seu sistema límbico pode permanecer hiperativo. O ressentimento não só se mantém, como aumenta com o tempo. Esse ressentimento crônico é uma doença. É como gripe. Quando você pega uma gripe, há pouca coisa que pode fazer, mas, para superá-la, deve ingerir muita água, minerais e descansar. Isso também ocorre nos relacionamentos: quando a mulher contrai uma gripe de ressentimento por se dar em excesso, ela precisa parar de dar aos outros e começar a dar a si mesma. Essa saudável mudança é difícil de executar, se sua serotonina for insuficiente.

O ressentimento crônico é uma doença como a gripe.

A cura do ressentimento crônico reside em parar de ceder nos relacionamentos em que você nada recebe em troca e liberar todas as suas expectativas durante algum tempo. Concentre-se em dar a quem pode retribuir-lhe. Primeiro dê a si mesma, depois aos amigos que podem e vão retribuir o que você faz.

Quando você sentir a gripe do ressentimento, não é a ocasião para ser caridosa. A sensação de dar pode ser positiva, mas, quando você voltar ao seu relacionamento, sentirá ainda mais ressentimento. Quando se sentir ressentida, você deve certificar-se de que recebe aquilo de que precisa, de onde está facilmente disponível. Embora você possa gostar muito de dar, dê-se a si mesma durante certo tempo.

> **Quando você sentir a gripe do ressentimento, não é a ocasião para ser caridosa.**

Essa mudança é diferente de você reprimir amor. Quando você viaja de férias às Bahamas ou ao Havaí, não está rejeitando seu lar, está apenas tirando um tempo em outro lugar para se nutrir e voltar para casa rejuvenescida e valorizando mais onde mora. É uma escolha para servir e nutrir suas necessidades pessoais.

Freqüentemente, nos relacionamentos, a mulher se sente culpada por fazer uma escolha para nutrir suas necessidades. Acredita que, para atender a essas necessidades, ela precisa se dar aos outros. Quando não recebe aquilo de que necessita, a última coisa que instintivamente faz é parar de se dar. Ao invés de se dar a si mesmas, as mulheres continuam a se dar aos outros e a reclamar que não obtêm reciprocidade. Isso é como cancelar férias e preferir ficar em casa, mas reclamando o tempo todo porque não tirou férias!

Num relacionamento, uma das piores coisas que a mulher pode fazer a si própria e aos outros é se dar apenas nos atos, mas não no coração. Os atos produzem dopamina, mas, a não ser que ela esteja dando de coração, no espírito de se comunicar, cooperar e colaborar afetuosamente, inibirá a produção de serotonina e seu ressentimento só crescerá.

> **Quando a mulher faz a coisa certa, mas tem restrições no coração, isso fomenta seu ressentimento.**

Ironicamente, quando o homem se sente ressentido ou sem amor, a melhor coisa que deve fazer é beneficiar outras pessoas. Mesmo que ele não se sinta especialmente afetuoso e não tenha muita vontade de agir generosamente, fazer a coisa certa a serviço de outros pode elevar seus níveis de testosterona, o que por sua vez aumenta seus níveis de dopamina. Quando seus hormônios marcianos começam a aumentar, ele vai se sentir mais motivado a ser carinhoso, útil e generoso. Ao invés de apenas fazer a coisa certa, ele também terá vontade de fazê-la.

Para o homem, a idéia antiquada de "apenas fazer a coisa certa", independente de como ele se sinta, produz dopamina e ele começa a sentir maior prazer, energia e motivação. Automaticamente, ele se sente mais afetuoso e tende a apoiar os outros. Ele não precisa de mais serotonina para gerar sentimentos afetuosos. Ao invés disso, precisa de mais dopamina para se lembrar e recorrer ao amor que já sente.

Aumentar os níveis de dopamina da mulher ao fazer a coisa certa não lhe eleva os níveis de serotonina. As mulheres costumam ter muita dopamina e já são motivadas a fazer a coisa certa. Por isso, a mulher continua a se dar aos outros, ao invés de a si mesma. Quando ela está ressentida, primeiro precisa fazer alguma coisa por si própria para se sentir bem. Depois, fazer a coisa certa a serviço de outros fará com que ela se sinta ainda melhor.

Ter um parceiro que não atende às suas necessidades emocionais costuma influir no ciclo da deficiência de serotonina. Após anos de relacionamento sem receber aquilo de que precisa, a mulher talvez sinta ressentimento e esqueça por que se apaixonou. Nessas ocasiões, ela começa a duvidar do parceiro e conclui que ele não a ama. Isso até pode ser verdade, mas, na maioria das vezes, não é.

A mulher pode ficar ressentida e esquecer por que se apaixonou.

Como se fosse uma dor de dente, quando a mulher sofre da gripe do ressentimento, ela tem dificuldade em pensar em amor ou em ser "legal". Embora possa amar o parceiro e demonstrar-lhe esse afeto, não será capaz de realmente valorizá-lo. Ao invés de se encantar com as muitas coisas que ele lhe propicia, ela se concentra e fica até atormentada com a grande quantidade de coisas que ela faz, em oposição ao que ele faz.

Quando a mulher está com a gripe do ressentimento, ela não consegue se sentir amorosa, mesmo que tente. Pode até agir carinhosamente, mas seu coração não está empenhado nisso. Com o coração fechado, ela começa a marcar a contagem e ele sempre acaba perdendo. Se a contagem for de sessenta pontos pelas boas ações dela e de vinte pontos pelas dele, ela subtrai vinte de sessenta e chega à nova marca de quarenta a zero. Nessas ocasiões, ela realmente acha que ele não faz nada por ela. Esse é o sintoma da gripe do ressentimento.

Ninguém com dor de dente pode ser agradável e amistoso.

Depois de anos de gripe do ressentimento, a enfermidade pode acabar virando uma pneumonia do ressentimento. A essa altura, ela equivocadamente acha que se casou com o homem errado e pensa em se divorciar. Ela certamente não está obtendo aquilo de que necessita no casamento, mas isso não quer dizer que ela não possa conseguir aquilo de que precisa. O fato de encontrar a pessoa certa não assegura que você terá tudo de que necessita. Quanto e o que você recebe num relacionamento tem menos a ver com seu parceiro e mais com a maneira pela qual você reage a essa pessoa.

O que você recebe num relacionamento tem menos a ver com seu parceiro e mais com a maneira pela qual você reage a essa pessoa.

Quando as mulheres pensam em se divorciar, a afirmação mais comum que ouço é: "Eu me dou incondicionalmente a meu marido, mas ele não me dá nada do que preciso." Compreender a gripe do ressentimento pode começar a resolver esse problema. Em vez de deixar que seus parceiros repitam o padrão, as mulheres aprendem uma forma diferente de dar. Em vez de se dar o tempo todo e esperar reciprocidade, essas mulheres aprendem a se dar a si mesmas.

> Nas sessões de aconselhamento, o que ouço repetidamente é:
> "Eu me dou incondicionalmente a meu marido,
> mas ele não me dá nada do que preciso."

Com essa nova percepção, as mulheres podem parar de se sacrificar por seus parceiros e começar a fazer aquilo de que gostariam. Em vez de esperar que seus parceiros as façam felizes e sentir-se obrigadas a atender a todas as necessidades deles, elas começam a se dar a si mesmas também.

Não é saudável dar tudo ao seu cônjuge e esperar que ele atenda a todas as necessidades que você tiver. A solução nos relacionamentos é fazer o necessário para obter o apoio emocional e então você pode verdadeiramente se dar a seu esposo e filhos sem expectativas. Esse tipo de relação é muito mais satisfatório.

6. Expectativas irreais

As mulheres supõem que, como os homens sabem muito sobre o mundo e a maneira como as coisas funcionam, eles também devam saber o modo como as mulheres pensam e sentem. Essa expectativa é irreal. Só porque o homem ama a mulher, não quer dizer que se comporte ou dê amor do mesmo modo que ela. Os homens querem fazer as mulheres felizes; apenas não compreendem do que as mulheres mais precisam.

A verdade é que a maioria dos homens nem sequer tem a menor noção do que seja. Mesmo que comecem a descobrir, muitos anos irão se passar antes que eles realmente se dêem conta das necessidades específicas das mulheres. Sem compreender como homens e mulheres são tão diferentes, a mulher necessariamente culpa seu parceiro. Ela conclui que ele realmente sabe das coisas e por isso se sente magoada ou desamparada porque ele não se importa em fazer as coisas que de fato são importantes para ela. Essa atitude de culpá-lo não só afasta o homem como também fortalece a idéia equivocada que a mulher tem de que não é amada.

Níveis normais de serotonina relaxam o cérebro. Níveis baixos de serotonina estão relacionados à hiperatividade do giro cingulado. O giro cingulado localiza-se na região mediana mais profunda do cérebro, estendendo-se da região frontal à posterior. Ele se relaciona às sensações de proteção e segurança e capacita-nos a seguir o fluxo e adaptar-nos às mudanças. Um dos sintomas do giro cingulado hiperativo é o que os cientistas chamam de inflexibilidade cognitiva. Em termos simples, isso quer dizer que a pessoa é incapaz de "fazer mudança de marcha" e desistir de uma expectativa.

A deficiência de serotonina resulta na inflexibilidade cognitiva, ou na incapacidade de "fazer mudança de marcha" e desistir de uma expectativa ou crença.

Se alguém nos decepciona, o giro cingulado nos permite adaptar-nos à nova situação e desfrutar o máximo da situação. A inflexibilidade cognitiva inibe a capacidade da pessoa de seguir o fluxo e simplesmente aceitar o que a vida tem a oferecer. Ele também cria uma urgência para que as coisas sejam feitas agora; não depois, mas agora!

Essas tendências são hipervalorizadas pela mulher. Quanto mais ela se dá a alguém numa relação íntima, mais inflexível se torna quando não recebe o que espera.

Se um estranho se atrasa, ela pode ser gentil e compreensiva, mas, quando é uma pessoa a quem vem se dando muito, ela fica mais inflexível. Seu raciocínio é este: "Faço tudo por você, logo, você deveria fazer isso por mim."

No começo do relacionamento, mesmo com baixos níveis de serotonina, a mulher pode ser tolerante quanto aos erros e imperfeições do parceiro. No início, ela não espera nada dele. À medida que faz coisas para ele, elevam-se suas expectativas do que ela deve receber em troca. Com a inflexibilidade cognitiva, ela tem dificuldade em desistir de suas expectativas e ser feliz com o que receber.

> **Com a inflexibilidade cognitiva, temos dificuldade em ser felizes com o que recebemos da vida.**

À proporção que o relacionamento se desenrola, em vez de aceitar mais seu parceiro, a mulher se agarra à dor das expectativas frustradas, sente-se cada vez mais desiludida e não consegue perdoar os erros dele. Depois de muitos anos de casamento e inflexibilidade cognitiva, a mulher chega a prever que não vai receber o que quer. Quando seus níveis de serotonina aumentam, seu giro cingulado hiperativo pode relaxar e restaura-se o otimismo saudável. Em vez de se agarrar ao que aconteceu no passado, ela fica mais otimista. Começa a predizer e a valorizar o que pode receber, ao invés daquilo que não vai obter.

O giro cingulado nos permite alterar nossas prioridades à medida que mudam as situações. Quando esse sistema não funciona bem, tendemos a nos ater às expectativas de como deveria ser nossa vida. Como resultado, resistimos às mudanças. Isso se pode evidenciar em uma gama de maneiras, desde se aborrecer se os planos mudarem no último minuto, até exigir que nosso ambiente seja sempre limpo e ordenado. Certamente, parte disso é normal e determinada pelo temperamento ou personalidade, mas, quando se torna excessiva, está associada a um giro cingulado hiperativo e/ou a baixos níveis de serotonina.

Outros sintomas associados ao giro cingulado hiperativo são:

- Preocupar-se excessivamente (ela se preocupa com a família inteira)
- Ater-se a mágoas passadas (ela se lembra apenas dos erros dele)
- Só ter pensamentos negativos
- Querer as coisas imediatamente ou de certa maneira
- Resistir automaticamente a mudanças
- É incapaz de perdoar e esquecer facilmente

Se existe uma expectativa ou plano, o giro cingulado hiperativo requer que ele seja seguido. A mulher apresenta essas tendências quando seus níveis de serotonina estão baixos.

Ao dar demais ao parceiro e esperar também demais em troca, a mulher pode facilmente sabotar o sucesso do seu relacionamento. Com os níveis epidêmicos de deficiência de dopamina nos homens e deficiência de serotonina nas mulheres, é um milagre que apenas 50 por cento dos casamentos terminem em divórcio. Ao esperar demais do homem, a mulher, sem saber, cria um obstáculo ao recebimento do apoio dele.

Ao esperar demais do homem, a mulher, sem saber, sabota seu relacionamento amoroso.

Os homens ficam motivados a dar mais quando o que dão é valorizado. Se a mulher reage com a sensação de que ele não está dando o bastante, o homem automaticamente começa a dar menos. Quando a mulher tem a gripe do ressentimento, não é capaz de valorizar as tentativas dele de melhorar as coisas. Inevitavelmente, ele dará cada vez menos, até desistir.

A valorização de seus esforços é sua recompensa. Quando o homem sabe que vai receber uma recompensa, seus níveis de dopamina se elevam e ele fica mais motivado a dar. O homem fica realmente motivado quando sente que pode fazer a diferença. Quando a mulher sofre da gripe do ressentimento, o homem costuma desistir de dar, porque suas ações não parecem fazer diferença. Nada do que ele diz ou faz a torna feliz.

7. Sabotando os relacionamentos dela

As mulheres costumam me afirmar que nem sempre tiveram a gripe do ressentimento. Elas se perguntam por que os homens dão mais quando as mulheres os valorizam. A resposta a essa questão ressalta outra diferença. Os homens ficam extremamente motivados quando você pede o que quer. A não ser que você peça dinheiro, ele supõe que você está recebendo o que deseja. Esse assunto é delicado, porque, se você pedir demais, ele conclui que você não valoriza o que ele já deu. A solução segura é pedir mais, em pequenas doses.

A não ser que você peça mais, o homem supõe que você está recebendo o que quer.

Quando a mulher expressa amor e valorização ao dar mais, a motivação do homem para retribuir pode ser bloqueada porque ele recebe o recado de que já deu o suficiente. Os homens se inclinam a dar o máximo quando se sentem necessários. Se ela não pede o apoio dele, o homem equivocadamente conclui que já está fazendo o bastante. Todos os dias, milhões de mulheres sabotam seus relacionamentos ao não pedir o que querem, numa linguagem que motivará o homem a reagir.

> **Ao dar demais ao homem, a mulher pode bloqueá-lo a dar mais.**

As mulheres não percebem logo como sabotam seus relacionamentos com os homens, porque, para Vênus, dar mais motiva a venusiana a dar ainda mais em retribuição. Quando você se doa a um homem, ele geralmente supõe que já fez alguma coisa para merecer sua doação. Dar-se a um homem ou fazer coisas para ele transmite a mensagem de que ele já está dando o suficiente. É como se você dissesse: "Você fez um lindo trabalho; agora pode descansar e receber a retribuição."

Para obter mais em um relacionamento, a mulher precisa se dar menos e valorizar mais o que ele dá. Os níveis de dopamina do homem são estimulados quando ele recebe a mensagem de que o que ele fornece é bom o suficiente e ele é necessário para uma tarefa específica.

Quando a mulher pode pedir ao homem apoio mais específico com um tom de valorização do que ela já está recebendo, suas possibilidades de conseguir o que quer aumentam consideravelmente. Ela precisa ser amigável, grata e clara em seu pedido. Por exemplo, em vez de dizer: "Nós nunca mais saímos", ela pode dizer: "Vamos fazer alguma coisa especial no fim de semana. Por que você não faz reservas no El Franio ou no Roxanne?"

Os homens ficam motivados ao máximo quando há um problema que podem resolver. Ficam muito pouco motivados quando eles são considerados o problema. Reclamar pode destruir-lhes todas as boas intenções num momento. Fazer pedidos específicos pode extrair o melhor que existe neles.

> **Para obter mais de um relacionamento, a mulher precisa dar menos e valorizar mais o que o homem dá.**

Às vezes, quando dou aulas sobre homens às mulheres, elas resistem à idéia de que o amor do homem pela mulher não necessariamente o motiva a dar. A mulher acha que, como é motivada a dar, ele também deveria sê-lo, se a ama. Ela não percebe que sua propensão a dar se origina da deficiência de serotonina. Quando os níveis de serotonina estão baixos, ela recebe uma recompensa imediata do cérebro ao dar. O homem não.

A não ser que o homem espere receber uma recompensa por seus atos, seu cérebro não fornece a dopamina necessária para manter a motivação. Para o homem, o amor não basta. Ele precisa de mensagens claras de que é necessário e valorizado para que seu cérebro produza dopamina, fornecendo-lhe a energia disponível para fazer mais. Compreender a bioquímica cerebral faz essa diferença entre Marte & Vênus muito mais fácil para as mulheres compreenderem.

O mesmo homem que daria a vida para salvar a parceira porque a ama muito esquece de levar o lixo para fora, adormece de tédio com os muitos detalhes de uma conversa ou sente súbita confusão cerebral quando ela discorre sobre problemas que ele nada pode fazer para solucionar.

8. A comissão de melhoria doméstica

As mulheres com baixos níveis de serotonina são motivadas a dar mais não somente porque são necessárias, mas porque dar estimula os elementos químicos que lhes faltam. Quando a mulher ama o homem, para manter essa produção de serotonina no cérebro sente a necessidade de ajudá-lo, apesar de ele não estar pedindo ajuda. Quando seus níveis de serotonina são mais baixos, essa tendência é exagerada. Com amor no coração, ela forma uma comissão de melhoria doméstica e concentra toda a sua atenção em mudar o parceiro.

Quando os homens se casam, esperam que suas parceiras não mudem. Já as mulheres se alegram porque agora podem começar a mudá-lo. Essa tentativa de melhorar o homem geralmente não é bem recebida pelos homens. Se ela quer melhorá-lo, ele percebe que ela não o aceita como é. A aceitação é muito importante para os homens. As tentativas dela em ajudá-lo costumam ser interpretadas como crítica. Um dos maiores erros que a mulher comete no relacionamento é oferecer conselho quando não solicitado.

> **Um dos maiores erros que a mulher comete no relacionamento é oferecer conselho quando não solicitado.**

Quanto mais baixos os níveis de serotonina, mais a mulher procura maneiras de dar e sentir-se necessária. Em vez de se concentrar no que ela precisa para se sentir bem, ela se concentra nas maneiras pelas quais o homem precisa mudar. Se ela passa mais tempo para se educar e aperfeiçoar-se, em vez de tentar fazer isso com ele, não apenas ficará mais feliz, como ele se interessará mais pelo que pode fazer para agradar-lhe.

Quando a mulher cresce e muda, o homem fica automaticamente inspirado a mudar e aperfeiçoar-se. Se ela tentar melhorá-lo e ele não estiver pedindo diretamente esse tipo de apoio, ele resistirá ainda mais. Isso pode destruir a paixão no relacionamento. Para crescer no amor, o homem precisa receber a informação de que pode ser ele mesmo. Assim, ele fica motivado a ser tudo o que pode ser. Com esse apoio, a paixão pode crescer com o tempo, em vez de definhar.

> **Para seu amor crescer, o homem precisa ser informado de que pode ser ele mesmo.**

Em vez de tentar ajudar o homem, a mulher precisa se concentrar mais nas maneiras pelas quais ela precisa dessa ajuda. Como geralmente os homens têm níveis de serotonina mais altos, não precisam motivar-se, a não ser se receberem a nítida mensagem de que são necessários. Quando o homem recebe a mensagem de que é preciso uma ação específica, a dopamina é produzida no seu cérebro para lhe dar energia e motivação.

> **Como os homens têm níveis superiores de serotonina, não são automaticamente motivados a dar.**

Esse conceito é essencial para o homem. É como se todas as células de seu corpo seguissem a regra marciana de comportamento: "Só faça o que você tiver de fazer." Essa conservação de energia é mais importante para ele porque seus níveis de energia são determinados por seus níveis de dopamina e a maioria dos homens tem deficiência de dopamina, especialmente quando estão em casa.

A mulher interpreta erradamente essa baixa energia e só se importar em fazer o que tem de se fazer, como falta de carinho ou simplesmente preguiça. Do ponto de vista masculino, ele está apenas sendo eficiente. Ele também acha que está guardando energia para uma emergência. Com baixos níveis de dopamina a vida inteira, ele não tem idéia de que já tem o potencial para sentir energia inesgotável.

> **Do ponto de vista masculino, fazer menos representa salvar energia e ser eficiente.**

Quando o homem tem níveis superiores de dopamina, estimulado por um relacionamento em que existe apoio e por um programa saudável de alimentação e exercícios, ele tem tanta energia que não precisa se preocupar com sua energia. Ele tem tanta dopamina que fica motivado a fazer coisas a maior parte do tempo.

Como os homens têm muita serotonina, não enfrentam o problema de se dar demais. Como já verificamos, eles sofrem de falta de energia e motivação quando estão em casa. Sabendo disso, a mulher pode evitar levar essa falta de motivação para o lado pessoal. Isso também lhe permite pedir mais, sem precisar se dar mais.

Ao aprender a dar um pouco menos e, por sua vez, dar mais a si mesma e a suas amigas, a mulher casada constata que seu marido voltou a se interessar mais por ela. Os homens são sempre atraídos por quem pode, quer e realmente valoriza o que eles oferecem.

9. Mulheres que se dão demais

Níveis inferiores de serotonina conduzem as mulheres a cuidados, obrigações e responsabilidades excessivas em relação a outras pessoas. Essas mulheres acham que dão mais do que recebem nos relacionamentos e na vida. No começo das relações, elas ficam felizes em se dar, mas depois isso muda. Dar-se muito é ótimo, mas só quando os outros retribuem da mesma forma. A certa altura, a mulher se cansa de se dar e não receber.

Quando isso acontece, a mulher pode se responsabilizar por sua situação difícil, ou ser a vítima. Se ela escolher ser vítima, é porque não recebeu aquilo de que tem necessidade. Segundo a perspectiva de ser responsável pelos resultados que ela obtém na vida, ela se deu demais ou injustamente esperou receber demais. Quando as mulheres se dão excessivamente, sempre recebem menos na vida.

**Quando as mulheres se dão demais,
sempre recebem menos na vida.**

Essa situação pode ser comparada a investir no mercado de valores. Se você aplica todo o seu dinheiro em uma só ação e ela baixa, você obviamente investiu em excesso. É a mesma coisa que pôr todos os ovos em apenas uma cesta. No mercado de valores, essa responsabilidade é clara, mas esse não é sempre o caso dos relacionamentos. Na maior parte do tempo, a mulher costuma culpar o parceiro por não retribuir o bastante, em vez de sensatamente se tornar responsável por quanto e quando ela se dá.

Um investidor sagaz primeiro faz investimentos seguros e depois utiliza o dinheiro extra para assumir riscos. Se ele consegue um retorno dos seus investimentos mais arriscados, isso é um incentivo extra, mas sua segurança se baseia numa carteira equilibrada de ações de lucro certo, títulos, dinheiro e imóveis.

Da mesma forma, precisamos investir nosso tempo, energia, amor e atenção onde isso nos rende benefícios seguros. Pensar nos outros e não em si mesma é tão desequilibrado e destrutivo quanto só pensar em si própria. As mulheres com deficiência de serotonina geralmente dão tanto, que acabam sem nada para dar. Com o tempo, tornam-se ressentidas e exauridas.

Pensar nos outros e não em si mesma é tão desequilibrado e destrutivo quanto só pensar em si própria.

Ao compreender esse padrão, as mulheres podem liberar o ressentimento e escolher uma abordagem mais eficaz. Ao se tornar responsável por se dar demais, a mulher pode começar a alterar seu comportamento e passar a dar de maneira mais apropriada. Os investimentos de alto risco só são recomendados para quem tem muito dinheiro de reserva.

Dar sem esperar retribuição é um luxo para os que já têm altos níveis de serotonina.

Ser responsável por se dar em excesso é uma perspectiva muito mais esclarecida do que se sentir vitimada, mas mesmo essa perspectiva é limitada. Dar demais não é realmente o problema. O ato de dar nos faz sentir bem. Dar é bom! O problema é deixar de receber aquilo de que precisamos.

Encontrar o equilíbrio entre dar e receber pode ser enganoso para as mulheres, porque independente do apoio emocional que elas recebem em troca, também recebem os benefícios imediatos de maior produção de serotonina quando elas se dão. Quanto mais baixos os níveis de serotonina da mulher, maior o alívio que ela sente ao simplesmente dar, sem considerar o que recebe em troca.

10. Sentir-se derrotada

Dar em demasia conduz a mulher ao sintoma mais comum da síndrome da deficiência de serotonina: a sensação de derrota. As mulheres nem sempre se sentiram assim; esse é um fenômeno novo. Da mesma forma que o DDA e o TDAH para meninos e homens começaram a assumir proporções epidêmicas, o equivalente feminino também explodiu. Como conselheiro familiar há trinta anos, tenho testemunhado a palavra derrotada gradativamente se inserir no nosso vocabulário. Em vez de dizer: "Estou infeliz e insatisfeita", as mulheres atualmente descrevem a experiência de se sentirem derrotadas.

Derrotada tem uma conotação precisa. Se você está simplesmente infeliz, isso pode facilmente implicar que não está amando o suficiente para valorizar o que tem. Estar derrotada subentende que você é tão amorosa, que está esforçando-se para se dar toda. As mulheres não pensam: "Há muita coisa a fazer, por isso não me importo." Em termos bioquímicos, se a mulher com baixos níveis de serotonina está tentando ser afetuosa, ela duvida que vá conseguir fazer tudo e acha que não está recebendo o apoio necessário para fazer o que poderia.

> A palavra derrotada descreve com precisão
> a experiência diária de uma pessoa
> com baixos níveis de serotonina.

Coisas demais a fazer e falta de tempo é tema de conversa de milhões de mulheres todos os dias. Essas mulheres cometem o erro de achar que seus sentimentos são determinados por seu cotidiano estressante. No entanto, isso simplesmente não é verdade: não existe falta de tempo. O dia sempre teve vinte e quatro horas, e sempre terá. O estresse não precisa tornar uma pessoa derrotada, mas vai tornar, se a pessoa tiver baixos níveis de serotonina.

> Coisas demais para fazer e falta de tempo é tema
> de conversa de milhões de mulheres todos os dias.

A deficiência de serotonina faz com que você dê demasiada importância ao que os outros pensam. Quando você se importa demais, sente uma compulsão de fazer tudo. Quando dá ênfase excessiva ao que os outros pensam, não se dá tempo para descobrir o que você pensa ou quer. Ao diminuir os esforços e desfrutar do que você gosta, quer e precisa para si mesma, pode começar a se livrar da influência de suas obsessões.

> A deficiência de serotonina faz com que você
> dê demasiada importância ao que os outros pensam.

Sentir-se desanimada é apenas uma versão atenuada do TOC (transtorno obsessivo-compulsivo), causado por um cérebro hiperativo deficiente em serotonina. Em vez de descansar no final do dia, a mulher pode passar a noite se preocupando com o que tem a fazer, o que não fez, o que ela não consegue fazer, o que precisa ser feito, o que vai acontecer se as determinadas coisas não forem feitas etc. etc. Quando a mulher se alimenta de maneira a manter a produção de serotonina, seu cérebro pode descansar mais e a tendência de "superanalisar" que pode permear sua vida começa a desaparecer. Quando seu cérebro descansa, a mulher pode facilmente desistir de seu perfeccionismo e da compulsão de agradar aos outros. Ao invés disso, pode viver uma vida equilibrada, dando-se aos outros e a si mesma.

Com níveis normais de serotonina, as mulheres são capazes de descansar e dar prioridade ao que precisa ser feito. Um dos sintomas de se sentir derrotada é uma percepção aguçada de tantos problemas reais e potenciais que se fica paralisada, sem saber por onde começar. Com baixos níveis de serotonina, é difícil tomar uma decisão. A mente é inundada por turbilhão de obrigações e promessas a cumprir para os outros. Com a serotonina adequada, o cérebro pode relaxar e discernir o que é mais importante, sem se sentir pressionado por outras responsabilidades.

11. Depressão

O sintoma mais pesquisado da síndrome de deficiência de serotonina é a depressão clínica. Dezenas de milhões de mulheres hoje em dia tiveram depressão diagnosticada e estão sendo tratadas com drogas psicoativas como Prozac e Zoloft. Estatisticamente, as mulheres têm duas ou três vezes mais possibilidade de sofrer com sintomas do distúrbio afetivo sazonal. Outros milhões não têm os sintomas diagnosticados nem tratados.

Setenta por cento dos 30 mil suicídios ocorridos anualmente no país podem ser atribuídos à depressão não diagnosticada. As mulheres tentam mais o suicídio. Com seus altos níveis de dopamina, na verdade três vezes mais que qualquer homem, chegam às últimas conseqüências e cometem suicídio. Para cada suicida, outras centenas de pessoas consideram seriamente a idéia de se matar. A cada ano, mais de 50 milhões de americanos se sentem debilitados por algum tipo de depressão ou ansiedade. Os custos do tratamento médico, da perda de horas de trabalho e de vidas associados aos distúrbios depressivos são estimados na faixa dos US$40 bilhões anuais. Recente pesquisa revela também um vínculo direto entre a longevidade e a capacidade de evitar a depressão.

A serotonina é o mais conhecido neurotransmissor responsável pelo alívio dos sintomas da depressão. As quantidades corretas de serotonina podem conduzir a sensações de estabilidade emocional, bem-estar, segurança pessoal, descanso, calma, tranqüilidade e confiança. Baixos níveis de serotonina levam aos muitos sintomas de depressão, que incluem:

- Angústia e desespero crônicos
- Fortes sensações de culpa e pesar
- Sensações de isolamento, abandono e desesperança
- Indiferença geral em relação à vida e aos relacionamentos
- Desejo sexual reprimido
- Sentimentos entorpecidos ou insípidos
- Incapacidade de dormir à noite
- Falta de paixão ou interesse
- Resistência à diversão
- Falta de vontade de fazer com que um relacionamento dê certo
- Cansaço constante
- Pouco apetite ou apetite excessivo

A maioria desses sintomas da depressão se relaciona diretamente a um sistema límbico hiperativo, o que pode ser amenizado pela influência relaxante da produção adequada de serotonina. É muito gratificante para mim constatar que esses sintomas desapareçam subitamente, sem necessidade de remédios, nos milhares de pessoas que já desfrutam das orientações de *A dieta de Marte & Vênus e a solução por exercícios*.

Além da deficiência de dopamina nos homens, uma das principais razões pelas quais tantos relacionamentos e casamentos fracassam é que as mulheres são incapazes de manter a felicidade e a esperança nos relacionamentos. Uma breve análise dos sintomas de depressão citados acima pode explicar por que os homens têm apenas uma reclamação quando não estão satisfeitos num relacionamento: "Posso fazer o que for, que nunca é suficiente para fazê-la feliz." Sem o feedback de que ele está fazendo a diferença no relacionamento, o homem tem dificuldade em produzir níveis adequados de dopamina para continuar motivado e dedicado.

Dispondo do meio natural para produzir serotonina diariamente, a mulher pode começar a criar a química cerebral da saúde, felicidade e relacionamento duradouro. Com esse apoio, ela pode facilmente transmitir ao homem as mensagens positivas de valorização, aceitação e confiança que estimulam a produção de dopamina nele, para que possa dar tudo de si no relacionamento.

12. A obesidade e a alimentação emocional

Muitas mulheres evitam ou, pelo menos, minimizam as sensações de depressão por meio da alimentação de fundo emocional. Elas comem em excesso para aplacar seus cérebros hiperativos, deficientes de serotonina. Se têm a sorte de haver nascido com mais células de gordura, sofrem de ganho de peso, em vez de sofrer os efeitos de um cérebro hiperativo quando a glicemia se eleva e reduz devido a um mau hábito alimentar. Isso é uma vantagem, porque uma mulher obesa sabe que seu hábito alimentar a pode estar matando.

As mulheres que têm peso normal ou estão moderadamente acima do peso também estão morrendo, como resultado de uma dieta não saudável. Contudo, só sentem os sintomas físicos quando sua enfermidade está no seu estágio mais avançado. Câncer, doenças cardíacas e osteoporose não acontecem da noite para o dia. Esses males podem começar vinte anos antes de aparecerem os sintomas. Os primeiros sinais de alerta da doença para as mulheres magras ou moderadamente acima do peso são preocupação, obsessão e todos os demais sintomas de fundo psicológico que caracterizam a deficiência de serotonina.

Pelo menos uma mulher obesa sabe que seu hábito alimentar a pode estar matando.

A maioria das mulheres que não está acima do peso também come em excesso. Um sintoma da deficiência de serotonina é a alimentação emocional. Alimentação emocional significa comer apenas para se sentir tranqüila, à vontade e otimista. Pesquisas revelam que todas as mulheres obesas têm deficiência de serotonina.

Pesquisas revelam que todas as mulheres obesas têm deficiência de serotonina.

Quando a pessoa tem níveis satisfatórios de serotonina, não come para se sentir bem. Ela já se sente bem e come porque tem fome. Quando se tem fome, a comida realmente é saborosa. Mesmo alimentos sadios como saladas e legumes são muito gostosos.

Enquanto certas mulheres se dão demais para produzir serotonina, outras pensam demais (são obcecadas com idéias negativas) e outras, ainda, comem em excesso. Algumas mulheres fazem todas essas coisas. Na verdade, a maioria das mulheres recorre à *junk food* para encontrar consolo quando passam por dificuldades emocionais. Elas tratam sua dor emocional com alimentos prejudiciais.

Nada existe de errado em utilizar alimentos como remédio. O problema é que as mulheres doentes escolhem os alimentos errados. Quando o cérebro está descompensado, sempre se tem vontade de comer alimentos nocivos. Se você está infeliz, sente desejo por alimentos que lhe darão felicidade momentânea, mas que depois a deixam carente de nutrientes e ainda mais infeliz.

Quando você começa a equilibrar sua química cerebral, naturalmente ingere alimentos que mantêm a produção de serotonina. Sabendo como começar a produzir esse hormônio, você estará a caminho de eliminar qualquer um dos ou todos os doze sintomas da síndrome de deficiência de serotonina.

Fazer um desjejum saudável equilibra seu cérebro para que você queira comer a quantidade certa de alimentos mais saudáveis. Se você não fizer o desjejum ou não ingerir uma quantidade equilibrada de nutrientes o resto do dia, ficará desequilibrada e precisará de força de vontade para manter uma dieta saudável.

Na Solução de Marte & Vênus, não é preciso força de vontade. Na verdade, ela até atrapalha. Se você come um desjejum que alimenta seu cérebro, verifica que seu cérebro faz o resto por você. Ele, sem nenhum esforço, comanda o corpo para sentir desejo por alimentos mais saudáveis. Tudo o que você precisa fazer é ter prazer ao ingeri-los.

5
AS ENDORFINAS SÃO DO CÉU

O conhecimento público com respeito às endorfinas aumentou espantosamente no início da década de oitenta, quando multidões começaram a correr diariamente para se sentirem bem, emagrecerem e ganharem saúde. A melhor coisa sobre esse movimento foi reconhecer que a atividade e os exercícios físicos desempenham papel preponderante em nossa sensação de bem-estar e felicidade. Aprendemos que a corrida produz endorfinas no cérebro e, de repente, todas as nossas preocupações "entraram pelo cano".

As endorfinas nos proporcionam felicidade. Com o surgimento repentino da produção de endorfinas no cérebro, nós nos sentimos completamente vivos, fortes e plenos de energia. Lamentavelmente, o preço que pagam muitos adeptos da corrida de meia-idade e mais velhos são cirurgias nos joelhos, artrites, dores articulares e envelhecimento acelerado. Felizmente, existem outras maneiras de produzir endorfinas.

A corrida ou qualquer outro exercício que requeira grande esforço pode certamente ser benéfico. Entretanto, é preciso que se esteja em boa forma e que o corpo seja talhado para esse tipo de prática esportiva. Alguns especialistas, no entanto, ressaltam que apenas dez por cento das pessoas que correm têm corpos projetados para correr vários quilômetros.

Como saber se seu corpo é talhado para correr? Gostaria de dizer que, se corrida lhe agrada, essa atividade é adequada para você, mas isso nem sempre é verdade. A maneira simples de saber é: se você se sentir dolorida no dia seguinte, está exagerando no exercício.

> **A maneira simples de saber é: se você se sentir dolorida no dia seguinte, está se exercitando em excesso.**

O comediante Jerry Seinfeld fez uma sátira engraçada sobre isso. Ele alertou que os *personal trainers* mandam você "malhar" para se sentir bem com seu corpo. Depois que você "malha", fica muito dolorida. Quando reclama que não se sente melhor, mas, na verdade, sente-se até pior, eles dizem que você precisa se exercitar mais. Aí, quando você estiver em forma, seus músculos não doerão mais. A resposta de Jerry a essa postura acentua o humor e a futilidade do excesso de exercícios. Ele conclui: "Quer dizer que preciso me exercitar mais para não ficar dolorido, não é? Por que eu simplesmente não paro de me exercitar para nem sequer chegar a ficar dolorido?"

Evidentemente, Jerry não é viciado em exercícios, mas muitos se viciam. Às vezes, as coisas de que mais gostamos não nos são necessariamente benéficas. Quando corremos, podemos sentir prazer porque o exercício produz endorfinas. Se corremos demais e ficamos doloridos no dia seguinte, ficamos viciados em corrida porque as endorfinas produzidas eliminam a dor. Durante a corrida ou qualquer exercício pesado, quanto maior for a dor, mais prazer, poder, força e alegria você sente.

> **Quanto maior for a dor, mais prazer, poder, força e alegria você sente.**

Alguns adultos jovens atualmente chegam ao ponto de se cortar ou perfurar o corpo com ganchos nos ombros e depois são alçados com um guindaste e ficam suspensos a quase cinco metros de altura. Conclui-se que isso deve ser terrivelmente doloroso, mas eles "acham o máximo". A dor desaparece rapidamente em razão de todas as endorfinas que o cérebro produz. As endorfinas são analgésicos naturais.

Da mesma forma que a maioria dos americanos se horroriza com esse comportamento extremo, os habitantes das áreas montanhosas da China, Índia e América do Sul, que costumam viver bem mais de cem anos, consideram os americanos sob a mesma perspectiva. Eles nos vêem como obcecados por nos ferirmos ao fazer Cooper e "malhar" nas academias. Do ponto de vista deles, estamos desnecessariamente abreviando nosso tempo de vida.

As endorfinas podem confundir. Elas são produzidas quando fazemos coisas que nos são favoráveis, mas também são produzidas quando nos prejudicamos fisicamente. Quando as pessoas são atingidas por um tiro, dizem que nem dói. Quando o corpo é seriamente ferido, o cérebro produz endorfinas para eliminar a dor. As pessoas sentem dor no dia seguinte ao que levaram um tiro. Embora o fato de ser alvejada produza endorfinas, não é lá muito boa idéia levar um tiro sempre que você quiser se sentir bem... Da mesma forma, exercitar-se em demasia traumatiza o corpo a tal ponto que o cérebro produz uma grande euforia derivada das endorfinas.

Embora o fato de ser alvejada produz endorfinas, não é lá muito boa idéia levar um tiro sempre que você quiser se sentir bem...

As endorfinas são do céu porque, como anjos, bons pais ou professores, elas recompensam o bom comportamento, mas também nos consolam quando nos ferimos. As endorfinas podem ser enganosas. Estão associadas a vitórias, realizações, risos, sexo, amor, felicidade, entusiasmo e animação. Tal qual a cenoura como recompensa ao animal, elas nos mantêm motivados a fazer o bem e ser bons.

EXERCÍCIOS, ENDORFINAS E UMA VIDA LONGA

Quando nos exercitamos, produzimos endorfinas. Elas são neurotransmissores produzidos no cérebro que reduzem a dor e criam sensações de felicidade, vitalidade e bem-estar. Quando se produzem endorfinas, nós nos sentimos "para cima", plenamente vivos e inspirados. Para nós, a vida está no auge. Nós nos sentimos mais ligados a nosso objetivo na vida. Temos a sensação de estar em harmonia com todos e tudo. O mundo subitamente é um lugar melhor. Nesse sentido, as endorfinas são do céu.

Podemos facilmente nos viciar em exercícios, porque o cérebro produz endorfinas extras para reduzir a dor causada pelo esforço de nossos músculos. A produção de endorfinas extras causa um alto astral. O problema é que temos de nos ferir para passar por esse êxtase. Não apenas nos sentimos doloridos no dia seguinte, como também desgastamos desnecessariamente nosso corpo. Esses atos abreviam nosso tempo de vida e aumentam as possibilidades de adoecermos à proporção que envelhecemos.

Os motores dos carros são um bom exemplo de desgaste pelo uso. De modo geral, o motor de um carro tem uma vida útil prevista de quilometragem limitada. Pode-se comprar um carro com quinze anos de uso mas apenas 16 mil quilômetros rodados, o que equivaleria a comprar um carro novo. Ou se pode comprar um carro de aluguel relativamente novo, mas com uma superquilometragem de mais de 160 mil quilômetros. Esse carro usado de aluguel pode parecer novo do lado de fora, mas seu motor vai se desgastar muito mais cedo.

O excesso de exercícios pode fazer com que você pareça um modelo de carro mais novo, porém acrescenta muito mais quilômetros ao seu motor. Há melhores maneiras de conservar a juventude, a energia e a saúde. O corpo foi projetado para durar cento e vinte anos. Existem várias sociedades nas quais as pessoas vivem naturalmente bem além de cem anos e são saudáveis. A mais conhecida é a sociedade dos hunzas, que vivem nas montanhas do Paquistão. Esse povo não leva uma vida tranqüila, protegida do estresse. Diariamente eles enfrentam a sobrevivência estressante sob condições climáticas extremas, sem ter nenhuma das nossas comodidades modernas. Vivem vidas longas e saudáveis e não correm apenas pelo exercício em si. Sua longevidade resulta de uma alimentação sadia, rica em minerais, muito trabalho, corridas periódicas e longas caminhadas.

ENDORFINAS, ESTRESSE, ALIMENTAÇÃO E EXERCÍCIOS

As endorfinas são a primeira linha de defesa do corpo contra o estresse físico, emocional e mental. Quando se enfrenta estresse e o cérebro está bem provido de nutrientes, imediatamente produz endorfinas extras para aumentar sua sensação de bem-estar. O estresse em todos os níveis – físico, emocional e mental – estimula uma maior produção de endorfinas. O próprio estresse do mundo exterior não é o problema; a questão é como nosso cérebro reage a esse estresse. Uma química cerebral saudável faz com que o estresse estimule o bem-estar.

> As endorfinas são a primeira linha de defesa do corpo contra o estresse físico, emocional e mental.

Quando nos exercitamos, optamos por deixar nossos músculos tensos. Estamos sistematicamente nos ferindo para estimular a produção de endorfinas no nosso cérebro. Isso explica por que os exercícios nos fazem sentir tão bem. Com moderação, esse estresse é positivo. Pesquisas já comprovaram à exaustão que os exercícios periódicos reduzem os sintomas de deficiência de serotonina como a depressão e a ansiedade, bem como os sintomas de deficiência de dopamina como o DDA e o TDAH.

Os exercícios periódicos reduzem os sintomas de depressão e ansiedade.

Um estudo demonstrou que meia hora de exercícios três vezes ao dia é sete vezes mais eficaz do que os remédios prescritos para o tratamento da depressão. Outra pesquisa comprovou que trinta minutos de exercícios aeróbicos, juntamente com suplementos vitamínicos, eliminam os sintomas de DDA e TDAH em crianças. Medicamentos controlados podem ser necessários a alguns indivíduos, mas para os milhões de pessoas que na verdade não precisam desses remédios, exercícios periódicos e suplementação nutricional são a solução.

Meia hora de exercícios três vezes ao dia é sete vezes mais eficaz do que os remédios receitados para tratar a depressão.

As altas concentrações de endorfinas no cérebro produzem sensação de euforia, ressaltam o prazer e eliminam a dor física e emocional. Quando as concentrações de endorfinas diminuem, as pessoas podem se sentir ansiosas e têm mais percepção da dor. Elas sentem grande vontade de comer açúcar para produzir alívio ao aumentar a produção de serotonina ou procuram alimentos gordurosos para produzir endorfinas. A deficiência de endorfina em algumas pessoas está associada ao apetite por comidas gordurosas como batatas fritas, queijos, molhos cremosos, margarina, manteiga, frango frito e chocolate, para citar alguns dos exemplos mais populares. Depois de comer gordura, as pessoas mudam de humor e sentem mais prazer.

Exercícios físicos moderados, ao queimar a gordura corporal armazenada, elevam as endorfinas e causam as mesmas alterações de humor. Ao produzir endorfinas, os exercícios podem também ser uma ferramenta eficaz para controlar sua vontade de comer os alimentos gordurosos que lhe fazem mal. Ao aprender a comer muitas gorduras saudáveis, você estimula a produção de endorfinas, queima gordura, emagrece e se sente ótima. (No Capítulo 11, vamos falar das gorduras saudáveis na sua alimentação.)

Os exercícios emocionais também produzem endorfinas. Milhões de mulheres recebem diariamente a ajuda de terapeutas para orientá-las na exploração de sentimentos e emoções. À medida que você se lembra das sensações e processa o sofrimento do seu passado, criam-se endorfinas e se resolvem assuntos já ocorridos. Todos os meus livros contêm vários exercícios emocionais para estimular a produção de endorfinas.

> **Os exercícios emocionais também podem produzir endorfinas.**

A CARTA DOS SENTIMENTOS

Minha técnica favorita se chama "carta dos sentimentos". Essencialmente, o exercício é muito simples. Sempre que você está nervosa, se quiser se sentir melhor, simplesmente escreva o que está sentindo.

Numa folha de papel, escreva uma carta a quem quer que a esteja perturbando. Dez a vinte minutos depois, você começará a produzir endorfinas. Sem se policiar, escreva seus sentimentos associados aos quatro níveis de emoção negativa: raiva, tristeza, medo e pesar. Demore pelo menos dois minutos para expressar sua raiva, depois a tristeza, depois o medo e finalmente o pesar. Ao levar alguns minutos para exercer sua capacidade de sentir e expressar essas emoções naturais curativas, você sentirá alívio imediato. Para completar o exercício, exercite sua habilidade de expressar sentimentos positivos também. Escreva o que você quer, deseja, ama, valoriza, compreende e no que acredita. Pode arquivar sua carta ou jogá-la fora, mas não a dê à pessoa que a estava perturbando. Releve e faça as pazes.

Vinte minutos após escrever seus sentimentos, quase todo mundo se sente melhor.

Na terapia ou enquanto estiver escrevendo sozinha, as endorfinas são produzidas quando você recorda e sente o sofrimento passado e começa a se sentir normal de novo.

Da mesma forma que algumas pessoas são viciadas em exercícios, outras são viciadas em exercícios emocionais ou em partilhar sensações dolorosas na terapia ou com amigos. Moderadamente, exercícios físicos e emocionais são positivos, mas em excesso nada faz bem. Essa tendência ao vício desaparece quando encontramos um meio mais saudável de elevar nossos níveis de endorfinas.

AS ENDORFINAS E A MOTIVAÇÃO

As endorfinas são a forma pela qual seu cérebro a recompensa por utilizar seu corpo, seus sentimentos e sua mente. Se você se desafiar e enfrentar o estresse da vida, é recompensada por seu cérebro. Se você não continuar a crescer na vida, seu cérebro não a recompensa e não produz endorfinas. Para a maior parte das pessoas, à medida que elas envelhecem, a dor mental, emocional e física aumenta. Contudo, se você continuar a se desenvolver plenamente e usar seus muitos dons durante sua vida longa e saudável, seu cérebro irá recompensá-la com sensações de bem-estar, causadas por um suprimento constante de endorfinas.

A maioria das pessoas do Ocidente é suficientemente motivada a fazer boas coisas e ser tudo o que pode ser, mas, mesmo assim, padece de um sem-número de vícios. O verdadeiro problema não é a falta de motivação, mas a deficiência nutricional.

Se você não tem uma alimentação sadia e um programa de exercícios, a busca da excelência no processo contínuo de desenvolver todo o seu potencial é facilmente desviada pelos vícios, pelo materialismo extremo e pela pobreza emocional. Os ocidentais têm instrução para saber o que é possível, mas lhes falta o apoio nutricional para fazê-lo acontecer e manter suas vidas e cérebros em equilíbrio.

A busca de excelência é facilmente desviada pelos vícios, pelo materialismo extremo e pela pobreza emocional.

Estar motivados a viver nossos sonhos estimula a produção de endorfinas. Ficamos temporariamente "numa ótima". Somos inspirados por um bom professor, um exemplo, livro, programa de TV ou filme, mas isso não dura. Provamos o elixir celestial do aumento da produção de endorfinas, mas se não recebermos quantidades suficientes de nutrientes, nosso estoque de endorfinas se esgota e nosso alto nível de endorfinas é seguido por uma queda significativa.

No Ocidente, alcançamos níveis superiores, mas também a queda é vertiginosa. Desde o nascimento, instilam-nos a crença democrática e saudável de que todos os homens e mulheres são iguais. Concordamos em que todos nós temos um tremendo potencial inexplorado e que merecemos oportunidades iguais para alcançar sucesso e felicidade na vida. Acreditamos que nascemos com os direitos básicos à vida, liberdade e à busca da felicidade.

No Ocidente, alcançamos níveis superiores, mas também a queda é vertiginosa.

Essas mensagens fazem soar a campainha da verdade em nossos corações e somos inspirados a cumprir nossa missão neste mundo. No Ocidente, crescemos nesse contexto de ideais que nos podem elevar ao pináculo da verdade, justiça e integridade, junto com a inspiração básica de sermos amorosos e bons, para marcarmos nossa presença no mundo.

Com esse maior potencial e a motivação de criar o céu na terra, temos também o potencial elevado para viver no inferno. Como já expliquei, nossos baixos níveis são mais baixos porque nossos altos níveis são mais altos. Ao voar tão alto, esgotamos nossos suprimentos de endorfinas e nos arrasamos. Ao tentar voar até o sol, queimamos nossas asas e caímos vertiginosamente. Para manter alto nível de endorfinas, precisamos ter matéria-prima suficiente. Sem uma dieta nutritiva, não temos o combustível para gerar mais endorfinas.

Quando nosso suprimento de endorfinas diminui, é preciso mais estímulo para criá-las. Livros inspiradores e exemplos não bastam. A disposição de amar e fazer diferença no mundo não nos faz levantar da cama nem nos ajuda a perdoar e esquecer. Como nossa alimentação não fornece suficientes matérias-primas para abastecer a produção de mais endorfinas, muitas pessoas vivem num inferno causado pela alimentação.

Muitas pessoas vivem num inferno causado pela alimentação.

Com deficiência de endorfinas, vivemos num mundo de carência de tempo, energia, prazer e amor. As endorfinas naturais restauram o sentido de abundância. A real composição química das endorfinas é semelhante à das drogas que viciam, tais como ópio e morfina. Da mesma forma em que nos viciamos nessas drogas, também nos viciamos em comportamentos que estimulam a produção de endorfinas.

Quando temos deficiência de endorfinas, qualquer conduta que as produza pode se tornar um vício. Todo comportamento levado ao extremo estimula a produção de endorfinas. Conseqüentemente, aquele comportamento nos vicia. Quanto maior nossa deficiência de endorfinas, mais dependentes ficamos desses comportamentos extremos.

Como nossos alimentos não nutrem a necessidade do nosso corpo, procuramos mais alimentos. Podemos trabalhar, mas, se isso não produzir endorfinas suficientes, recorremos ao excesso. Podemos nos exercitar, mas, se isso não gerar endorfinas suficientes, mais uma vez recorremos ao excesso. Para compensar nosso déficit de endorfinas, temos a tendência de exagerar nossos comportamentos saudáveis normais.

AS ENDORFINAS E O ESTRESSE

Quando o cérebro não produz endorfinas suficientes, o estresse normal da vida se torna cada vez mais insuportável. Ao invés de reagir rapidamente ao estresse com maior prazer, confiança e entusiasmo, sentimos diferentes graus de dor física, sofrimento mental ou desespero emocional. Com as endorfinas, o estresse é nosso amigo, mas, em razão de dietas nutricionalmente deficientes e falta de exercícios periódicos, o estresse se tornou o inimigo público número um.

Com baixos níveis de endorfina, o estresse normal da vida se torna cada vez mais insuportável.

Isso explica por que a deficiência de endorfina nos incita a exagerar nossos comportamentos saudáveis normais. Vejamos alguns exemplos:

- Ao aumentar o estresse físico sobre os nossos músculos (exercícios), estimulamos a produção de mais endorfinas para reduzir a dor e restaurar temporariamente o bem-estar.
- Ao aumentar o estresse mental em razão do excesso de trabalho (prazos a cumprir e horas extras), especialmente os homens estimulam a produção de endorfinas para reduzir temporariamente a angústia e as ansiedades.
- Ao se dar demais nos relacionamentos, as mulheres estimulam a produção de endorfinas para reduzir temporariamente o desespero emocional e a depressão.
- Ao se alimentar mais do que o corpo precisa, especialmente as mulheres estimulam a produção de endorfinas para sentir temporariamente um hiato de paz ao longo do dia, gerando sensações de bem-estar, alegria e otimismo. Elas são impelidas a comer mais pelo seguinte pensamento otimista produzido pela serotonina: "Vou comer só mais um biscoito" ou "Amanhã começo minha dieta".

A deficiência de endorfinas nos incita a fazer exercícios, trabalhar, darmo-nos e a comer, tudo isso em excesso. Quanto mais carentes de endorfinas, mais precisamos de estímulos para nos sentir bem. Se a deficiência for severa, nós nos prejudicamos ao produzir as endorfinas que vão reduzir nossa dor.

Quando o excesso de exercício nos permite sentir alívio imediato do estresse do cotidiano, é difícil parar. Quanto mais exagerarmos o comportamento, mais estimulamos a produção de endorfinas. Só nos damos conta de que nos fizemos mal no dia seguinte.

Com uma alimentação mais equilibrada, não ficamos tão dependentes dos comportamentos extremos que nos prejudicam. Em vez disso, apenas atividade moderada, trabalho, o ato de se dar e de se alimentar são suficientes para produzir as endorfinas celestiais.

AS ENDORFINAS E OS VÍCIOS

Para certas pessoas, os exercícios são um vício. Isso pode parecer inofensivo, mas exercício em excesso pode ser um vício grave, danoso para nossa vida, saúde e relacionamentos da mesma forma que beber, trabalhar e comer demais. Nada existe de errado com exercícios periódicos para se manter em forma, beber moderadamente para relaxar, trabalhar para ganhar a vida e se alimentar para manter o corpo. Todas essas coisas são positivas. Elas só se tornam um problema quando exageradas.

Trabalho e bebida em excesso para Marte e dar-se e comer demais para Vênus são os sintomas mais comuns da baixa produção de endorfina. Existem muitos outros vícios, mas centremo-nos nesses, para entender como homens e mulheres sentem os vícios de forma diferente.

As tendências aos vícios são sintoma de deficiência de endorfina.

Quando os homens têm baixos níveis de dopamina, passar horas demais no escritório e o trabalho mais desafiante estimulam a energia, o prazer e a clareza do aumento da dopamina. Isso, por sua vez, inicia o processo de produção de testosterona, o que então dá partida às endorfinas. O cérebro recompensa os níveis crescentes de testosterona com mais endorfinas, que aumentam a sensação de bem-estar. Quem quer deixar de se sentir bem, especialmente se tem muita energia resultante da elevação de dopamina? Dessa forma, o aumento de endorfinas produz o vício do trabalho.

Para Marte, o cérebro recompensa os crescentes níveis de testosterona com mais endorfinas.

Uma circunstância semelhante ocorre para alguns homens quando ingerem bebidas alcoólicas. Para certas pessoas, em razão de sua composição genética específica, o corpo transforma o álcool em dopamina. Quando esse é o caso, se você já tem deficiência de dopamina, um drinque fará com que seus níveis desse hormônio aumentem e você se sinta cheio de energia.

À medida que crescem os níveis de dopamina, também se elevam os de testosterona e o cérebro recompensa o homem com maiores níveis de endorfinas. Ele subitamente se sente mais vivo do que nunca e precisa ter mais. Infelizmente, o consumo excessivo de álcool danifica o fígado e superestimula o cérebro, produzindo muitos efeitos colaterais indesejáveis.

Quando as mulheres têm baixos níveis de serotonina, dar-se aos outros estimula as sensações de bem-estar, alegria e otimismo que acompanham o aumento de serotonina. Esse ato de dar inicia o processo de produção de ocitocina, o que por sua vez desencadeia a produção de endorfinas cerebrais.

Em Vênus, o cérebro recompensa com mais endorfinas os maiores níveis de ocitocina. Essas endorfinas aumentam a sensação de bem-estar da mulher. Quem quer deixar de se sentir bem, especialmente se tem muito amor no coração como resultado da elevação dos níveis de serotonina? Desse modo, o aumento de endorfinas produz um vício nas mulheres: o de se dar muito.

Em Vênus, o cérebro recompensa com mais endorfinas os maiores níveis de ocitocina.

Quando as mulheres têm baixos níveis de serotonina, alimentar-se mais do que seus corpos precisam tem o efeito de elevar os níveis de serotonina. Com maior sentido de calma, alegria e otimismo, a mulher mantém uma atitude de autonutrição. Por meio da alimentação emocional, ela se consola e se alimenta com comida. Esse comportamento "alimentador" aumenta os níveis de ocitocina e o cérebro recompensa essa conduta ao elevar as endorfinas. A sensação é tão boa que ela simplesmente não consegue parar. Assim, vicia-se em endorfina e em comida.

Se seu cérebro a está recompensando por bom comportamento ou protegendo-a de sentir os danos provocados pelo excesso de exercícios e se seus níveis habituais de endorfinas são baixos, esse novo e súbito aumento se torna um vício. Seja lá o que tenha estimulado a produção de endorfinas se torna sua nova droga.

ENDORFINAS, PROZAC E CORTISOL

Em vez de apelar para vício ou substâncias ilegais para enfrentar o estresse intolerável causado por baixos níveis de endorfinas, milhões de americanos pedem a seu médico uma receita para tomar drogas legais. Tomar drogas controladas por receita está a apenas um passo de se viciar em muitas drogas ilegais vendidas nas ruas. LSD, PCP (fenciclidina) e outras drogas psicodélicas que estimulam a produção de serotonina. A PCP era uma droga legal prescrita por médicos durante sete anos, antes de ser banida pelo governo. Hoje, o FDA (Food and Drug Administration) a considera uma das drogas mais perigosas vendidas pelo mercado ilegal.

Pesquisas demonstram que o Prozac e outras drogas psicoativas similares que estimulam a produção de serotonina, na verdade, inibem a capacidade da glândula pineal de produzir naturalmente níveis satisfatórios de serotonina. Assim, além da longa lista de efeitos colaterais incômodos e perigosos, as drogas controladas, na verdade, danificam sua função cerebral.

Já se comprovou que as drogas notificadas por receita, da mesma forma que o álcool e as drogas ilegais, fazem mal ao fígado. O fígado é o maior e mais importante órgão do corpo. Seu funcionamento sadio é essencial ao processamento de aminoácidos numa química cerebral saudável.

Se isso não bastasse, ainda há mais a dizer. O cortisol é um hormônio produzido pela glândula supra-renal em resposta ao estresse. É chamado de hormônio do estresse. Os níveis de cortisol se elevam naturalmente quando se está sob muita pressão. Altos níveis de cortisol nos dão um poder extra de concentração e energia em momentos de emergência.

Todos os motivos, desde estar atrasada num projeto, atrasada para o trabalho ou presa num engarrafamento, até se recompor de uma discussão em família, preocupações financeiras ou um trabalho fisicamente extenuante podem causar liberação excessiva de cortisol. Isso resulta num esgotamento acelerado do tecido muscular e em outros efeitos negativos no corpo inteiro.

A produção de endorfinas não só nos descansa, faz feliz e cria uma sensação de bem-estar, como também imediatamente reduz os níveis de estresse. Essa redução de estresse é mensurada no corpo como níveis reduzidos de cortisol. Sem as endorfinas para baixar o cortisol, nosso corpo vive num estado de inferno perpétuo.

As pessoas que tomam drogas controladas que estimulam a produção de serotonina têm níveis maiores de cortisol. Podem achar que estão indo muito bem, mas seus corpos estão totalmente estressados o tempo todo. Isso pode justificar em parte certos efeitos negativos indesejáveis dessas drogas.

As pessoas que tomam drogas controladas que estimulam a produção de serotonina têm níveis maiores de cortisol.

Os níveis altos de cortisol estão ligados à elevação da pressão arterial, ganho de peso, incapacidade de desenvolver massa muscular, obesidade, desenvolvimento de diabetes, fadiga, depressão, mau humor e perda da libido.

Os níveis altos de cortisol estão ligados à elevação da pressão arterial, ganho de peso e à incapacidade de desenvolver massa muscular.

Nos últimos dez anos, a obesidade se tornou a doença que mais mata no nosso país. Essa epidemia de ganho de peso é também a base do aumento histórico e extraordinário da diabetes nos últimos cinco anos. Ambas as epidemias estão associadas aos níveis elevados de cortisol.

Muito antes de se adotar terapia a longo prazo para curar a depressão ou medida ainda mais extrema como tomar drogas psicoativas, ele ou ela deve contratar um *personal trainer* para ajudá-lo/a a exercitar-se moderadamente. Exercícios periódicos para produzir endorfinas e reduzir os níveis de cortisol são medidas muito mais saudáveis do que o possível dano que drogas controladas causam ao cérebro e ao corpo.

Se você está tomando remédios controlados agora, crie coragem. Existem opções naturais para ajudar seu corpo a se curar dos efeitos danosos desses medicamentos. Mas deixar de usar essas drogas pode ter mais efeitos colaterais do que continuar a tomá-las. Você precisa estar sob a supervisão de um médico que seja informado sobre os possíveis efeitos colaterais e que vá monitorar os sintomas que se manifestarem. No Capítulo 13, detalharei o processo de abstinência dos remédios controlados.

Mesmo que seus sintomas sejam tão preocupantes que você dependa de drogas legais ou ilegais ou, se você depende de comportamentos que viciam, pode começar a tratar a raiz desse problema. Em vez de tratar os sintomas, pode ir direto à causa. Você já formou no cérebro uma fábrica de hormônios perfeitamente projetada para reduzir o estresse ao produzir endorfinas. Ao fazer algumas mudanças pequenas mas significativas na sua alimentação e no seu programa de exercícios, você pode começar a produzir diariamente endorfinas celestiais.

6
TESTOSTERONA E OCITOCINA: OS HORMÔNIOS DO BEM-ESTAR

A dopamina nos dá clareza, energia e motivação. A serotonina nos dá bem-estar, alegria e otimismo. As endorfinas, por sua vez, aumentam nossa sensação de bem-estar, para nos ajudar a enfrentar o estresse. Esses neurotransmissores são todos diretamente determinados pelos hábitos alimentares e pelo exercício. Entretanto, existem outros fatores além da alimentação.

A qualidade de seus relacionamentos, de suas maneiras de se comunicar, de seu trabalho e estilo de vida é também necessária para criar uma química cerebral saudável. Comunicações eficazes e generosas, um sentido de cooperação vindo das outras pessoas, oportunidades de trabalhar em equipe, com apoio mútuo, e uma comunidade espiritual de pessoas que pensam da mesma forma estimulam a produção de serotonina.

Oportunidades para fazer a diferença, feedback positivo, reconhecimentos, incentivos, recompensas, diversão, concorrência amigável e oportunidades educacionais inspiradoras estimulam a produção de dopamina.

A qualidade de nossos relacionamentos e do trabalho estimula diretamente a produção de serotonina e dopamina derivadas das matérias-primas de sua dieta. Você pode ter as matérias-primas, mas, a não ser que seus relacionamentos e estilo de vida estimulem a produção, esses hormônios não são produzidos.

O apoio que recebemos nos relacionamentos estimula os elementos químicos cerebrais fornecidos por nossa dieta.

Receber apoio em nossos relacionamentos para aumentar nossos níveis de dopamina e serotonina é uma necessidade, mas não basta para manter o bem-estar. Para produzir endorfinas, também precisamos dar apoio. Para alcançar o equilíbrio cerebral, precisamos balancear os atos de dar e receber, agir e alcançar nossos objetivos. Ao nos darmos e nos esforçarmos ao máximo, temos condições de estimular a produção de hormônios como ocitocina e testosterona. Combinada com altos níveis de dopamina e serotonina, essa mistura cria endorfinas celestiais.

Ninguém pode estimular a produção de ocitocina e testosterona por nós. Essa tarefa é só nossa. Em grande parte, dependemos dos outros e de fatores externos para estimular a produção de dopamina e serotonina. O que fazemos e damos na vida determina nossos níveis hormonais. Quando a mulher se dá motivada por amor, é capaz de estimular a produção de ocitocina. Quando o homem age a serviço de outros para fazer a diferença, estimula a produção de testosterona. A ocitocina em ascensão ajuda a elevar e manter os níveis de serotonina; a testosterona em ascensão ajuda a aumentar e manter os níveis de dopamina. Ao adaptar seu comportamento e/ou suas reações a uma situação, você tem o poder de gerar os hormônios adequados para então estimular a produção da química cerebral sadia.

ELEVANDO OS NÍVEIS HORMONAIS

Quando os hormônios alcançam níveis satisfatórios, o cérebro recompensa a pessoa com endorfinas. O aumento dos níveis de testosterona é recompensado para os de Marte, enquanto a elevação dos níveis de ocitocina é recompensado para as de Vênus. À medida que entendermos melhor essa incomparável diferença bioquímica, poderemos compreender por que mulheres e homens se comportam e reagem de formas tão distintas.

**As endorfinas são produzidas quando se elevam
os níveis de testosterona e ocitocina.**

Quando o homem age de maneira motivada a proteger e servir, seus níveis de testosterona aumentam. Proteger e servir, o lema dos marcianos, é a motivação do DNA de todo homem. É também esse mesmo comportamento que estimula a produção de testosterona.

A testosterona é o hormônio do desejo e a ocitocina é o hormônio do amor. Mesmo quando o homem não está se sentindo muito amoroso, ao recordar o seu desejo de fazer a coisa certa e atender ao bem-estar dos outros, seus níveis de testosterona aumentam e seus níveis de dopamina também se elevam. Quando ele recebe um feedback positivo em resposta a suas doações, seus níveis de ocitocina também aumentam e ele se sente mais amoroso.

O mesmo não é verdade em relação à mulher. Se ela tem baixos níveis de ocitocina e aumenta os níveis de testosterona ao fazer a coisa certa, terá mais energia como resultado dos níveis aumentados de dopamina, mas não se sentirá necessariamente mais amorosa. O problema dela é que a elevação dos níveis de testosterona e de dopamina tende a baixar-lhe os níveis de serotonina e ocitocina. Ao invés de se sentir melhor, ela se sente ainda mais carente, desanimada e sem apoio.

A SENSAÇÃO DE BEM-ESTAR DO HOMEM

Se o homem pode fazer alguma coisa para resolver um problema, ele imediatamente se sente melhor. Fazer algo lhe aumenta os níveis de testosterona. Esse aumento estimula a liberação de endorfinas no seu cérebro e, como se sabe, mais endorfinas lhe aumentam o bem-estar. Para a mulher, aumentar a produção de testosterona ao fazer alguma coisa pode levá-la a baixar os níveis de ocitocina. Os níveis de ocitocina geram sentimentos de amor e união. Com menos ocitocina, ela tem menos condição de valorizar o apoio que tem e diminui sua motivação para se importar com os outros e entregar-se ao amor. Uma queda dos níveis de ocitocina leva à deficiência de serotonina, o que acaba reduzindo-lhe as sensações de bem-estar.

> **Sempre que o homem faz alguma coisa para alcançar um objetivo, ele se sente melhor.**

O bem-estar do homem está diretamente ligado a seus níveis de testosterona. Ele se torna imediatamente cheio de energia quando existe um problema para resolver para o qual ele tem a solução. Quando há um incêndio e ele tem a água e a mangueira, é realmente um homem feliz. O incêndio estimula a liberação de dopamina. Usar a água e a mangueira para extinguir o fogo estimula a produção de testosterona. Quando o homem tem metas a alcançar, seus níveis de testosterona se elevam e é quando ele se sente mais feliz. Quando o homem está excitado sexualmente e tem confiança de que vai alcançar seu objetivo, suas energia e vitalidade elevadas se adicionam à sua maior felicidade e prazer. Quando os níveis de testosterona crescem, produzem-se as endorfinas no cérebro e aumenta o sentido de bem-estar do homem.

OS MENINOS BRIGAM E FICAM AMIGOS, MAS AS MENINAS, NÃO

Os pesquisadores sempre acharam curioso que os meninos criem amizade após uma briga, mas que as meninas geralmente fiquem inimigas a vida inteira. As diferenças entre a bioquímica masculina e a feminina tornam essas observações menos misteriosas.

Quando os meninos brigam ou demonstram-se agressivos, é sempre para proteger alguém ou servir a alguma causa. Não importa se o menino está se protegendo ou servindo a si mesmo ou a outros. Seu cérebro recompensa com endorfinas esse aumento dos níveis de testosterona. As meninas não têm a mesma experiência. Nada existe de carinhoso numa briga. Brigar é o oposto de se comunicar de maneira cooperativa. Para a menina, brigar resulta em mais liberação de dopamina e testosterona, mas seus níveis de serotonina e ocitocina diminuem. Como conseqüência, seu sentido de bem-estar é interrompido.

> **Duas meninas brigam e, como seus níveis de serotonina e ocitocina diminuem, elas ficam inimigas a vida inteira.**

EQUILIBRANDO O TRABALHO E O LAR PARA AS MULHERES

Quando os homens competem entre si com a intenção de derrotar o outro para que o melhor vença, isso estimula as sensações agradáveis da dopamina e da testosterona em elevação. A competição amistosa acontece mais nitidamente nos esportes, mas também domina o campo do trabalho em variados graus. Quando a mulher está numa situação competitiva no trabalho, ela não obtém os mesmos benefícios hormonais do homem. Quando seus níveis de serotonina e ocitocina caem, seu bem-estar também diminui.

Para equilibrar concorrência, agressão, risco e desafio no local de trabalho, a mulher precisa mais de um relacionamento afetuoso quando volta para casa. Ela anseia por partilhar suas sensações sobre o dia, enquanto seu marido talvez queira esquecer o seu e apenas se divertir com uma atividade solitária como ler jornal, fuçar a garagem ou assistir à TV. Partilhar e informar sobre seu dia não é prioridade nem uma necessidade premente, porque seus níveis de serotonina não estão anormalmente baixos.

Quando sua mulher lhe pergunta sobre seu dia, ele não tem necessidade de falar nem partilhar; na verdade, prefere não fazê-lo. Principalmente, se ele teve um dia exaustivo, quer ficar um tempo sozinho para descansar e dar ao corpo a oportunidade de restaurar seus níveis de testosterona e dopamina. A última coisa sobre o que ele quer falar é seu dia.

> **A mulher anseia por partilhar seu dia
> e o homem anseia por esquecer o dele.**

Certas mulheres talvez não queiram partilhar o que sentem – especialmente se seus maridos falam muito – mas a maioria quer ter um relacionamento em que haja participação e cooperação. A mulher quer sentir que pode depender da ajuda e assistência do homem de alguma forma.

Todas as mulheres são diferentes quanto ao que lhes estimula os níveis de ocitocina, mas a ocitocina é a chave para que se sintam bem. Da mesma forma, a testosterona é a chave para o homem. Embora a maioria dos homens não queira falar sobre seu dia, alguns homens querem. Certos homens são muito loquazes quando voltam para casa depois do trabalho. Falar os ajuda a restaurar os níveis de testosterona. Falar sobre seu dia é a oportunidade de se sentirem bem ao reclamar de alguma coisa que aconteceu. Estar com a razão sempre aumenta os níveis de testosterona.

Falar é uma coisa positiva nos relacionamentos, mas o homem ou a mulher falar demais é... demais. Quase sempre, as mulheres casadas com esses "papagaios" falam cada vez menos e preferem que seus maridos falem menos e ajudem mais. Se esse for o caso, ele pode falar com os amigos. Quando ele fala menos, cria espaço para ela falar um pouco mais, o que sempre é bom para os níveis de serotonina femininos.

REDUÇÃO DA TESTOSTERONA, DA DOPAMINA E DO ESTRESSE

Num menino ou num homem, quando os níveis de testosterona sobem, o cérebro o recompensa com mais endorfinas e os níveis de estresse, segundo mensurados pelo cortisol, caem. Muitos homens, na realidade, sentem-se mais descansados e cheios de energia no calor da batalha. Seu maior estresse é a expectativa do estresse começar.

A testosterona, hormônio do bem-estar para os homens, aumenta sempre que eles acham estar protegendo ou servindo. Na verdade, podem estar cometendo um delito ou até matando alguém, mas, se se convencem de estar livrando o mundo de um perigo, seus níveis de testosterona aumentam junto com seu orgulho e a sensação de bem-estar.

Se o homem se convence de estar livrando o mundo de um perigo, gosta até de matar e castigar os outros.

Quando os níveis de testosterona sobem e o homem não está com disposição de proteger mas com vontade de apoiar e servir, ele é muito mais amigável, carinhoso e romântico. Depois de uma briga, o homem pode estar pronto para o romance, mas talvez leve alguns dias para a mulher se recuperar e restaurar seus níveis satisfatórios de serotonina e ocitocina.

A relação entre testosterona e dopamina é recíproca. Níveis maiores de testosterona estimulam a produção de dopamina, enquanto níveis maiores de dopamina estimulam a produção de testosterona.

Ao abraçar uma causa, o homem sente dissipar o "fog" cerebral que costuma rodear os que têm níveis baixos de dopamina. Altos níveis de dopamina estão associados ao pensamento claro e a comportamentos centrados. Essa elevação dos níveis de dopamina equilibra então os níveis de dopamina masculino geralmente mais altos.

> **Ao abraçar uma causa, o homem sente dissipar o "fog" mental.**

A dopamina centraliza a atenção e a serotonina aumenta a capacidade de absorver e reter mais informações. A dopamina nos proporciona a capacidade de dar prioridade e reconhecer o que é necessário para alcançar um objetivo ou executar uma tarefa. A dopamina estimula o córtex pré-frontal do cérebro, que governa o resto do cérebro. Com níveis normais de dopamina, a parte executiva do cérebro nos diz o que precisamos fazer, alcançar e realizar. Em resposta, os níveis de testosterona se elevam e dizem: "Sim, senhor. É para já".

A testosterona é importante para os homens porque eles já são muito carentes de dopamina. Como as mulheres costumam ter muita dopamina, a testosterona não é tão importante. Para as mulheres, estimular a liberação de ocitocina ajuda a produzir a serotonina da qual elas são carentes.

Quando a mulher tem baixos níveis de serotonina, ela se desdobra absorvendo informações demais para estimular a produção daquele hormônio. Informações em excesso sobrecarregam-lhe o cérebro e limitam sua capacidade de perceber sua situação ou de tomar decisões. Ironicamente, sente que sua insegurança cresce, quando ela tem mais informações. Ao adotar um comportamento que nutre e estimula a liberação de ocitocina, ela pode descansar à medida que mais serotonina é produzida. Enquanto se alimenta, ela fica temporariamente livre do excesso de informações no seu cérebro.

> **A deficiência de serotonina faz a mulher se desdobrar e absorver informações demais para tomar uma decisão.**

Quando o homem tem deficiência de dopamina, fica excessivamente centrado em uma coisa: estimular a produção desse hormônio. À proporção que ele tem um comportamento que estimula a produção de testosterona, como resolver um problema ou levantar peso, seus níveis de energia e prazer aumentam, enquanto mais dopamina é produzida no cérebro.

A dopamina centraliza a atenção e a serotonina expande, absorvendo mais informações.

Um menino carente de dopamina que não consegue ficar acordado ao ouvir a professora, anima-se ao jogar um vídeo game. Isso ocorre porque ele está agindo e recebendo respostas. Essa atividade produtora de testosterona libera mais dopamina e ele de repente tem energia e concentração.

Uma garota com deficiência de serotonina que está sempre tentando agradar aos outros, importando-se demais com o que todo o mundo pensa, muda e fica mais descansada quando alguém realmente se importar com ela. Ter uma melhor amiga é muito importante para a menina. Partilhar segredos é uma conduta muito íntima e que produz ocitocina. Quando a serotonina é insuficiente, a necessidade de ocitocina é maior. Partilhar segredos, quando praticado em excesso, pode facilmente se transformar em um comportamento cruel e "de igrejinha", de "fofocas".

Se você é magoada por alguém, pode parecer que eu estou "levantando seu astral" ao concordar com você e criticar a outra pessoa. Quando você se sente maltratada, ao criticar a pessoa que provocou isso e ao ficar do seu lado, começo a estimular a produção de ocitocina em mim e em você. Desse modo, as meninas compensam a deficiência de serotomina ao formar "panelinhas" e excluir os outros.

> **Para as meninas, ter segredos é um comportamento íntimo e que produz ocitocina.**

Com níveis normais de dopamina, passamos a agir para resolver um problema, alcançar um determinado objetivo ou causar um resultado especial. Escrever nossos objetivos ou ouvir alguém discorrer sobre o que é possível no futuro estimula a produção de dopamina. Sentimos que estamos sendo impelidos a agir, e os níveis de testosterona aumentam. A dopamina reconhece a solução de um problema e a testosterona nos dá a energia e a motivação para resolvê-lo. Com níveis normais de testosterona, temos uma sensação de engajamento, objetivo, motivação e energia.

MANTENDO VIVO O ROMANCE

Para manter o romance vivo no relacionamento, a produção de testosterona precisa permanecer equilibrada à medida que o homem envelhece. Pesquisas comprovam que apenas os homens ocidentais apresentam redução dos níveis de testosterona à medida que envelhecem. Em comunidades indígenas ou rurais não expostas à alimentação nem às práticas agrícolas do Ocidente, os níveis de testosterona no homem permanecem constantes a vida inteira. Eles aumentam na puberdade e assim permanecem. É provavelmente a queda dos níveis de dopamina por que passam os homens ocidentais que causa essa diminuição dos níveis de testosterona que, por sua vez, origina os problemas de próstata encontrados nos homens com mais de cinqüenta anos.

Os homens da população hunza, das montanhas do Paquistão, não sofrem de problemas de próstata e é comum terem filhos aos oitenta e noventa anos. Não são sequer considerados velhos quando chegam aos cem.

> **Só no mundo ocidental os níveis de testosterona dos homens diminuem à medida que eles envelhecem.**

Quando o homem sai do trabalho onde exerce atividade altamente estressante e volta para casa, onde tem um relacionamento agradável e amoroso, seus níveis de dopamina reduzem. Sem níveis satisfatórios de dopamina, seus níveis de testosterona também começam a cair. Se ele achar que não está fazendo nem pode fazer nada para tornar sua mulher feliz quando a ouve falar sobre o seu dia, seus níveis de testosterona diminuem ainda mais.

Quando os níveis de testosterona caem, uma enzima que dissolve endorfinas é liberada no cérebro do homem. Quando isso ocorre, o cansaço, a falta de concentração e o tédio se transformam em resistência. Quanto mais ele tenta ser empático, mais cansado e entediado fica. Se e quando ele desiste de tentar porque acha que não pode fazer a diferença, seus níveis de testosterona diminuem espantosamente e ele opõe resistência, irrita-se e se aborrece. Esse aborrecimento e essa resistência indicam que suas endorfinas despencaram e seu bem-estar foi interrompido.

> **Quando caem os níveis de testosterona, uma enzima que dissolve endorfinas é liberada no cérebro masculino.**

Para evitar que seu bem-estar seja afetado, o homem é naturalmente motivado a parar de escutar e passa a procurar um tipo de estímulo de produção de dopamina muito antes de se aborrecer ou frustrar. Ele mal pode esperar para ler o jornal, assistir à TV ou fazer alguma coisa. É esse ímpeto de recuperar o bem-estar que o motiva a interromper sua mulher e apresentar soluções.

Quando ele interrompe, não é porque não se importe. A verdade é que quanto mais ele se importa, mais deprimido fica ao escutar passivamente e sem fazer nada para ajudar. Se ele realmente não se importasse, não poder ajudar não o frustraria absolutamente.

Quanto mais o homem se importa, mais deprimido fica quando sua mulher fica perturbada e ele nada pode fazer para ajudá-la.

Quando os homens aprendem que as mulheres são de Vênus e têm diferentes necessidades, grande parte desse padrão pode mudar. Em vez de tentar resolver os problemas dela, ele admite que aquilo de que ela mais precisa é ser ouvida. Ela não está querendo que ele lhe ofereça soluções. Ele não precisa "dar jeito" nela nem solucionar seus problemas. Ao escutar, ele já está fazendo alguma coisa.

Escutar e não resolver os problemas dela é um outro tipo de ação: a ação não-ativa.

Ao escutá-la e dar-lhe oportunidade de falar, ele ajuda a elevar os níveis de serotonina da mulher, bem como seu bem-estar. Em vez de se sentir simplesmente passivo, o homem pode facilmente ser paciente e reconhecer que está fazendo a diferença. Dessa forma, seus níveis de testosterona e dopamina sobem, em vez de baixar. Essa simples percepção faz uma grande diferença para estimular as produções adequadas de hormônios e elementos químicos cerebrais para manter os sentimentos positivos do relacionamento.

Os níveis de serotonina do homem se elevam quando ele volta para casa porque ele realmente se importa. Isso o alegra e satisfaz, mas não oferece nenhum desafio para estimular a produção de dopamina. Se sua dieta e o programa de exercícios não lhe proporcionam abundância de dopamina, seus níveis de testosterona baixam.

AS SEIS ETAPAS DA DEPRESSÃO NOS MARCIANOS

Estatisticamente, as mulheres têm três vezes mais probabilidade de sofrer de depressão do que os homens e quatro vezes mais possibilidade de ter depressão sazonal. Noventa por cento das pessoas que buscam aconselhamento são mulheres. Essas estatísticas dão a impressão de que as mulheres são muito mais vulneráveis à depressão. Na realidade, porém, os homens são igualmente propensos à depressão, mas simplesmente a demonstram de modo diferente.

Quando ele volta para casa, onde não existe o intenso estímulo de risco, perigo, luta, competição e desafio, seu nível de energia baixa em questão de minutos e ele se sente fatigado. Esse baixo nível de energia é, na verdade, a primeira etapa da depressão nos homens. É parecido com os garotos com DDA ou TDAH, que não conseguem se concentrar nem manter a energia enquanto escutam. Na sala de aula, eles ficam cansados, entediados e inquietos. Essas mesmas mudanças ocorrem quando o homem escuta passivamente a mulher, após um longo dia de trabalho.

Vamos discorrer sobre as seis principais alterações de humor e as prováveis causas bioquímicas associadas à depressão no homem. Lembre-se de que essas mudanças podem ser e são corrigidas com dieta e um programa de exercícios que produzam níveis adequados de dopamina. Estamos falando em termos gerais e essas alterações não são exatamente as mesmas para todos os homens e meninos. Seguem-se as seis etapas da depressão:

1. Exaustão e apatia. A depressão começa com insuficiência de dopamina. Com baixos níveis de dopamina em casa ou após o trabalho, o homem se sente imediatamente cansado. Se seus níveis de dopamina são normais, os pequenos desafios da vida familiar bastam para estimular os níveis de dopamina, mas, quando seu suprimento desse hormônio se esgota, é necessário um desafio muito maior ou até mesmo uma emergência para estimular os níveis normais de dopamina.

Quanto mais sua mulher se queixa, mais apático fica o homem. Até a idéia de ir para casa pode cansá-lo. Logo que ele entra em casa, perde toda a motivação para fazer o que quer que seja. Senta-se numa poltrona onde descansa depois de um longo dia.

2. Incapacidade de concentração. Com níveis baixos de energia, se ele tentar ser um bom marido e se ligar à mulher e à família, terá dificuldade em se concentrar, escutar ou lembrar-se do que precisa fazer. Tentar ser útil de forma amistosa aumenta seus níveis de serotonina, mas diminui os de testosterona. Imagens obtidas por scan cerebral revelam que, quando o homem ou garoto com deficiência de dopamina tenta se concentrar, seu córtex pré-frontal fica subitamente hipoativo. Quando ele deixa de tentar concentrar-se, o córtex volta à atividade.

Sem dopamina suficiente, o marciano precisa se esforçar muito para se concentrar, mas não consegue. Embora não consiga centrar-se, sente-se satisfeito e otimista. Pode até ter vontade de rir quando não consegue racionalizar os sentimentos da parceira. A serotonina nos faz sentir satisfeitos, consolados e otimistas.

3. Tédio. A testosterona é o ímpeto de fazer agora. A serotonina nos faz achar que não existe problema. Quando aumentam os níveis masculinos de serotonina, a urgência da testosterona se dissipa e tudo pode esperar até amanhã. Quando os níveis de serotonina aumentam, os de testosterona tendem a baixar. Sem a urgência de fazer alguma coisa, o homem começa a se entediar. Com a escassez da testosterona, ele se sente inquieto, como se devesse estar fazendo alguma coisa, mas não sabe o quê. É nessa fase que os homens criam vícios.

4. Resistência. Testosterona escassa indica às enzimas cerebrais do homem para dissolver as endorfinas. O nível reduzido de endorfinas diminui a sensação de bem-estar do homem. Isso provoca impaciência, aborrecimento, irritação e raiva. Nos relacionamentos, é quando as discussões ficam mais acaloradas.

As mulheres precisam compreender que, mesmo quando um homem não está deprimido, seus níveis de testosterona estão sempre flutuando. Todos temos conhecimento do ciclo mensal da mulher, mas a maioria das mulheres e dos homens desconhece que o homem tem um ciclo hormonal que sobe e desce a cada vinte minutos.

Quando o homem discute muito e está rabugento, é porque seus níveis de testosterona caíram. Em vez de discutir, a mulher bem-informada "dá um tempo" durante vinte minutos e depois recomeça. A essa altura os níveis dele terão subido e ele vai colaborar, importar-se, ser amistoso e dar apoio bem mais do que antes. Esse ciclo de vinte minutos é normal para os homens, mas pode tornar-se irregular ou mais extremo com níveis baixos de dopamina. Saber que os resmungos do homem desaparecem em vinte minutos é muito útil à mulher. Ela equivocadamente conclui que, se ele está aborrecido, deve estar também ressentido. Mas o aborrecimento do homem tem pouco a ver com ressentimento e vai embora rapidamente.

5. Provocação. À medida que suas endorfinas diminuem e a raiva do homem aumenta, os níveis de testosterona voltam a subir e os de serotonina caem. Sem a sensação de satisfação e otimismo fornecida pela serotonina, ele sente necessidade premente de fazer alguma coisa. A essa altura, não está nem zangado. Mostra-se frio, indiferente e distante, sem que nada o abale. Não reage às necessidades e sentimentos alheios, nem coopera com coisa alguma. Nesse período, ele basicamente se defende e só é útil a si mesmo.

6. Maldade. Quando seus níveis de testosterona aumentam, o cérebro dele produz endorfina e, à proporção que os níveis de serotonina diminuem, crescem os de dopamina. Seu bem-estar aumenta quando ele se concentra no seu comportamento incoerente e egoísta; isso pode levá-lo a atos cruéis e criminosos, todos justificados na cabeça dele.

Esta sexta etapa é rara, mas explica por que 90 por cento dos criminosos de nossa sociedade são homens. Também explica a bioquímica de um assassino em série. Pesquisas revelaram que os assassinos em série têm níveis de serotonina extremamente baixos.

Segue breve análise das seis etapas da depressão:

MUDANÇAS BIOQUÍMICAS PROVÁVEIS	MUDANÇAS DE HUMOR
1. Os níveis de dopamina caem.	**Exaustão e apatia.** Ele se sente cansado e com pouca energia.
2. Os níveis de dopamina são baixos e os níveis de serotonina estão aumentando.	**Incapacidade de concentração.** Ele tenta ser um parceiro amoroso, mas não consegue se concentrar. Talvez fique desatento e desorientado, mas se sente satisfeito e otimista.
3. À medida que aumentam os níveis de serotonina, caem os de testosterona.	**Tédio.** Sem concentração sem interesse, ele se entedia e e se inquieta.
4. Uma enzima é liberada no cérebro para dissolver endorfinas.	**Resistência.** Ele se sente aborrecido, irritado e às vezes até zangado.
5. Os níveis de dopamina continuam baixos, e os de testosterona sobem.	**Provocação.** Ele faz o que "lhe dá na telha". Não reage nem colabora com a autoridade e não sabe direito como sua conduta afeta ou afetará as pessoas.
6. Os níveis de dopamina se elevam, os de serotonina estão baixos, os de testosterona estão altos e há produção de endorfinas.	**Maldade.** Seu bem-estar aumenta quando ele se concentra em fazer o que quer, mesmo que seja algo incoerente. Essa atitude indiferente pode levar à crueldade e até a atos criminosos, mas na sua cabeça, tudo se justifica.

A maioria dos homens vivencia as duas primeiras fases da depressão quando volta para casa. No primeiro estágio, cansados após o dia de trabalho, nem sequer se dão conta de que estão deprimidos: acham que essa falta de energia é normal. Não têm idéia de que isso nada tem a ver com seu dia, e tem tudo a ver com sua dieta e seu programa de exercícios. Sua falta de energia é causada por deficiência de dopamina.

Na segunda etapa, ao enfrentar a possibilidade de chegar a casa e voltar para uma família amorosa, uma parceira romântica, um programa favorito na TV ou até para um cachorro afetuoso, o homem sente se elevarem seus níveis de serotonina. Como resultado dessa elevação, ele fica muito alegre, satisfeito e sente-se realmente bem de maneira geral. Nessa etapa ele continua deprimido, mas, novamente, não percebe isso. Ele acha normal não ter energia após um dia de trabalho, e se sente realmente satisfeito consigo próprio e com a vida. Embora tenha pouca energia, ele não tem motivação para procurar ajuda porque acredita que sua vida esteja satisfatória no panorama geral. Para ele, não há problema. Alguns chamam a isso estado de rejeição; outros o consideram uma "santa ignorância".

Compreender os sintomas comuns da deficiência de dopamina e da elevação dos níveis de serotonina quando os homens estão em casa dá novo significado à antiga expressão "santa ignorância".

Quando o homem está em casa, não se concentra muito nem consegue fazer muita coisa. Sem o estímulo do trabalho, ele não sabe direito o que fazer consigo mesmo. Se é casado, esquece de fazer as coisas que costumava fazer. Se é solteiro, pode concluir que não precisa de mais amor na vida e simplesmente aceita o que já tiver.

Na terceira etapa da depressão, ele se entedia e se inquieta. Isso tampouco é considerado depressão, porque tem um antídoto simples. Ele pode facilmente acalmar-se ao assistir à TV, ler o jornal ou entregar-se a outro comportamento superficial, como simplesmente tomar uma cerveja.

É nessa fase que os vícios entram em ação. Ao se manter superestimulado, o homem pode evitar se sentir entediado e inquieto. Um vício sadio, como um passatempo, pode até ajudá-lo a evitar a passagem para a quarta etapa da depressão, mas ainda não é a melhor resposta.

Um vício sadio, como um passatempo, pode até ajudar o homem a evitar a passagem para a quarta fase da depressão: ficar zangado.

Com baixos níveis de dopamina e testosterona e altos de serotonina, ao invés de se sentir motivado a participar de sua família, o homem se sente satisfeito, à vontade, e otimista e vicia-se em TV. Quando ele se senta em frente à TV para relaxar após um dia longo e difícil de trabalho, pode descansar e se divertir porque seus níveis de serotonina continuam normais, mas ele perde o prazer constante da vida familiar ativa e prazerosa.

Se lhe pedem para ajudar em alguma coisa, ele talvez ache que estão abusando dele e resista. Sem dopamina suficiente, ele não tem energia para reagir da forma que gostaria. É certo que ele quer ajudar, mas simplesmente não tem energia. Geralmente, as mulheres não conseguem entender isso porque não sofrem de deficiência de dopamina, a não ser que estejam deprimidas a ponto de se sentirem infelizes, ressentidas e muito apáticas.

Às vezes, o homem tem energia, mas como não lhe estão pedindo que ajude, ele apenas continua a fazer o que está fazendo. A mulher já se habituou tanto com o fato de ele estar sempre com pouca energia, que nem se importa mais em pedir. Pode também ocorrer que ela ainda não tenha aprendido a importância de pedir.

> **Quando o homem não ajuda em casa, geralmente,
> é porque não tem energia para isso.**

Quando as mulheres estão depressivas, seus sintomas complementam os dos homens nas primeiras etapas da doença. Da mesma forma que os homens não conseguem levantar do sofá, as mulheres não conseguem sentar e descansar. O homem não compreende por que ela fica tão nervosa com o que ocorre e se sente fracassada e a mulher se incomoda porque ele parece que "não dá a mínima", e se mostra indiferente, inútil e desmotivado. A reação dele é: "fique fria, não se preocupe e leve tudo numa boa". A reação dela é tomar a frente das coisas e fazer tudo na mesma hora. A posição dele sobre as tarefas domésticas pode ser: "Para que essa pressa? A gente pode resolver isso amanhã", enquanto ela acha que tudo tem de ser feito imediatamente ou jamais será feito.

> **Da mesma forma que os homens não conseguem levantar do sofá,
> as mulheres deprimidas não conseguem sentar e relaxar.**

Com deficiência de dopamina, o homem descobre que sua energia é limitada. Como resultado, ele não faz nada, a não ser que, segundo ele, seja algo realmente necessário. Isso não apenas é frustrante para a mulher, mas também pode fazê-lo se sentir pior. Na terceira etapa, quando ele se sente entediado e inquieto, precisa fazer alguma coisa para estimular a produção de testosterona; do contrário, ele avança até a quarta etapa e se irrita. Antigamente, os passatempos ajudavam os homens a superar esse desafio.

O homem pode apenas ligar o televisor e assistir a um jogo de futebol.

Pesquisas comprovaram que sentar e ver um jogo de futebol ou de um outro esporte atraente ou um filme de ação aumenta os níveis de testosterona no homem. Isso é o bastante para acalmá-lo e trazê-lo de volta à segunda etapa: ele tem pouca energia, mas é feliz.

Se ele não voltar da terceira para a segunda etapa, inevitavelmente irá para a quarta etapa. É aí que os casais discutem, brigam e perdem o amor, a gentileza e a generosidade. Se os dois parceiros não reconhecerem a necessidade de "dar um tempo", as coisas começam a se complicar de verdade. Ele vai até a quinta etapa e discute de forma que demonstra indiferença com os sentimentos da mulher. Quando isso não dá certo, o que ocorre quando eles param de falar e ele "dá um tempo" para restaurar os elementos químicos do cérebro, ele acaba avançando até a sexta etapa e mostra-se cruel. É nessa fase que ocorre a violência doméstica.

AS SEIS ETAPAS DA DEPRESSÃO NAS VENUSIANAS

As mulheres também passam por etapas distintas de depressão, à medida que oscilam suas taxas hormonais. Vamos focalizar as seis principais alterações de humor e as prováveis causas bioquímicas associadas à depressão nas mulheres. Lembre-se de que cada mulher é diferente e de que os padrões citados são gerais. A boa notícia é que, independente das mudanças químicas que estejam ocorrendo no cérebro da mulher, a solução é uma alimentação balanceada e exercícios. Esta seção visa a nos fazer compreender as seis etapas da depressão nas venusianas.

1. Preocupação e insatisfação. A depressão começa com a insuficiência de serotonina. Se os níveis de serotonina são baixos e não estão sendo estimulados, a mulher começa imediatamente a se preocupar. Se os níveis fossem normais, ela poderia agarrar-se à idéia otimista de que tem muito apoio para lidar com tudo, mesmo que sua vida fosse estressante. Com o suprimento de serotonina esgotado, ela tem muito mais necessidade de falar sobre suas preocupações. Quando não recebe nem atenção nem empatia suficientes, suas preocupações aumentam.

2. Sentindo-se desanimada. Com o aumento da preocupação e a sensação de não ser suficientemente apoiada, a mulher sente a premência de resolver os seus problemas. Alguma coisa precisa ser feita e isso depende dela. Essa sensação de urgência e aumento de responsabilidade incrementa seus níveis de dopamina. Sem dispor de tempo nem apoio suficientes (deficiência de serotonina) e com maior sensação de responsabilidade (dopamina elevada), ela começa a se sentir desanimada.

Imagens obtidas por scan cerebral revelam que a mulher desanimada geralmente tem um cérebro hiperativo. A serotonina relaxa e acalma o cérebro. Sem os níveis adequados desse hormônio, seu cérebro não se acalma. Normalmente, se as reservas de serotonina não estão esgotadas, o cérebro hiperativo estimula a produção de mais serotonina para se acalmar.

Com o aumento dos níveis de dopamina, ao invés de se sentir descansada, a mulher fica motivada a fazer tudo. A dopamina nos dá energia e motivação, mas quando seus níveis estão muito altos e os de serotonina muito baixos, o resultado é a venusiana sentir-se fracassada pelo muito que tem a fazer. Ela então começa a se sentir desesperadamente inútil.

3. Culpa e obrigação. A ocitocina é estimulada quando a mulher se sente livre e descansada para se dar de forma carinhosa. A dopamina cria a percepção do que precisa ser feito imediatamente. Os níveis crescentes de dopamina e menores de serotonina reduzem os níveis de ocitocina na mulher. Sem se sentir apoiada pela comunicação e pela cooperação, ela acha que deve fazer tudo sozinha e seus níveis de ocitocina decrescem.

Quando os níveis de ocitocina começam a baixar, ela continua a pensar que se deve dar. Sente-se culpada por não se dar mais e então assume mais coisas a fazer embora negligencie suas próprias necessidades. Ela tampouco se dá livremente e sim por obrigação. Nesta fase, a mulher come em excesso ou se dá com restrições e se decepciona repetidamente.

4. A gripe do ressentimento. A redução dos níveis de ocitocina avisa às enzimas cerebrais que devem dissolver as endorfinas. Os níveis inferiores de endorfinas reduzem a sensação de bem-estar na mulher, o que provoca ressentimento. Ela pode então se tornar crítica, mesquinha ou julgar os outros porque está fazendo tudo e ninguém a ajuda.

A essa altura ela sofre da gripe do ressentimento e não tem disposição de se dar tanto. Sente-se vítima. Se não for capaz de dar e receber apoio, vai mergulhar de cabeça na quinta etapa.

É nessa ocasião que a mulher precisa recuar de sua expectativa de receber mais de seus relacionamentos e se dar a si mesma. É nessa hora que ela deve parar de culpar os outros e assumir a responsabilidade de se fazer feliz. É também a ocasião propícia para procurar o apoio de um terapeuta com quem possa partilhar o que sente, conversar ou se exercitar com amigos, passear ao ar livre, fazer compras, ler um bom livro, ir ao teatro ou assistir a um concerto.

5. Exaustão e apatia. Ela decide que não vale a pena se dar mais, motivada pela gripe do ressentimento. Como resultado dessa decisão, seus níveis de dopamina começam a baixar. Ela já não está disposta a fazer tudo. Quando seus níveis de dopamina se reduzem, ela cai num estado de exaustão e apatia e não se sente mais obrigada a ser boa e a se dar.

A essa altura, independente do apoio que receba do seu parceiro, ela se sentirá ainda mais ressentida porque já se deu e agora que ele lhe dá um pouco, espera-se que fique satisfeita. Sua reação às desculpas dele e às ofertas para ajudá-la é exclamar: "É tarde demais!"

6. Perda do auto-respeito. Com os níveis de dopamina em queda, os níveis de serotonina e ocitocina da mulher voltam a subir. Ela acha que está tão cansada que não vai responsabilizar-se por outras pessoas. A essa altura, está meio liberada, e tem uma sensação de estar livre de preocupações. Seu novo lema é: "Não dou a mínima para o que os outros pensam."

Com maiores níveis de ocitocina, seu bem-estar aumenta, mas pelas razões erradas. Ela está feliz porque não se sente obrigada a dar. O problema é que ela deixa de se sentir responsável completamente. Não se sente dependente dos outros, por isso seus níveis de serotonina começam a subir.

Com níveis baixos de dopamina e os de serotonina aumentados, ela perde o autocontrole e sente-se cada vez mais impulsiva. Geralmente, começa a comer demais e/ou sofre de outros distúrbios alimentares. Ela pode sentir nojo de si mesma e chegar até a se odiar, à medida que abre mão do auto-respeito. Com sua auto-estima em baixa, pode ser começar um relacionamento doentio. Não consegue romper uma relação destrutiva porque acha que não merece ser bem tratada. Pode até pensar em se matar e, em raros casos, fazer mal a si mesma ou a outros.

Analisemos essas etapas na tabela a seguir:

MUDANÇAS BIOQUÍMICAS PROVÁVEIS	MUDANÇAS DE HUMOR
1. Os níveis de serotonina caem.	**Preocupação.** Ela se preocupa e acha não ter tempo, alimento ou apoio suficientes.
2. Os níveis de serotonina estão baixos e os de dopamina se elevam.	**Sente-se desanimada.** Acha que tem responsabilidade de fazer tudo. Sente-se pressionada e derrotada.
3. À medida que os níveis de dopamina sobem, os de ocitocina descem.	**Culpa e obrigação.** Ela se sente culpada por não querer dar mais por obrigação, enquanto negligencia as próprias necessidades.
4. Uma enzima é liberada no cérebro para dissolver endorfinas.	**Ressentimento.** Ela é crítica, julga as pessoas ou ressente-se porque está fazendo tudo sem ajuda. Não se sente valorizada e dá menos.

5. Os níveis de serotonina continuam baixos, os de ocitocina aumentam.

    Exaustão. Sente-se menos obrigada a ser boa e a se dar e mergulhe num estado de apatia e exaustão.

6. Os níveis de serotonina sobem, os de dopamina estão baixos, os de ocitocina altos e estão sendo produzidas endorfinas.

    Perda do auto-respeito. Isso pode levar a falta de autocontrole, alimentação excessiva, conduta auto-abusiva e/ou manutenção de relacionamentos doentios.

A maioria das mulheres vive nas duas primeiras etapas de depressão. Na primeira fase, a mulher se preocupa demais consigo mesma e com os outros. Importa-se exageradamente com o que os outros pensam e está constantemente insatisfeita ou ansiosa. Pode estar tão acostumada a essa situação que nem sequer sabe o que é descansar e não ter preocupações. Acredita erradamente que não consegue descansar porque tem muito com que se preocupar. Culpa o estresse por sua ansiedade, sem perceber que todas as pessoas têm o potencial de descansar como se nada estivesse errado, mesmo quando rodeadas de problemas. Os problemas não podem ser evitados, mas a ansiedade sim.

Independente do estresse, você pode descansar como se tudo fosse acabar bem.

Na segunda etapa, ela fica desanimada pelas muitas coisas a fazer e pela falta de tempo ou apoio suficientes para fazê-las. Sente a premência e a motivação originadas pelos altos níveis de dopamina, mas faltam-lhe o otimismo, a satisfação e o bem-estar proporcionados pela serotonina. Essa fase é a mais comum entre as mulheres. Nessa condição precária de saúde, elas têm extrema percepção dos seus problemas e são motivadas a tomar uma providência. É por isso que mais mulheres do que homens procuram terapia.

> **Quase todas as mulheres que não são medicadas se sentem desanimadas, tendo muito o que fazer mas não têm tempo para fazê-lo.**

Viver na segunda etapa acaba levando à terceira fase. Com maiores níveis de dopamina, seus níveis de ocitocina começam a diminuir. Em vez de se dar abertamente, a mulher começa a se sacrificar e a dar por obrigação ou, pelo menos, espera receber mais em retribuição. Esse padrão costuma ocorrer nos casamentos de vários anos. Ela dá sem cessar até chegar à quarta etapa e sofrer da gripe do ressentimento.

Quando a mulher observa que está se dando por obrigação ou que está começando a anotar contagem, esse é um sinal de alerta de que ela está na iminência de pegar a gripe do ressentimento. Mude seu comportamento e comece a se dar a si mesma. Se você continuar a dar com restrições, vai acabar ficando cada vez mais ressentida. Essa é a hora de você "dar um tempo" no seu relacionamento e se concentrar em dar a si própria. A não ser que você dê "uma virada" na vida, vai descer a ladeira rumo ao ressentimento, à exaustão e à perda do auto-respeito.

> **Sentir-se obrigada é o sinal de alerta para dar uma guinada: dê mais a si mesma e não aos outros durante algum tempo.**

Dependendo do grau de deficiência nutricional, essas etapas podem ser mais ou menos acentuadas, e pode-se atravessá-las muito rapidamente ou muito lentamente. Essa informação vai ajudá-la a compreender suas oscilações de humor e então assumir o controle ao se dar o apoio de que precisa.

Com as novas e importantes percepções da Solução de Marte & Vênus, as últimas etapas podem ser evitadas. Ao aplicar *A dieta de Marte & Vênus e a solução por exercícios*, homens e mulheres podem compreender o que acontece no seu relacionamento sob uma ótica mais positiva e podem evitar todas as etapas da depressão.

Com essa informação, as osilações de humor, como padrões naturais do clima, são mais previsíveis e começam a fazer sentido. Você ficará mais motivada a fazer mudanças no seu hábito alimentar e na sua rotina de exercícios. Se chover ou cair um temporal, você se dará conta de que não é culpa do seu parceiro.

Em vez de se sentir impotente para mudar, você reconhecerá que o poder está nas suas mãos. Quando surgem os benefícios, você os perceberá e compreenderá por que estão acontecendo. Esse feedback é muito importante para mantê-la motivada a seguir o Programa de Marte & Vênus todas as manhãs.

7
COMPREENDENDO NOSSAS DIFERENTES REAÇÕES AO ESTRESSE

Na nossa cultura, é de conhecimento geral que nossa resposta básica ao estresse é a clássica relação de luta-ou-fuga. Quando nos deparamos com o estresse, a pessoa saudável reage com o aumento dos níveis da testosterona, seja para lutar, seja para fugir. O cérebro então nos recompensa por essa atividade com endorfinas e os níveis de estresse baixam. Isso se aplica aos homens, mas nem tanto às mulheres.

Os pesquisadores começam agora a se dar conta de que homens e mulheres têm diferentes mecanismos para enfrentar o estresse. Recente estudo revolucionário da Universidade da Califórnia verificou que as mulheres têm muito maior probabilidade de reagir amigavelmente ao estresse, isto é, de procurar contato social, com métodos amistosos que vão de falar ao telefone ou passar tempo com parentes e amigos a coisas simples como pedir orientação quando se sentem perdidas.

As mulheres pedem orientação quando se sentem perdidas, como forma de elevar os níveis de ocitocina e reduzir o estresse.

Em especial, a equipe de pesquisadores indicou a ocitocina como hormônio mais importante na reação cuidar-e-ser-amistosa. No passado, a ocitocina foi amplamente estudada por seu papel no parto, mas é mantida em segredo por homens e mulheres como resposta ao estresse. Os efeitos calmantes da ocitocina nos homens são reduzidos pelos níveis crescentes de testosterona.

Essa recente pesquisa revela que a ocitocina desempenha papel-chave na redução da resposta da mulher ao estresse, ao amortecer a reação de luta-ou-fuga e incentivá-la a cuidar dos filhos e se reunir com outras mulheres. Estudos sugerem que mais ocitocina é liberada quando a mulher realmente se ocupa desses cuidados e de ser amigável, o que produz efeito relaxante.

IMPORTAR-SE E PARTILHAR

É certo que a mulher pode lutar e o faz para se defender. Lutar pode mantê-la a salvo e viva, mas não necessariamente reduz seus níveis de estresse. Entretanto, todo o cuidado, o carinho e a partilha após a batalha diminuem seu estresse. Os comportamentos que incluem se importar e partilhar aumentam os níveis de ocitocina.

> **Ao se importar e partilhar da amizade, a mulher produz ocitocina e os níveis de estresse caem.**

Essa pesquisa confirma o vínculo entre ocitocina e estresse nas mulheres, mas não nos homens. Os pesquisadores cunharam o termo reação de cuidar-e-ser-amistosa para descrever a reação da mulher ao estresse. Ao cuidar dos outros, importando-se, partilhando, escutando, ajudando, sendo carinhosa, ensinando, orientando, curando, alimentando, cuidando da aparência, limpando, a mulher eleva os níveis de ocitocina e seu estresse diminui.

Ao ser amistosa com os outros, a mulher também estimula a ocitocina. Fazer as pazes é a primeira reação da mulher ao estresse. Ter de proteger, defender e lutar faz com que os níveis de estresse da mulher se elevem. Se existe perigo, sua reação é: "Vamos tentar resolver o assunto." Quando ela demonstra sua intenção de se unir e ligar, seus níveis de estresse baixam. Isso ocorre quando ela se comunica e coopera.

> Quando ela se comunica e coopera,
> seus níveis de estresse baixam.

Essa pesquisa explica por que as mulheres se inclinam a dar mais quando os níveis de estresse se elevam. Elas procuram dar e demonstrar afeto aos outros ou fazem amizades para partilhar, cooperar e colaborar. Esse sentido de comunidade dá às mulheres uma sensação de segurança e apoio, fazendo com que se elevem seus níveis de ocitocina.

PROTEGER E SERVIR

Quando os hormônios cerebrais femininos estão equilibrados, um confronto não é certamente a primeira opção da mulher para lidar com o estresse. Brigar não é tampouco a primeira escolha do homem. Brigar ou fugir é, na verdade, uma das muitas maneiras que o homem procura para proteger e servir. Segundo uma perspectiva mais esclarecedora, proteger e servir é a reação masculina ao estresse e não brigar ou fugir. Brigar ou fugir é o que o homem faz como último recurso.

> Brigar ou fugir é uma das muitas formas que
> o homem procura para proteger e servir.

A reação da mulher ao estresse é cuidar e partilhar. Seu último recurso costuma ser o oposto de brigar ou fugir: é fingir ou se retrair. As mulheres são mestras em inventar e disfarçar. São tão eficientes em mascarar os próprios sentimentos que acabam até enganando a si mesmas. Sob o pretexto de criar harmonia e sentimentos positivos, as mulheres freqüentemente fingem ser mais afetuosas e cooperativas do que querem ser.

> **Fingir ou retrair-se é um dos muitos meios utilizados pelas mulheres para cuidar e partilhar.**

As mulheres são também especialistas em sacrificar-se ou ceder em nome da harmonia. Os homens podem e se sacrificam, mas só o fazem quando existe uma recompensa, conquista ou meta estipulada. Eles escolhem suas lutas e sacrifícios dependendo do que for mais importante. As mulheres se sacrificam sem nem sequer se aperceberem. O principal modelo que a mulher tem num relacionamento quando surgem problemas deriva do fato de ela se dar demais e mais tarde se ressentir quando não é retribuída como julga merecer.

> **As mulheres se dão demais e depois se ressentem.**

Fingir ou se retrair é apenas o último recurso feminino. A reação básica da mulher ao estresse é sua conduta de cuidar e partilhar. Para reconhecer e aprofundar sua ligação com outra pessoa, ela dá liberalmente o que ela própria mais gostaria de receber. Para manter essa atitude de cuidar e partilhar, ela precisa receber o mesmo. Esse partilhar cria um vínculo que produz ocitocina.

As mulheres se ligam mais facilmente às crianças porque sabem que são indefesas e não esperam nenhuma retribuição da parte delas. O suprimento feminino de ocitocina fica mais limitado à medida que aumentam suas expectativas e necessidades de retribuição do seu apoio. Quando os níveis de serotonina da mulher atingem o nível normal por meio de uma dieta saudável e uma rotina de exercícios pela manhã, ela tem maior percepção do apoio que tem disponível e não espera que seu parceiro lhe retribua na mesma proporção.

OCITOCINA, AUTO-ENRIQUECIMENTO, ESTRESSE E AMOR

A reação à ocitocina também ocorre quando a mulher faz alguma coisa por si mesma. Essa é uma das lições mais importantes para a mulher. É fácil amar e cuidar dos outros, mas não é tão fácil se amar e se cuidar. É muito comum a mulher se dar muito, mas não dedicar tempo a si própria. Dar a si mesma é tão importante quanto dar e apoiar os outros. Você alguma vez já chorou "um balde" e se sentiu ótima depois? Ao ter pena de si mesma, você se sentiu melhor, porque seus níveis de ocitocina aumentaram e foram produzidas endorfinas para recompensá-la.

Fazer compras sem se apressar é outro exemplo de prazer que produz ocitocina nas mulheres. Qualquer conduta que a mulher não precise mas adore adotar estimula a produção de ocitocina. Se achar que deve repetir o comportamento, isso produz o aumento dos níveis de dopamina e o decréscimo dos níveis de serotonina. Quando ela age por obrigação, obtém a certeza de que não tem tempo nem apoio suficientes na vida.

> Qualquer conduta que a mulher não *precise*
> mas adore adotar estimula a produção de ocitocina.

As mulheres reduzem seus níveis de estresse ao travarem relacionamentos por meio de comunicação e cooperação. A maior causa de estresse na mulher é a perda do vínculo ou baixos níveis de ocitocina. Sem amor, a mulher não é feliz.

> A maior causa de estresse na mulher é a perda
> do vínculo ou baixos níveis de ocitocina.

Amor, nesse contexto, é a afirmação do vínculo, o reconhecimento ativo de ter uma ligação. Amar é seguir plenamente nossa conexão com alguém ou alguma coisa. Quando amamos alguém, admitimos que essa pessoa é especial para nós. Cuidando, acarinhando e partilhando com o outro, a mulher fortalece seu vínculo ao dar exatamente o que gostaria de receber.

Auto-enriquecimento e amor próprio também estimulam a ocitocina. É importante amar os outros, mas é ainda mais importante que a mulher se ame. Ao dedicar tempo para se estimular e a seus relacionamentos, ela tem a certeza de que não vai se sentir usada nem maltratada.

Dar sem ser retribuído é, na verdade, uma de nossas maiores alegrias e liberdades. Isso só se pode realizar quando somos plenamente capazes de nos amar. Cada vez que a mulher decide se estimular em vez de se ressentir dos outros, ela não só cria o alívio imediato gerado pelo autocuidado, como aperfeiçoa sua capacidade de se amar. Basicamente, esse amor por si mesma a libera para dar amor o tempo todo.

**Dar sem ser retribuída pode ser uma
de nossas maiores alegrias e liberdades.**

Ao dedicar parte de suas manhãs à sua dieta auto-enriquecedora e à rotina de exercícios, a mulher estará construindo esse sólido alicerce. Não apenas estará recebendo os nutrientes e o estímulo necessários à produção de química cerebral e hormônios sadios, mas a produção de ocitocina será estimulada porque a mulher está dedicando a si mesma o tempo de que precisa. Essa é a melhor maneira de usar o seu tempo. Ao se dar de dez a trinta minutos para se exercitar e garantir a ingestão de nutrientes no desjejum, ela terá capacidade muito maior de se dar livremente o dia inteiro.

AMAR UM HOMEM DE MARTE

Quando a mulher ama o homem, comete o erro de lhe dar o que ela gostaria de receber. É certo que os homens apreciam ser cuidados, acarinhados e de ter um relacionamento partilhado, mas o que mais desejam são diferentes expressões de amor. Tendo por base a testosterona, o homem precisa de demonstrações de amor que estimulem seus níveis de testosterona e dopamina. Essas manifestações de amor estão igualmente presentes no coração da mulher quando ela ama o homem, porém ela não se dá conta de como são importantes para ele. São os sentimentos de valorização, aceitação e confiança.

O homem precisa de demonstrações de amor que estimulem seus níveis de testosterona e dopamina.

Essas três demonstrações de afeto promovem a produção de testosterona no homem. São as expressões emocionais que lhe informam que ele consegue, tem condições de conseguir ou conseguirá protegê-la e servir-lhe e reconhecem que, com o apoio dele, ela tem, pode vir a ter e terá o que seu coração deseja. Esse feedback atiça o fogo da vontade do homem de servir e proteger. Quando seus níveis de testosterona sobem, os de estresse baixam.

Valorização, aceitação e confiança promovem a produção de testosterona no homem.

A serotonina permite ao cérebro reconhecer o que ele tem, pode ter e terá. Os níveis normais de serotonina estão associados a satisfação, bem-estar e otimismo. Todos esses são estados de posse. A maior parte da depressão tem a ver com o pensamento:

"não tenho, não tenho condições de ter nem nunca terei". O sentido positivo de posse é necessário para sentir a aceitação, valorização e confiança que vai apoiar ao máximo seu parceiro. Não é apenas a sensação de se sentir segura, amada e apoiada, mas é também a elevação dos níveis de serotonina.

**A depressão tem a ver com o pensamento:
"não tenho, não tenho condições de ter nem nunca terei".**

Quando os níveis de serotonina estão normais, nós nos satisfazemos com o que temos, consolamo-nos com o que podemos ter e somos otimistas quanto ao que teremos. Essas mesmas idéias associadas à serotonina dão origem ao mesmo tipo de amor que os homens querem e do qual mais precisam. Essas três condições do ato de se dar incitam o amor das seguintes maneiras:

- A satisfação com o que se tem provoca valorização. Quando a mulher valoriza o que tem, inspira o homem a dar mais.
- A conciliação com o que se pode ter causa aceitação. Quando a mulher se satisfaz com o que o homem provê, sem procurar mudá-lo nem corrigi-lo, o homem recebe megadoses do que ele mais precisa. A aceitação dela o motiva a aprender com seus erros e a dar mais.
- O otimismo quanto ao que se terá causa confiança. Quando a mulher confia nas intenções do homem e acredita que ele possa cumpri-las, ele recebe o apoio emocional de que mais precisa.

Os homens estão sempre reivindicando mérito pelos seus feitos porque têm grande necessidade de serem vistos como pessoas de quem se pode depender e com quem contar. A mulher com baixos níveis de serotonina tem dificuldade de confiar no homem. Em vez disso, ela se preocupa demais, transmitindo ao homem a mensagem de que não confia nele ou de que espera demasiado dele. Nenhum homem é perfeito, nem se deve esperar que seja.

> **Os homens reivindicam mérito pelos seus feitos porque têm grande necessidade de sentir que confiam neles.**

Geralmente, a mulher pensa que confia no homem ao não lhe pedir o que quer. Quando quer mais, ela não pede e fica decepcionada quando ele não lhe dá o que deseja. Secretamente, acha que, se ele a amasse de verdade, faria o que ela quer sem que fosse preciso pedir. Isso provavelmente aconteceria, se ele também fosse de Vênus, mas, como é de Marte, não pensa da mesma forma que ela. Ele não sabe o que ela quer.

A verdadeira expressão de carinho dele não é antecipar as necessidades dela, mas esforçar-se ao máximo quando ela lhe pedir apoio. Certamente, é ótimo quando ele oferece apoio sem que ela precise pedir, mas, se isso não ocorrer, ela deve lembrar-se de que isso não significa que ele não a ama nem se importa com ela.

Quando ele não oferece o apoio de que ela precisa, uma forma de se acarinhar e dar a ele o apoio que ele quer é pedir. Pedir, na verdade, expressa uma atitude de confiança. Ela está certa de que receberá ajuda, se ele puder dá-la. Ao não se magoar nem ficar aborrecida se ele não puder ajudá-la, ela tem certeza de que ele a ajudaria, se pudesse. Quando ela pede apoio, afirma sua convicção de que ele está disposto e disponível para protegê-la e atendê-la de alguma forma.

> **Pedir apoio pode expressar a atitude confiante da mulher.**

Se a necessidade de apoio dela é óbvia, mas ele não oferece ajuda, é porque, provavelmente, não sabe que é preciso. Recentemente, Bonnie e eu estávamos saindo de nosso rancho. Bonnie carregava um punhado de coisas nos braços, que ela apanhou a caminho do carro. Eu não estava levando nada e nem sequer me ofereci para carregar as coisas. Dois outros amigos marcianos estavam conosco e tampouco se ofereceram, não porque não estivéssemos dispostos a fazê-lo, mas porque simplesmente nem pensamos nisso. Estávamos ocupados conversando. Quando ela pediu ajuda, todos ficamos satisfeitos em colaborar. Essa é uma questão banal, mas muito importante.

Sob a perspectiva de Marte, sempre que você puder ser útil a uma mulher, ofereça ajuda. Sob a perspectiva de Vênus, se você quiser ajuda, peça-a. Mesmo que você consiga fazer a coisa sozinha, ao pedir e conseguir apoio, estará se ligando ao homem e os níveis de ocitocina e serotonina se elevarão. Quando a mulher dá ao homem a oportunidade de ajudar em pequenas coisas, o agradecimento dela também estimula coisas positivas nele.

Pedir ajuda ao homem lhe estimula os níveis de testosterona e oferecer ajuda à mulher lhe estimula a ocitocina.

De vários modos, as mulheres acham que apóiam o homem. Elas dão o que elas mesmas quereriam, mas o homem não quer esse tipo de amor. A mulher dá amor que produz ocitocina, mas omite o amor que produz testosterona. Vejamos alguns exemplos:

- Ela pode demonstrar preocupação como forma de dizer que se importa, mas ele interpreta isso como falta de confiança.
- Ela pode fazer uma porção de perguntas para aumentar os vínculos entre eles e demonstrar que se importa e compreende, mas ele interpreta isso como falta de confiança e é por essa razão que ela quer ajudá-lo de alguma forma.
- Ela oferece ajuda em ocasiões em que ele não a solicita, e ele interpreta isso como um meio de ela dizer que não confia nele para fazer alguma coisa por conta própria.

A mulher procura oportunidades de ajudar o homem para demonstrar que se importa com ele. Quando ela quer ajudar e ele não pediu ajuda, ele pode facilmente interpretar isso como o fato de que ela não aceita nem valoriza o modo de ele fazer as coisas. As atitudes femininas de ajuda são, às vezes, interpretadas como se ela estivesse tentando ensinar-lhe ou corrigi-lo.

No planeta dela, isso é amor, mas no dele, não é. Com as informações fornecidas em meus livros sobre Marte & Vênus, a mulher pode aprender a demonstrar seu amor de maneira mais apropriada em Marte. Não apenas ele receberá mais do que quer, como esse exercício também aumentará a produção de serotonina do cérebro dela.

A testosterona é o hormônio do desejo. É o reconhecimento ativo do que precisa ser feito. Enquanto o amor reconhece o que temos, o desejo reconhece o que precisamos fazer, alcançar ou realizar. Quando o homem recebe o feedback da mulher de que suas tentativas de amá-la são valorizadas, aceitas e merecem confiança, ele sente mais desejo de ser mais, fazer mais e ter mais. As mulheres inspiram os homens a desejar mais.

As mulheres inspiram os homens a ser, fazer e ter mais.

O segredo de amar o homem é ignorar seus erros e defeitos sempre que possível e reagir favoravelmente aos sucessos dele. A mulher não deve tentar aceitar, valorizar nem confiar nas fraquezas e limitações do homem. Isso não seria honesto. Uma atitude confiante, de aceitação e valorização faz com que a mulher se torne atraente para o homem. Isso, por sua vez, faz com que ele mostre o que tem de melhor e o ajuda a perceber e valorizar o que ela tem de melhor.

OS HOMENS SÃO COMO ELÁSTICOS

Os homens também se beneficiam da ocitocina, mas, em excesso, esse hormônio não lhes faz bem. Ocitocina em demasia reduz os níveis de testosterona no homem. Quando isso ocorre, seus níveis de desejo, motivação e energia decrescem. Isso se constata mais acentuadamente na intimidade física. Na hora do clímax, o homem e a mulher sentem uma ligação que aumenta espantosamente os níveis de ocitocina. Isso é, certamente, uma experiência rejuvenescedora para homens e mulheres. A diferença é que a ligação reduz tanto os níveis de testosterona e dopamina do homem. Uma prova disso é que, quando ele acaba de gozar, adormece logo.

A mulher, porém, está cheia de energia e gostaria de continuar as carícias e o aconchego. Seu corpo flui com ocitocina e ela se beneficia dos níveis mais baixos de testosterona e dopamina. Lembre-se de que as mulheres ficam desanimadas quando seus níveis de dopamina são superiores aos de serotonina. A dopamina nos informa que precisamos fazer alguma coisa e a testosterona, que essa coisa precisa ser feita imediatamente. Com hormônios marcianos inferiores, a mulher pode descansar e desfrutar da sua necessidade de amar e estabelecer uma ligação.

Após o clímax, a mulher está plena de ocitocina e satisfação, e o homem adormece.

A não ser que o homem tenha altos níveis de testosterona e dopamina, com o aumento dos níveis de ocitocina, os de testosterona caem e ele subitamente sente os sintomas da síndrome da deficiência de dopamina. No mínimo, ele terá necessidade de mais espaço para se recuperar e reabastecer seus níveis de dopamina e testosterona.

Isso explica a teoria do elástico de que falo no meu livro *Homens são de Marte, mulheres são de Vênus*. Depois que os homens ficam íntimos das mulheres, sentem necessidade de se afastar. Quando se esticam como um elástico, depois de certo tempo sentem forte desejo de se reaproximar.

Depois que ficam íntimos, os homens sentem necessidade de se afastar das mulheres.

Quando o homem se afasta, está procurando seu espaço e um sentido de autonomia na vida. Esse espaço para respirar estimula a produção de testosterona e dopamina. Sempre que o homem está sozinho e precisa fazer coisas por si mesmo, seus níveis de testosterona e dopamina aumentam e os de ocitocina diminuem. Quando os níveis de testosterona se elevarem, ele, mais uma vez, terá energia, vontade e confiança para proteger e servir. Quer manter o relacionamento para se dar livremente ao proteger e servir.

À medida que o homem dá mais e fica mais próximo da mulher, seus níveis de ocitocina sobem e gradativamente baixam os de testosterona. A essa altura ele precisa se afastar, ter um espaço seu e depois voltar. Com essa informação, as mulheres não precisam levar para o lado pessoal quando o homem se afasta. Quando ele lhe afirma que não há nada a ver com ela, está dizendo a verdade. Trata-se apenas da necessidade de equilibrar seus hormônios novamente.

AMAR A MULHER DE VÊNUS

Quando a mulher reage motivada pela vontade de cuidar e partilhar, seus níveis de ocitocina sobem. Cuidar e partilhar é o lema venusiano. É por isso que as mulheres costumam se dar em demasia. Quando estão estressadas, em vez de descansar e se dar menos, elas sentem a compulsão de se dar mais. Isso cria mais ocitocina em seu corpo, o que por sua vez, estimula a liberação de endorfinas, que então reduzem o estresse. Quando o amor é uma rua de mão única para a mulher, ele não significa partilhar. Se ela acha que não está sendo retribuída ao se dar, seus níveis de ocitocina diminuem. Manter esses níveis altos é o segredo de amar a mulher de Vênus.

Em vez de descansar e se dar menos quando estressadas, as mulheres costumam ter a compulsão de se dar mais.

Quando o homem aprende a retribuir, a devolver o amor que a mulher lhe dá, ele guarda o segredo de mantê-la feliz. No campo da psicologia, enfatiza-se demais o fato de que os homens devem ser mais sensíveis e receptivos nos relacionamentos. É claro que os homens resistem a esses comportamentos. Para apoiar suas parceiras mais eficazmente, os homens não têm de ficar iguais às mulheres.

A mulher não precisa que seu homem seja como uma amiga. Mesmo se ela pensar que é isso que deseja, não é saudável e, com o tempo, o fogo da paixão seria extinto. As diferenças nos atraem e respeitar e valorizar essas diferenças é que mantém essa atração entre os sexos.

A mulher não precisa que seu homem seja como uma amiga.

Ao compreender as pequenas coisas que têm grande efeito sobre as mulheres, o homem pode fazer a diferença no relacionamento, sem tentar mudar sua natureza básica. Da mesma forma, ao aprender a reagir às ações do homem, a mulher pode conseguir aquilo de que necessita, sem precisar mudar a essência masculina.

As características masculinas, na verdade, ajudam a equilibrar os hormônios da mulher. Sempre que o homem usa sua testosterona para proteger a mulher amada e servir-lhe, ele estimula nela a produção de ocitocina e testosterona. Essa é a resposta equilibrada que pode surgir no relacionamento em que existe amor e apoio. Quando alcançamos o equilíbrio entre testosterona e ocitocina, nosso sentido de satisfação atinge o máximo. O equilíbrio sempre faz com que venha à tona o que temos de melhor. Essa compreensão dos diferentes hormônios e interesses femininos ajuda o homem a realizar esse objetivo.

O bem-estar da mulher está ligado a seus níveis de ocitocina sob vários aspectos. Pode-se ver o rosto da mulher se iluminar quando ela interage com um bebê ou uma criança. Ela não se importa de dar sem esperar retribuição do bebê, porque sabe que ele não tem como fazer isso, pois é completamente vulnerável e dependente. O brilho no rosto dela eleva seus níveis de ocitocina. Esse mesmo brilho ocorre quando ela come chocolate, é elogiada ou recebe um abraço ou uma massagem. Que têm em comum essas atividades? Todas estimulam níveis maiores de ocitocina no corpo da mulher. O chocolate, na verdade, produz serotonina, mas, à medida que aumentam os níveis desse hormônio, o mesmo acontece com os de ocitocina. Abraçar e ser massageada fomentam diretamente a produção de ocitocina ao estimular a pele da mulher e a camada de gordura diretamente sob a superfície do rosto. Esse estímulo é gerado por meio da massagem ou por um toque afetuoso, mas sem conotação sexual. A mulher precisa de ser tocada várias vezes por dia.

Abraçar e receber massagens estimulam diretamente a produção de ocitocina.

Receber elogios aumenta os níveis de serotonina da mulher, o que, por sua vez, eleva seus níveis de ocitocina. Quando alguém está sendo afetuoso ou amistoso com a mulher, ela se sente motivada a agir da mesma forma. Quando recebe pequenos gestos de carinho, sente-se segura para cuidar e partilhar em troca. Prever que vai receber de volta um apoio caloroso e amigável lhe dá segurança para ser afetuosa e compartilhar. O aumento dos níveis de ocitocina libera no seu cérebro as endorfinas do bem-estar que ajudam a minimizar os efeitos do estresse.

A ocitocina é importante para os homens, mas nem se aproxima da importância que tem para as mulheres. Eis alguns exemplos de comportamentos que estimulam a produção de ocitocina, os quais não costumam ser seguidos pelos homens:

- Os homens geralmente não se alegram muito ao ver bebês, nem conversam sobre chás-de-panela. As células dos seus corpos não anseiam por embalar um bebê nos braços.
- Os homens geralmente não se abraçam após reuniões de negócios, mas contam piadas e se felicitam.
- Os homens geralmente não trocam elogios sobre suas roupas numa quadra de basquete. O homem não costuma reparar nem se importar se seu companheiro de equipe está de bermudas novas para combinar com os sapatos novos.
- Os homens geralmente não observam quando um amigo corta o cabelo. As mulheres não só notam, como podem se magoar um pouquinho se você não reparar.
- Os homens geralmente não gostam muito de comprar presentes com bastante antecedência, embrulhá-los e comprar cartões para acompanhar os presentes. A maioria dos homens adoraria se o Dia dos Namorados não fosse comemorado todos os anos.
- Os homens gostam de massagens, mas não freqüentam spas tanto quanto as mulheres, nem se mimam com tratamentos faciais ou idas periódicas à pedicure.
- Os homens geralmente não conversam sobre seus planos de casamento nem se preocupam com todos os detalhes.
- Os homens geralmente não se oferecem para fazer biscoitos para a quermesse do colégio.

- Os homens geralmente não se magoam quando um velho amigo que não lhes telefona durante dez anos de repente telefona.
- Os homens geralmente só carregam alguma coisa para um amigo se ele pedir.

A lista de comportamentos que estimulam a produção de ocitocina é interminável. Como a ocitocina costuma reduzir os níveis de testosterona, esses comportamentos não são muito importantes para o homem. Quando ele parece não ser tão carinhoso nem partilhar tanto quanto a mulher, não é porque não se importa com ela; é porque diferentes tipos de estímulo o ajudam a enfrentar o estresse.

O que lhe dá mais energia é resolver problemas, ganhar dinheiro, ser bem-sucedido, assumir riscos, enfrentar o perigo, reivindicar seu mérito, estar certo, ter a resposta correta, conhecer o caminho, fazer coisas por conta própria, ter uma habilidade especial, tomar decisões por si mesmo, ser eficiente, obter resultados, proteger, fazer a diferença, assistir a filmes ou esportes de ação, anotar a contagem, participar de ou assistir a competições ou ver fotos eróticas do sexo oposto. Que têm em comum todas essas atividades?

Todas são comportamentos que produzem testosterona. As mulheres certamente também se ocupam deles, mas, para elas, essas situações costumam causar estresse porque reduzem os níveis de ocitocina. Para os homens, essas atividades costumam reduzir o estresse, se os níveis de dopamina estiverem normais. Qualquer conduta que eleva os níveis de testosterona do homem lhe dá energia e produz endorfinas no cérebro que reduzem o estresse.

EQUILIBRANDO OS HORMÔNIOS

É preciso uma intenção premeditada para que um comportamento mantenha os níveis de ocitocina e testosterona. Fazer amor é o melhor exemplo do equilíbrio desses hormônios complementares. Se o homem seguir seus instintos básicos, que são governados pela testosterona, todo o processo pode levar apenas cinco minutos. O homem equilibra seus hormônios ao dedicar mais tempo às "preliminares", isto é, de vinte a trinta minutos, ao invés de três a cinco. Ao diminuir o ritmo intencionalmente para respeitar as várias necessidades da mulher, ele está mostrando consideração (ocitocina) e se mantendo centrado no seu objetivo (testosterona).

No mundo do trabalho, equilibrar os hormônios em um comportamento é muito mais desafiante. Eis alguns exemplos:

- É difícil ser cooperativo (comportamento da ocitocina) quando se está sendo também competitivo (comportamento da testosterona).
- É difícil ser colaborador (comportamento da ocitocina) quando se precisa fazer uma coisa sozinho (comportamento da testosterona).
- É quase impossível prestar atenção a alguém e seus sentimentos (comportamento da ocitocina) quando se precisa obedecer a um prazo e tem-se de encontrar uma solução imediatamente (comportamento da testosterona).

Apesar desses desafios, quanto mais equilíbrio pudermos inserir nas várias áreas de nossas vidas, mais saudáveis e felizes seremos. Esse desafio é apresentado em muito mais detalhes no meu livro *Marte & Vênus no local de trabalho*. É mais fácil encontrar esse equilíbrio num relacionamento. Nem sempre podemos escolher com quem trabalhamos, mas podemos escolher as pessoas com quem partilhamos nossa vida pessoal.

O equilíbrio é essencial porque a testosterona e a ocitocina se complementam. Seu relacionamento é como uma gangorra: quando uma sobe, a outra desce. Com níveis normais de serotonina, a mulher tem muito mais facilidade para manter os dois hormônios ao mesmo tempo. Se ela se sente à vontade, satisfeita e otimista (serotonina elevada), os comportamentos que produzem testosterona de sua parte não lhe negam mais sentimentos e reações carinhosas e que produzem ocitocina.

A testosterona e a ocitocina se complementam: quando uma sobe, a outra desce.

Isso funciona da mesma forma para o homem. Com níveis normais de dopamina, os comportamentos que produzem ocitocina não lhe recusam suas condutas que produzem testosterona. Ele é capaz de ser paciente e atencioso, embora objetivo. Pode se dar livremente e também pensar no que quer como recompensa.

É interessante observar que, quando o homem faz sexo com a mulher que ele ama profundamente (serotonina e ocitocina elevadas), tende a ter uma redução maior dos níveis de testosterona em seguida ao ato e durante os dias seguintes. Se, na verdade, não se importa muito com ela, seus níveis de testosterona não diminuem muito. Se ele não "toma conhecimento" dela, esse hormônio pode até aumentar.

Isso é evidente na vida dos atletas. Fazer sexo com quem eles amam reduz nitidamente sua agressividade no dia seguinte. Por essa razão, os treinadores pedem a seus atletas para se absterem de sexo na véspera de um jogo. Os atletas solteiros e os promíscuos relatam que transar na véspera pode até estimular mais a produção de testosterona e agressividade no dia seguinte. Tudo depende do sentimento do homem pela parceira. Bioquimicamente falando, depende do aumento dos seus níveis de ocitocina e serotonina. Quando os de ocitocina estão baixos, a dopamina e a testosterona permanecem em níveis elevados.

Os atletas solteiros e os promíscuos relatam que transar na véspera de um jogo pode até estimular mais a produção de testosterona.

O desafio de nossos relacionamentos é alcançar o equilíbrio desses neurotransmissores para que os níveis hormonais não diminuam. Para obter esse equilíbrio, uma dieta adequada pode produzir dopamina para os homens e outra pode produzir serotonina para as mulheres. Aprender a dar e receber o apoio emocional necessário para estimular e equilibrar a produção de dopamina e serotonina também é essencial.

Eu costumava realizar seminários de três e sete dias, visando a criar um ambiente seguro e enriquecedor, para que homens e mulheres pudessem se beneficiar de sentimentos não resolvidos do passado. Nesses seminários, depois de todas as lágrimas, as pessoas eram "transportadas pelo ar" para uma condição celestial de bem-estar. O resultado de todas as suas explorações e partilhas era o aumento dos níveis de ocitocina e endorfinas.

Nesses seminários, os homens desfrutavam dos altos níveis de endorfina tanto quanto as mulheres. O cérebro masculino também recompensa o homem pelo aumento da produção de ocitocina. O problema para o homem é que, se seus níveis de testosterona não forem também fortalecidos, ele perde essa ótima sensação. O aumento dos níveis de ocitocina costuma reduzir os níveis de testosterona do homem. Se ele não tiver muito estímulo para produzir testosterona, seus níveis caem e as enzimas liberadas no seu cérebro dissolvem suas endorfinas.

Se ele tem baixos níveis de dopamina, como a maioria dos homens, fica até mais vulnerável à perda de testosterona depois de se ter mostrado afetuoso. A alta emocional do aumento dos níveis da ocitocina é seguida por uma baixa. Nos meus seminários, aprendi que, para ajudar os homens a manter esta alta, eu precisava balancear os exercícios produtores de ocitocina com os de testosterona.

O aumento dos níveis da ocitocina costuma reduzir os níveis da testosterona e a deficiência de testosterona diminui o bem-estar do homem.

Esse mesmo padrão se aplica ao contrário às mulheres. A mulher pode desfrutar de altos níveis de endorfina ao ser dirigida pela testosterona nas suas responsabilidades profissionais ou por uma rigorosa rotina de exercícios, mas, sem o equilíbrio das atividades da ocitocina, ela perde pique. Esteja trabalhando num canteiro de obras ou em casa, criando os filhos, ser responsável pelo bem-estar de outros estimula a produção de muita testosterona e reduz a de ocitocina, especialmente, se ela for a encarregada da situação ou não tiver muita ajuda. Ter autonomia ou fazer coisas por sua própria conta estimula a produção de dopamina e testosterona, mas reduz a de ocitocina. O aumento dos níveis de testosterona é recompensado pelo cérebro, mas também diminui os de ocitocina. Se a mulher não tem atividades suficientes para estimular a produção de ocitocina, o bem-estar resultante da elevação dos níveis de testosterona não dura. Encontrar o equilíbrio para homens e mulheres é um importante desafio para permanecer saudável e livre do estresse.

> **O aumento dos níveis de testosterona costuma baixar os de ocitocina, o que, por sua vez, reduz o bem-estar da mulher.**

Quando se trata de equilibrar os hormônios, a grande diferença entre homens e mulheres é que, quando os homens têm baixos níveis de ocitocina, seus cérebros não reduzem endorfinas. Se a mulher tem baixos níveis de testosterona, seu cérebro não diminui as endorfinas. A deficiência de testosterona é uma importante causa de estresse para os homens, enquanto níveis reduzidos de ocitocina são a maior fonte de estresse para as mulheres. Essa distinção faz com que os homens se orientem mais para o trabalho e as mulheres para os relacionamentos amorosos.

Essa diferença ainda não foi explorada pelos pesquisadores modernos, mas, quando se aprende a reconhecer os sintomas mentais e emocionais dos diferentes hormônios e neurotransmissores, ela se torna óbvia.

Meu exemplo favorito para ressaltar como as endorfinas diminuem quando os níveis de testosterona baixam no homem, mas não na mulher, origina-se de minha experiência com o cinema.

ASSISTINDO AO FILME *AS PONTES DE MADISON*

Numa tarde de domingo, levei minha mulher Bonnie para ver o filme *As pontes de Madison*. Esse filme era realmente para mulheres. Como especialista nas diferenças entre os sexos, achei que, como milhões de mulheres haviam lido o livro no qual o filme se baseou, eu deveria pelo menos assistir à fita. Eu sabia que minha mulher ficaria com excelente disposição. O cinema estava lotado de mulheres e havia apenas dois homens. Não havia um só assento vazio. Alguns minutos depois de começar o filme, escutei um barulho alvoroçado de bolsas se abrindo: eram as mulheres pegando lenços de papel. Algumas já estavam chorando, antecipando-se aos momentos em que isso aconteceria de novo. Para as mulheres naquele cinema, o filme era uma exaltação ao amor.

Eu também esperava assistir a uma boa experiência. Afinal de contas, Clint Eastwood era o protagonista marciano. Ele é um ator consagrado em filmes de ação e não decepcionaria seus companheiros marcianos. Cinco minutos depois do início do filme, já estava ficando cansado e não estava ao chegar ao cinema. Só de assistir à fita sem nenhuma ação, apenas com diálogos, eu estava me fatigando. Minhas pálpebras ficavam cada vez mais pesadas. Eu não conseguia acreditar. Olhei em volta e todas as mulheres estavam completamente absortas e atentas. Pareciam homens assistindo a um filme de ação.

Só de assistir a um filme sem ação, com apenas falas o homem pode ficar cansado.

Para essas mulheres, muita coisa estava acontecendo. Elas já estavam se perguntando o que ele diria, o que ela responderia, o que ela e ele estavam pensando, o que o marido dela iria achar, o que ela sentia pelo marido, será que ela o abandonaria? Será que Clint ficaria ao lado dela? Será que ele finalmente sossegaria? Quais seriam os temores dela? Será que ele tinha medo de se envolver intimamente? Será que ela poderia curar as mágoas dele? Que vida ela levava até aquele momento? Como seria a vida dela se ele partisse? Que aconteceria ao casamento dela se eles se beijassem? Será que ele queria beijá-la? Quem tomaria a iniciativa? Ele ou ela? Que suspense, que emoção, que sensação boa! Olhei para os dois outros homens na platéia e também eles estavam com sono.

Para as mulheres, muita coisa estava ocorrendo, mas, para os homens, não. Mais tarde, enquanto eu me esforçava para permanecer acordado, de repente senti um ímpeto especial. Foi como se eu tivesse acabado de tomar sorvete ou bebido uma xícara de café. Minha energia voltou. Que teria havido? Bem, alguma coisa finalmente aconteceu no filme: Clint pegou o caminhão e se dirigiu às pontes, mas, quando nada ocorreu lá, meu cansaço voltou.

Depois que contei essa história em um de meus seminários, um homem se dirigiu a mim. Ele me contou que passara pela mesma experiência, mas tinha algo a acrescentar: "minha energia também voltou quando Clint entrou no caminhão, mas, quando finalmente chegou à ponte, ele nem a explodiu".

Nós dois rimos e concordei totalmente.

No final do filme, Clint Eastwood entrou no caminhão e dirigiu rumo ao pôr-do-sol. Eu subitamente acordei do meu cochilo. Quando olhei em volta, mais lenços estavam sendo passados entre as mulheres e o rosto de minha mulher brilhava de ocitocina. Quando saí do cinema e entrei no carro, meus níveis de testosterona certamente aumentaram. O brilho no rosto de Bonnie e a elevação de meus níveis de testosterona fizeram com que a noite fosse muito agradável.

Dormir ao tentar assistir a *As pontes de Madison* é um grande exemplo de como o homem perde a vitalidade e a mulher não, quando os níveis de ocitocina e serotonina aumentam e os de testosterona baixam. Os filmes de ação estimulam a produção de dopamina e testosterona para os homens, enquanto conversar, cuidar e partilhar filmes estimulam a produção de serotonina e ocitocina para as mulheres. Quando os filmes têm esses ingredientes, homens e mulheres são atraídos por eles.

Se o homem tem maiores níveis de testosterona, ele pode ir até as pontes de Madison sem dormir. Anos depois, com níveis normais de dopamina e testosterona, posso facilmente ir até as pontes e desfrutar cada minuto do passeio.

A NECESSIDADE DE SENTAR NO SHOPPING

Outro exemplo de como as mulheres recebem energia ao aumentar os níveis de ocitocina e ao ter níveis de testosterona relativamente baixos mas os homens não origina-se de minha experiência em shopping centers. Quando os homens fazem compras, agem de modo muito objetivo. Se querem comprar calças, tentam sair da loja com elas o mais breve possível. Se o propósito deles é encontrar calças, nem sequer pensam em adquirir camisas e sapatos que combinem com as calças. Esse enfoque centralizado estimula muito a produção de testosterona. As mulheres podem ir às compras visando a um determinado artigo, mas também compram uma variedade de outras coisas. Não somente exploram e descobrem mais para si mesmas, como também fazem compras para os outros.

Se ela não estiver sob pressão, minha mulher pode relaxar enquanto faz compras. Pensar de maneira carinhosa e em partilhar produz ocitocina saudável, o que aumenta os níveis de tranqüilidade. Se vou junto com ela, em cerca de vinte minutos chego ao meu limite, enquanto ela permanece cheia de energia. Fico totalmente exausto e alegro-me quando entramos numa loja e há uma cadeira para eu esperar enquanto ela experimenta vestidos.

> **Depois de cerca de vinte minutos fazendo compras com a mulher, o homem fica exausto, enquanto a mulher viceja.**

Existe grande diferença nesse caso. As lojas de artigos femininos têm cadeiras onde os homens se sentam, mas as lojas para homens não têm lugar onde as mulheres possam sentar. Isso é porque as mulheres não precisam sentar-se quando os maridos experimentam roupa. Até a simples idéia de ele usar algo novo estimula os níveis de energia e bem-estar femininos.

A atividade de fazer compras, especialmente se incluir compras para outras pessoas, produz ocitocina. Quando o homem faz compras com e para sua mulher, ele se exaure porque sua deficiência de testosterona resulta em poucas endorfinas. Quando a mulher faz compras com e para o marido, não se cansa. Seus maiores níveis de ocitocina a recompensam com endorfinas e seu baixo nível de testosterona não reduz esse pique.

A OCITOCINA E O AMOR DURADOURO

Cultivar amor é uma das maneiras mais poderosas de equilibrar nossos hormônios. A ocitocina é a chave do amor duradouro. A mulher só se sente "a fim" quando está livre de estresse. Essa é uma grande diferença entre homens e mulheres. Os homens podem usar a intimidade física como uma forma de reduzir o estresse, mas as mulheres só querem saber de amor depois que seus níveis de estresse baixam. Para o homem sentir atração e "tesão", o amor não é necessariamente um pré-requisito. Esse sentimento pode certamente realçar a experiência amorosa, mas não é uma condição *sine qua non*. Para as mulheres, a ocitocina, o hormônio do amor, é o alicerce sobre o qual se pode construir a casa do amor.

Para que o romance floresça, a mulher precisa sentir-se especial. Não basta que numa terrível emergência o homem arrisque a vida por ela. Todos os dias, em meio ao cotidiano, ela precisa receber sinais de que é especial. Para centrar a atenção masculina no que é preciso para atender a essa vital necessidade da mulher, resumi harmoniosamente a solução. Essas idéias estão plenamente explicadas no meu livro *Homens são de Marte, mulheres são de Vênus*. Mesmo que você já tenha lido esse livro há algum tempo, é hora de relê-lo. Depois que você absorver as novas conclusões deste livro, cada frase do *Homens são de Marte* terá um novo significado. Eis um resumo do que eu disse sobre amor naquela obra.

A mulher precisa sentir a garantia de que continua a ser especial para o homem. No começo do relacionamento, o homem faz de tudo para informar-lhe que ela é especial. Quando comunica com sucesso essa mensagem, ele cai no erro de concluir que já não precisa dar à mulher essa certeza. Isso está longe de ser verdade.

À medida que ela envelhece, depois dos altos e baixos de todo relacionamento, ela precisa de mais garantia de que, após todos esses anos, seu parceiro ainda a ama.

O homem raciocina que ele não precisa diariamente dizer-lhe seu nome, portanto, por que ela não consegue lembrar-se de que ele a ama?

Saber o nome dele e ter certeza dos sentimentos dele são duas coisas totalmente distintas. São tão diferentes quanto saber como é fazer sexo com ela e realmente fazê-lo. Da mesma forma, o ato de dizer: "Eu te amo", na verdade, estimula na mulher uma resposta da ocitocina. Essa resposta precisa acontecer muitas vezes ao dia.

Isso se consegue ao usar a mente e o corpo na presença dela, para demonstrar três tipos de amor:

- Cuidado
- Compreensão
- Respeito

Essas são as três chaves mágicas. A quarta chave é fazer muitas pequenas coisas, em contraste com uma ou duas grandes demonstrações toda semana ou mensalmente. Para cultivar um amor duradouro, demonstre de pequenas maneiras que você se importa com ela, que a compreende e respeita. Concentre-se em fazer pequenas e não grandes coisas.

Demonstre de *pequenas* maneiras que você se importa com ela, que a compreende e respeita.

Quando as mulheres marcam a contagem, todo ato de amor é igual. Se você lhe der uma dúzia de rosas, recebe um ponto. Se lhe der uma rosa, recebe também um ponto. Em vez de uma dúzia de rosas de uma só vez, dê-lhe uma rosa doze vezes. Faça a conta. É isto mesmo: você ganha doze pontos pelo preço de um!

Esse exemplo ilustra todo o segredo do amor, que é fazer pequenas coisas sempre. Quando você se lembra de jogar fora o lixo sem que ela lhe peça, recebe pontos de bonificação.

ACENDENDO A FOGUEIRA DO AMOR

Fazer pequenas coisas para cultivar amor é como acender uma fogueira. Não se pode começá-la com troncos grandes. É preciso iniciá-la com certa quantidade de papel, e depois usar gravetos e troncos grandes. No começo de um relacionamento, naturalmente começamos com papel e gravetos. Depois de acrescentarmos os troncos grandes, paramos. Os troncos grandes são o comprometimento, a fidelidade e o casamento.

Quando se faz uma fogueira, é preciso começar com gravetos.

Para manter viva a paixão no nosso relacionamento, precisamos também começar todos os dias com papel e gravetos. Eis alguns exemplos de como manter altos os níveis de ocitocina da mulher:

- Quando você se levantar de manhã, dê-lhe um abraço. Quando sair para o trabalho, despeça-se com outro abraço. Quando voltar para casa, dê-lhe mais um abraço e abrace-a sempre antes de se deitar.

  Embora para o homem esse abraço possa parecer um graveto, é tão importante quanto os troncos grandes.

  Abraçar é também a maneira pela qual a mulher pode elevar seus níveis de ocitocina. Se ele não se lembrar de abraçá-la, ela pode tomar a iniciativa.

- Perguntar-lhe como foi seu dia é uma forma de dizer-lhe que você se importa e se interessa. Mesmo que você não esteja especialmente interessado em todos os detalhes extras – nenhum homem se interessa por isso – ao se mostrar atento, você demonstra que se interessa por ela e se importa com a felicidade dela. Lembre-se de apenas escutar quando ela falar sobre seus problemas: ela não está lhe pedindo que os resolva.

  Se seu parceiro não lhe perguntar como foi seu dia, a mulher sábia começa a lhe contar mesmo assim. Em vez de fazer perguntas, ela deve logo começar dizendo a ele como foi seu dia.

- Sempre que possível, ofereça-se para ajudar. Quando o homem usa literalmente seus músculos, tempo e energia na presença da mulher para protegê-la e servir às suas necessidades, ele estimula ativamente a serotonina e a ocitocina dela.

- Quando você voltar para casa após o trabalho, dedique pelo menos vinte minutos três vezes por semana para passar um bom período com ela.

  Tente lembrar de algumas coisas que fazem parte do seu dia, para que ela sinta que participa dele. A mulher quer que seu parceiro se interesse pelo seu dia, mas também quer sentir-se incluída no dele.

Quando ele chegar a casa, é melhor que a primeira interação da mulher seja positiva. Se ela tiver uma reclamação, é melhor deixá-la para depois. As primeiras impressões deixam sempre a principal impressão.
- Certifique-se de elogiá-la pelo menos uma vez por dia. Mais vezes é até melhor. Se ela cortou o cabelo, não esqueça de elogiar o corte. Se ela estiver usando uma coisa nova ou apenas diferente, repare e diga-lhe que está sensacional.
- Sempre que você tiver oportunidade, toque-a de maneira afetuosa, sem nenhuma conotação sexual. Isso mantém o fluxo de ocitocina de sua parceira.

Ela não precisa esperar pelos toques afetuosos dele; também pode ser afetuosa e ele vai apreciar o gesto e retribuí-lo.

Quando a mulher não consegue ter estímulo suficiente de serotomina, começa a achar que se dar mais é injusto, porque não lhe estão retribuindo.

Quando ela alcança o ponto de não ser motivada a se dar, em vez de reclamar ou pedir-lhe mais, tente falar a linguagem dela. O ato de se dar a ela fará com que ela se sinta segura para também se dar a você. À medida que seus níveis de serotonina aumentarem, ela ficará feliz em se dar mais a você novamente.

FALTA DE APOIO

A mulher valoriza muito quando volta para casa e seu parceiro a ajuda a livrá-la do estresse do dia. Quando seus níveis de ocitocina caem, devido à excessiva atividade da testosterona, os crescentes níveis de serotonina e ocitocina de um relacionamento amoroso e que a apóia podem ajudá-la. A mais importante atividade que reduz o estresse da mulher é o amor. Amor nem sempre quer dizer: "Vamos direto para a cama." Segundo a perspectiva feminina, quando o homem ajuda a lavar os pratos depois do jantar, isso é romântico. Todas as pequenas coisas que informam que ele se importa são os gravetos que fazem arder a fogueira do amor.

Embora as pequenas maneiras de apoio sejam a base da fogueira do amor, para mantê-la acesa você também precisa dos troncos grandes. Os troncos grandes, neste exemplo, são saídas e escapadas essenciais para que o amor viceje. Mesmo com as preliminares inflamáveis da boa comunicação e os gravetos da ajuda que lhe dá e de partilhar as responsabilidades domésticas, os troncos grandes dos encontros amorosos são essenciais.

Num encontro ou escapada, o homem está protegendo e atendendo à mulher numa forma que diz que ela é especial para ele. Isso a ajuda a sentir que suas necessidades serão atendidas, o que estimula nela a sensação de aumento dos níveis de serotonina. Ela fica satisfeita, consolada e otimista. Isso a deixa segura para se dar, o que eleva os níveis de ocitocina. À proporção que aumentam seus hormônios, sua paixão também cresce.

O corpo dela reage às ações dele com maior valorização, aceitação e confiança. Intelectualmente, ela pode valorizar, aceitar e confiar nele, mas isso é diferente de estimular os hormônios desses sentimentos no corpo dela. Nessas ocasiões especiais, ele deve realizar a maioria das atividades de dopamina e testosterona e ela, as que dizem respeito às atividades de serotonina e ocitocina. Segue um exemplo que ilustra esse ponto.

Imagine-se numa escapada romântica na floresta. Você está numa cabana com seu parceiro. Depois que o sol se põe, o local fica escuro e tranqüilo. A fogueira está acesa e tudo predispõe a uma noite romântica. Então, vocês dois ouvem um barulho. É meio assustador, porque vocês estão longe na floresta e já é muito tarde. Poderia ser um grande urso preto os espreitando. Talvez seja um intruso. O barulho se repete, mas dessa vez mais alto. Você se dá conta de que alguém precisa verificar o que está havendo.

Imagine que ele diga: "Meu bem, estou com medo. Será que você pode ir ver que barulho é esse? Vou ficar perto do telefone e pedir ajuda se você gritar ou não voltar."

Ela sai para verificar o barulho: era apenas um quati, mexendo nas latas de lixo. Quando ela volta e garante a ele que está tudo bem, ele diz: "Muito obrigado por sair na escuridão para verificar o que estava acontecendo, mas eu continuo com medo. Será que você pode me abraçar?"

Quando ela o abraça, quais são os sentimentos que afloram nela? Subitamente ela se sente protetora (Marte) e maternal (Vênus) em relação a ele. A essa altura, terá uma boa dose de testosterona e ocitocina, mas seus níveis de serotonina estarão baixos porque ela acha que não tem alguém com quem possa contar em ocasiões de perigo. Assumir um risco ao sair da cabana lhe elevou os níveis de dopamina, mas baixou os de serotonina. Será que ela estará "no clima" nessa noite? Acho que não. Ela certamente se sente afetuosa, mas não "no clima".

Vamos inverter os papéis. Eles ouvem um barulho lá fora no escuro e ela diz: "Querido, estou com medo. Você pode ir ver que barulho é esse? Vou ficar perto do telefone e pedir ajuda se você não voltar logo." Ele então sai para verificar o que está causando o barulho: era apenas um quati nas latas de lixo. Se ele for perspicaz, demora um pouquinho, para fazer suspense. Quando volta e afirma que está tudo bem, ela diz: "Muito obrigada por ter verificado o que era, mas eu continuo com medo. Será que você pode me abraçar?"

Ele a abraça algum tempo. Que é que você acha que vai acontecer nessa noite? Certamente, os dois terão uma noite maravilhosa.

Por quê? Por causa dos hormônios que foram produzidos. Ao sair para protegê-la e atendê-la, seus níveis de testosterona e dopamina subiram muito. Ao arriscar a vida por ela, ele sentiu que seus níveis de dopamina se elevaram (energia, força e prazer). Ao confiar no parceiro e também confiar nele, ela sentiu que seus níveis de serotonina se elevaram significativamente. Esse aumento de confiança e apoio criou a segurança para que ela se desse a ele sem restrições. Seus níveis de ocitocina subiram e seu coração ficou ainda mais receptivo.

Acrescentemos um elemento. Digamos que ele estivesse com o pé quebrado e não pudesse sair. O fato de que ele sairia se pudesse também estimularia nele a produção de testosterona e nela a de serotonina, desde que ele não pedisse a ela que o abraçasse. Quando ela voltar do escuro, se estiver tremendo e ele a escutar e abraçar, todos os hormônios apropriados são estimulados. Nesse caso, ela conclui que ele a apóia e está fazendo o máximo para ajudar. Desde que o homem não se mostre muito carente, os níveis de serotonina e ocitocina femininos sobem.

MANTENDO ACESO O FOGO DA PAIXÃO

Para manter aceso o fogo da paixão, o homem precisa tomar a dianteira e certificar-se de que sua parceira recebe o apoio de que necessita. Se o homem esquece de assumir seu papel, é errado a mulher esperar. Ela deve assumir a dianteira da mesma forma que o faria no trabalho, mas, nesse caso, deve delegar a ele a responsabilidade. Isso quer dizer que ela precisa pedir a ele que ponha mãos à obra e faça o que deve ser feito.

Ao fazer esse pedido, ela precisa ser específica. Não dá certo reclamar que não está feliz nem que ele não "está no clima". Ela não deve dizer: "Me faça uma surpresa." Em vez disso, ela deve explicitar o que quer com o menor número possível de palavras.

Por exemplo, ela pode dizer: "Que tal passarmos fora o fim de semana? Tenho tempo livre e vi na sua agenda que você tem muita coisa planejada. Eu gostaria de ir ao Auberge du Soleil, em Napa. Dessa vez, a gente pode ficar duas noites. Adoro o restaurante deles. Podemos comer lá na primeira noite e num restaurante da cidade na segunda noite. Você faria as reservas?"

Ao ser específica, ela o motiva. Os homens também precisam ser excitados. Ao pedir o que ela quer em termos positivos e específicos, ela faz sua parte para criar o amor duradouro.

As mulheres de hoje anseiam por amor porque trabalhar num emprego baseado na testosterona lhes diminui os níveis venusianos de hormônios. Romance e tudo o que ele compreende aumentam a produção de serotonina e ocitocina, o que, por sua vez, eleva os níveis de endorfinas na mulher. Para enfrentar o estresse do trabalho e do dia-a-dia, as mulheres costumam ler romances, livros de auto-ajuda, revistas de moda, revistas de fofocas, assistir a programas de entrevistas na TV e ingerir alimentos que as fazem sentir-se bem, como frituras, sobremesas e chocolate. Tudo o que diga respeito a romance, relacionamentos, maternidade, filhos, lar, casamento, dietas, alimentação, restaurantes, receitas culinárias, jardinagem, comunicação, fazer compras, maquilagem e moda ajuda a estimular a produção de serotonina e ocitocina.

Em primeiro lugar na sua lista, as mulheres estão em busca de amor. Os homens costumam concluir que, se a mulher é capaz de se sustentar, não precisa dele. Com novas informações sobre a necessidade amorosa da mulher, o homem percebe que tem o poder de oferecer algo que ela não consegue sozinha. Ele é muito mais necessário do que julgava. Existe um grande problema para as mulheres e ele é a solução. Os homens são necessários e desejados.

Geralmente, os homens não "entram no clima" porque nem sequer sabem o que isso significa. O romance não é muito importante para os homens. Eles podem se queixar de estarem fazendo pouco sexo, mas, raramente, o homem pensa em termos de pouco romance. O romance é o grande estimulante da produção de serotonina e de ocitocina. Os homens não procuram esses hormônios. Sexo é outro assunto. Os homens se preocupam com sexo porque ele produz testosterona, dopamina e muitas endorfinas.

Ao dedicar um tempo a aprender sobre nossas diferentes necessidades emocionais e ao fazer o que é preciso para alimentar e exercitar nossos corpos adequadamente, homens e mulheres podem começar a realizar seus sonhos. Se continuarmos a viver na ignorância, nada mudará. Mesmo se passamos tempo estudando e nos educando, precisamos de uma dieta e de um programa de exercícios que possamos de fato seguir, para pôr em prática tudo o que aprendemos. Chegou a hora da mudança.

Com essas importantes informações sobre a redução do estresse, ao melhorar nossas habilidades de relacionamento, estamos agora conscientes de que é preciso alimentar nossos corpos e cérebros com as matérias-primas para criar os hormônios e os neurotransmissores apropriados. Com *A dieta de Marte & Vênus e a solução por exercícios,* você pode agora começar a criar a química cerebral da saúde, felicidade e do amor duradouro.

8
DIGA ADEUS ÀS DIETAS

Para obter uma química saudável através da alimentação, você primeiro precisa saber por que as dietas não funcionam. À medida que você disser adeus às dietas, lançará o alicerce para produzir a química cerebral que melhorará seu relacionamento e aumentará sua saúde e felicidade. Se você está gorda, um dos maravilhosos efeitos colaterais é a perda imediata de peso.

Quando as dietas populares de redução de peso exigem que se coma menos, costumam não dar certo. Isso ocorre porque tudo na vida requer equilíbrio. Tudo que sobe, desce. Comer menos com o tempo resulta em comer mais. É simples assim. Comer mais não apenas provoca aumento de peso em algumas pessoas, como, mais importante ainda, também inibe a produção dos elementos químicos cerebrais necessários.

A curto prazo, com força de vontade, você pode privar-se de certos alimentos, mas depois, quando o pêndulo girar na direção oposta, você vai querer comer em excesso. Mesmo que esteja altamente motivado por razões de saúde, sempre lutará contra fortes e desagradáveis desejos de comer coisas que não pode ou não deve comer. Não é dessa maneira que devemos viver. Pesquisas revelam que quase todas as mulheres se debatem diariamente com a vontade de comer alimentos não saudáveis.

A não ser que estejamos motivados por um estado precário de saúde, os programas de dietas que requerem muita força de vontade são difíceis de seguir. Aplicar a força de vontade a uma dieta é como ter de levantar um peso enorme. A certa altura, precisa-se descansar e a dieta vai por água abaixo. Um regime alimentar duradouro deve ser delicioso e fácil de seguir.

> Aplicar força de vontade a uma dieta é
> como carregar muito peso o tempo todo.

Com *A dieta de Marte & Vênus e a solução por exercícios*, você pode dizer adeus às dietas de privações e força de vontade. Ao seguir esse plano durante pouco tempo, você cria uma química cerebral saudável ao comer o que quer, na quantidade que quiser.
Qual é o truque?
O truque é que suas vontades mudam. Quando sua dieta estimula elementos químicos cerebrais equilibrados, os alimentos saudáveis têm gosto melhor. Quando suas células estão sendo adequadamente nutridas, você não sente necessidade de comer demais. O que você quer comer e em que quantidades muda em nove dias, quando suas células não estão carentes de alimento e todo o dia seu corpo produz elementos químicos cerebrais saudáveis.

> O que você quer comer muda em nove dias quando seu cérebro
> está equilibrado e suas células não estão carentes de alimento.

AS TRÊS DIRETRIZES

A Solução de Marte & Vênus funciona porque as três diretrizes básicas são fáceis de seguir. Qualquer um pode fazê-la e dar prosseguimento a ela. Experimente-a durante duas semanas e você nunca vai abandoná-la. Para que esse programa funcione, vou apresentar lhe várias sugestões e indicadores. Existem três diretrizes essenciais a seguir:

1. **Você faz pelo menos três refeições por dia.** As mulheres, que são mais propensas a ter problemas de hipoglicemia pre-

cisam fazer três refeições por dia e, pelo menos, dois lanches pequenos. Nesse plano de dieta, menos não é melhor. Mais é melhor e, sem dúvida, maior quantidade dos alimentos saudáveis de que você mais gostar. A cada refeição, você come uma proporção quase equivalente de calorias de cada um dos três principais grupos de nutrientes: proteínas, carboidratos e gordura. O equilíbrio adequado para você pode variar de acordo com seu biotipo, peso, atividade física, estado mental e, mais importante que tudo, seu sexo. Você encontrará mais informações sobre o assunto nos Capítulos 9,10 e 11.

2. **Logo que acordar, você deve seguir a rotina de respiração, saltos e exercícios durante, pelo menos, um período de dez a trinta minutos.**
3. **Substitua seu desjejum por um shake de baixas calorias, altamente nutritivo.** Todos os ingredientes necessários podem ser encontrados em lojas de produtos naturais. Quando você estiver com o peso ideal, se quiser, pode ocasionalmente incluir um desjejum normal junto com seu shake.

Isso é tudo o que você precisa fazer. Nos próximos cinco capítulos, vamos abordar em maiores detalhes o que fazer e por que esse regime funciona. Compreender a importância de cada uma dessas providências lhe dá motivação para seguir o programa. Depois de entender os princípios subjacentes ao programa, você vai querer cumpri-lo, porque ele faz sentido para você.

ENCONTRANDO O EQUILÍBRIO NA SUA DIETA

Tudo na vida e na dieta é uma questão de equilíbrio. Se você reduzir calorias, comendo menos do que seu corpo precisa, com o passar do tempo, vai acabar pendendo para o outro lado e sentirá necessidade de consumir mais calorias do que necessita. Isso é comumente chamado de dieta do ioiô. Você come menos durante certo tempo só de empolgação e come demais depois. Toda vez que você se alimenta menos, sai do equilíbrio e o ciclo se repete. Toda vez que o ciclo se repete, homens e mulheres costumam engordar mais um pouco. Sem a Solução de Marte & Vênus, você tem cada vez mais dificuldade em voltar ao seu peso ideal e mantê-lo.

Comer menos quase sempre resulta em comer demais depois.

Mesmo as dietas saudáveis não costumam funcionar, porque as pessoas rejeitam os alimentos saudáveis. Quando não se é saudável, os alimentos integrais nem sequer são gostosos, mas *junk food* é. Definimos *junk food* como todo alimento processado que é deficiente nutricionalmente. Eles estão listados no Capítulo 11.

Quando sua química cerebral não é balanceada, sua mente e seu corpo anseiam por mais *junk food*. Quando você come *junk*, quer mais *junk*. Por outro lado, se você recebe os nutrientes de que seu corpo e cérebro necessitam, seus gostos mudam e você começa a gostar dos alimentos saudáveis.

Quando você não está sadio, anseia por *junk food*.

Seu cérebro determina aquilo de que você gosta. Se um alimento produz dopamina para um homem deficiente em dopamina, ele começa a gostar mais desse alimento no período de nove dias. Quando um alimento produz serotonina numa mulher deficiente em serotonina, ela começa a desejá-lo ardentemente dentro de nove dias.

AS MULHERES E O CHOCOLATE

O chocolate é o melhor exemplo. No início do período menstrual, os níveis de serotonina da mulher diminuem e seu humor reflete essa diminuição. Ela começa a ter muita vontade de comer chocolate, esse alimento mágico. O chocolate produz um aumento instantâneo mas temporário dos níveis de serotonina. Conseqüentemente, cresce na mulher o desejo por chocolate.

Embora a maioria do chocolate comercial seja cheia de elementos químicos e aditivos, o que lhe proporciona deficiência nutritiva, há marcas mais caras ou de melhor qualidade que são feitas com ingredientes puros e saudáveis. Minha marca favorita de chocolate, e também favorita das venusianas da minha casa, é a Tamera Truffles (www.e3livealgae.com/chocolate). Esses chocolates contêm 100 por cento de ingredientes orgânicos, incluindo o chocolate orgânico escuro belga, creme fresco orgânico, baunilha orgânica e caldo seco de cana-de-açúcar. Eles são recheados com poderosos antioxidantes, clorofila e outros ingredientes saudáveis. Cada chocolate também contém 500 miligramas de algas azul-esverdeadas, que fornecem proteínas extras.

Barras de cereais cobertas de chocolate estão entre as maneiras mais fáceis de fazer com que as crianças comam suplementos vitamínicos saudáveis. Essas pequenas delícias são um excelente lanche rápido e chegam a criar um equilíbrio saudável de proteínas, gordura e carboidratos. Elas são especialmente recomendáveis para mulheres e crianças.

Existem boas razões por que dar chocolate às mulheres é e sempre será romântico. Já se comprovou que quantidades moderadas de chocolate estimulam o equilíbrio cerebral de tal forma que os níveis de serotonina e ocitocina sobem e o estresse se reduz significativamente. Toda mulher precisa ter um estoque-reserva de chocolate saudável e nutritivo para ajudá-la nas ocasiões difíceis. O chocolate tem várias propriedades saudáveis. O chocolate em si não é problema, ao contrário do açúcar refinado em excesso. Moderação é a solução.

IDENTIFICANDO E CURANDO AS ALERGIAS ALIMENTARES

Geralmente, se você come demais determinado alimento ou se o come em quantidades que excedem sua necessidade, seu corpo começa a rejeitá-lo e você se torna alérgica a ele. As alergias alimentares mais comuns são a laticínios, açúcar, soja, ovos e pão. Alguns dos sintomas desse tipo de alergia são acúmulo de secreção nos seios da face, cavidades nasais e garganta; hiperglicemia, fadiga e confusão mental, dores de cabeça, resfriados, mal-estar físico, constipação intestinal e gases. As alergias alimentares tornam a pessoa mais vulnerável à febre do feno, asma, ou alergias a fungo ou poeira.

O maior problema com as alergias alimentares é que sentimos desejo por alimentos aos quais somos alérgicos. Isso faz com que os comamos em excesso, o que intensifica nossas alergias. A dieta de Marte & Vênus elimina esses desejos ao balancear a química cerebral e nutrir as células. Quando alimentamos nossas células com os nutrientes de que elas precisam e paramos de comer demais, desaparecem muitos dos sintomas das alergias alimentares.

Se você tem alergias alimentares, o meio mais fácil de descobrir a que é alérgica é observar os alimentos que você mais consome. Se adora biscoitos, então é alérgica a algum dos seus componentes. Provavelmente, você é alérgica a tudo que compõe o biscoito: açúcar refinado, farinha de trigo, manteiga e leite.

Se você é alérgica a biscoitos, quando sente fome tudo o que tem vontade de comer são biscoitos!

Com uma química cerebral saudável, seus desejos por alimentos diminuem, e você se sente livre para seguir uma alimentação variada. Quando você adota uma dieta mais balanceada, com alimentos nutritivos no desjejum, as alergias alimentares têm menor efeito.

Às vezes, ao comer em quantidade equilibrada carboidratos, proteínas e gorduras, sua alergia alimentar desaparece. Por exemplo, você talvez seja alérgica a queijo, mas, quando ele é combinado com pão integral e um tomate, em algumas pessoas a alergia desaparece temporariamente. Combinar alimentos de modo sadio os torna muito mais atraentes ao seu organismo. Nos Capítulos 9, 10 e 11, vamos abordar a importância de combinar proteínas, gorduras e carboidratos em todas as refeições.

Você também pode adquirir alergia à/ao sua/seu parceira/o no casamento, em virtude do excesso de tempo passado juntos, sem haver um equilíbrio para cada um de vocês ficar sozinho/a ou com amigos. Os casais que não se socializam com outros casais nem passam algum tempo consigo mesmos podem facilmente se entediar ou irritar-se um com o outro. O aborrecimento provocado pelo tempo de convivência excessivo costuma desaparecer rapidamente numa situação social, em que o casal recebe os outros nutrientes sociais ou emocionais de que necessita.

A MENTE FELIZ TEM PENSAMENTOS FELIZES

Você já reparou que, quando está de bom humor, tem pensamentos alegres e, quando está de mau humor, tem pensamentos negativos? O mesmo ocorre com seu corpo. Quando ele se sente saudável e nutrido, só quer alimentos saudáveis, mas, quando não está saudável ou bem nutrido, só tem vontade de ingerir alimentos sem os nutrientes adequados.

A mente feliz tem automaticamente pensamentos felizes, e o corpo sadio quer automaticamente alimentos saudáveis.

Outra maneira de determinar quais os alimentos prejudiciais ao seu corpo é observar o que você tem vontade de comer quando está nervosa. As pessoas perturbadas emocionalmente quase sempre anseiam por alimentos que lhes fazem mal. As pessoas felizes, tranqüilas e satisfeitas costumam preferir alimentos saudáveis. No mínimo, elas têm muito mais controle sobre o que comem.

Sei que existem pessoas de hábito alimentar espartano, que nitidamente comem apenas para viver, em vez de viver para comer, mas acredito que a vida também deve ser uma combinação dessas duas visões com respeito à alimentação. Eu como para viver, mas também vivo para comer. Aguardo ansioso a hora de me alimentar e me alimentar bem. Para alcançar esse equilíbrio, só precisei aplicar força de vontade suficiente no início do programa, para me exercitar por trinta minutos e ter um desjejum saudável e balanceado. Como você logo verá, só isso é necessário.

ENCONTRANDO SUA ESTRELA-GUIA

Se você quer chegar a um destino, precisa de um ponto de referência que informe quando está no caminho certo e quando não está. Para alcançar qualquer objetivo, necessitamos de um feedback que nos diga o que está funcionando e o que não está. Se você está tentando pilotar um avião ou um navio, precisa de uma bússola que informe se está no trajeto certo e o ajude a corrigir a rota, se preciso.

Antigamente, antes das bússolas, os navegadores podiam usar a Estrela-Guia para obter esse feedback. Ao referenciar sua posição com a Estrela-Guia, era possível determinar o trajeto a seguir. Quando se trata de encontrar a melhor dieta, você tem sua própria Estrela-Guia pessoal. Seu corpo lhe dá as coordenadas perfeitas sobre o quê e quanto comer, mas você precisa prestar muita atenção a seus sinais.

> Seu corpo lhe dá as coordenadas perfeitas
> sobre o quê e quanto comer.

Seu corpo pode estar dizendo uma coisa, mas você ouve outra. Eis alguns exemplos de não seguir o que o corpo informa:

- Seu corpo está dizendo: "Quero água", mas você bebe um refrigerante.
- Seu corpo está dizendo: "Estou com sono; preciso de um exercício estimulante para acordar", mas você ouve: "Estou com sono" e dorme mais.
- Seu corpo está dizendo que esse biscoito com açúcar refinado não é nutritivo, mas você ouve: "Um biscoito é pouco; pegue mais."
- Seu corpo está dizendo: "Esta refeição tem deficiência de minerais e enzimas; preciso de suplementos" e você ouve: "Esta refeição não é suficiente, você deve comer mais."

Quando você começa a suplementar e balancear sua dieta com os nutrientes de que necessita para criar uma química cerebral saudável, começa a viver na zona de energia interminável, felicidade incondicional e amor ilimitado na maior parte do tempo. Ao utilizar esse estado normal da mente como seu ponto de referência, você interpretará corretamente os recados do seu corpo e saberá o que funciona e o que não funciona.

A MOTIVAÇÃO PARA COMER BONS ALIMENTOS

Quando você reconhece uma condição de saúde balanceada, pode dizer se um alimento faz com que você saia dessa condição. Eu sou pessoalmente motivado a ingerir alimentos saudáveis por duas razões. Primeira, minhas preferências mudaram e, na maior parte do tempo, acho que os alimentos naturais são mais gostosos.

A segunda razão é o feedback que recebo do meu corpo. Se não me alimento da forma correta, instantaneamente saio da condição de saúde balanceada. Quando se põe o dedo no fogo, o corpo aprende rapidamente a não repetir isso.

Da mesma forma, quando sua refeição subitamente esgota sua energia em vez de elevá-la, você sente a necessidade de comer os alimentos adequados, nas quantidades adequadas a você. Ao ouvir o que seu corpo lhe diz, você deixa de seguir os conselhos conflitantes dos especialistas.

Ao ouvir o que seu corpo lhe diz, você deixa de seguir os conselhos conflitantes dos especialistas.

Quando como *junk food*, suplemento a refeição com minerais, vitaminas e enzimas. Isso minimiza o efeito negativo da *junk food*. No dia seguinte, eu talvez siga a rotina de purificação de Marte & Vênus. A junk food não apenas desequilibra seu corpo, como também gera mais toxinas que ele deve tratar.

Quando se consomem os nutrientes apropriados, o corpo funciona como um motor bem lubrificado. Comer *junk food* é prejudicial. Se alguém pusesse terra no óleo do seu carro, você escoaria o óleo antes de acrescentar mais. Com esse programa, você começa o dia com exercícios para estimular seu metabolismo e purificar as toxinas do seu corpo.

Toda pessoa é incomparável, com gostos e preferências distintas, de modo que não existe um plano perfeito de dieta para todo o mundo. Com o tempo você determina os alimentos que lhe fazem bem. Quando se recebe feedback imediato do corpo, fica fácil estabelecer e seguir as melhores diretrizes.

Esse programa a ajudará a chegar ao máximo da sua forma e nele permanecer o tempo suficiente para determinar o que funciona e o que não funciona. Ao seguir as exatas diretrizes de desjejum depois de se exercitar entre dez e trinta minutos, você começará o dia com o cérebro equilibrado e purificado; depois disso, estará mais bem equipada para definir os alimentos mais benéficos para você.

POR QUE AS PESSOAS DEIXAM DE TOMAR O DESJEJUM

Muitas pessoas não fazem o desjejum. Isso lhes diminui o metabolismo e as predispõe a comer em excesso depois. Quando não se faz o desjejum, pode-se receber muita energia a curto prazo, mas, quando finalmente se come, tem-se muita vontade de comer os alimentos errados. Ao ingerir um desjejum balanceado, tem-se um metabolismo ativo que pode queimar as gorduras eficientemente, formar massa corporal magra e, mais importante ainda, manter equilibradas as substâncias químicas cerebrais.

Não tomar o desjejum diminui o metabolismo e a pessoa tem vontade de comer demais depois.

A razão mais comum para não fazermos o desjejum é que somos muito ocupados. Temos tempo para outras pessoas que nos são próximas, mas não temos tempo bastante para nos nutrirmos. Nos nossos cotidianos atarefados, há muito a fazer.

Muitas pessoas não tomam café da manhã porque se sentem bem. Se fizessem o desjejum, sua energia cairia. Em lugar disso, tomam café ou chá, talvez acompanhado por um pãozinho. Eu mesmo não fiz o desjejum durante a maior parte da vida. Eu não gostava de comer de manhã porque isso esgotava minha força, objetividade e energia. Eu comia os alimentos errados, nutricionalmente deficientes.

As pessoas costumam não fazer o desjejum porque acham que isso as ajuda a controlar o peso. Quando passamos dos quarenta e os "pneus" começam a se formar ao redor da cintura, muitas pessoas acreditam que deixar de fazer uma refeição é bom, pois pode ajudá-las a emagrecer ou, pelo menos, evitar que engordem. Não é bem assim. Na verdade, ocorre exatamente o contrário.

Quando você não faz o desjejum, seu corpo conclui que não existe muito combustível disponível, por isso diminui o metabolismo. Você não só tem menos energia, como também é mais difícil queimar a gordura corporal. Quando o corpo acha que não existe alimento suficiente, ele começa a se "agarrar" ao alimento de que dispõe.

> **Quando o corpo acha que não existe alimento suficiente, ele começa a se "agarrar" ao alimento de que dispõe.**

Compare seu corpo com um motor antiquado a vapor. Para lubrificar o motor, você precisa alimentar o fogo com carvão. Quando não há carvão disponível, o foguista diminui a marcha para que o combustível disponível não seja consumido. Da mesma forma, seu metabolismo fica mais lento o resto do dia, quando você não faz o desjejum.

Lembro-me da noite em que, já tarde, seguia na Rodovia 1 entre Santa Cruz e San Francisco. Existe uma extensão escura e deserta da rodovia que acompanha cerca de cinqüenta quilômetros do litoral. Depois de dezesseis quilômetros, percebi que meu tanque de gasolina estava quase vazio. Para economizar combustível, diminuí bem a velocidade. Acabei conseguindo chegar a um posto de gasolina, mas demorou muito. Da mesma forma, quando seu corpo não se alimenta por algumas horas, ele supõe que não há combustível disponível e o metabolismo fica mais lento para evitar que acabe todo o combustível.

Quando você faz o desjejum, seu corpo é informado de que ele pode receber energia e o metabolismo é então definido para o dia. Com a quantidade certa de alimento no desjejum, você estará ativando seu metabolismo para queimar as calorias que você ingere e produzir as substâncias químicas cerebrais de que necessita. Você quer queimar todas as calorias ingeridas, para que seu corpo não armazene calorias extras como gordura. Alimentos não digeridos se tornam tóxicos no corpo.

A IMPORTÂNCIA DAS ENZIMAS

Uma razão pela qual as pessoas não tomam café da manhã é porque o que comemos nessa refeição tem deficiência de minerais e enzimas. Cozinhar ou processar alimentos com calor inativa todas as enzimas. As enzimas ativam o processo de digestão e assimilação do corpo. Quando seu alimento não tem enzimas, seu pâncreas tem de produzir as enzimas necessárias para digerir sua comida. O pâncreas tem de substituir a produção das as enzimas metabólicas necessárias pela produção de substâncias químicas saudáveis. Todo o mundo sabe que precisamos de enzimas para digerir, mas também precisamos de milhares de outras enzimas para regular os muitos processos metabólicos além da digestão.

Quando ingerimos um desjejum deficiente em enzimas, a produção de enzimas metabólicas é bloqueada e as substâncias químicas cerebrais necessárias, como a dopamina e a serotonina, não são produzidas em quantidades adequadas. A conseqüência de fazer um desjejum deficiente em nutrientes é cansaço imediato.

As pessoas com metabolismo lento raramente deixam de fazer o desjejum porque têm necessidade de comer logo de manhã. Quando se levantam, têm de comer! Ao comer alimentos cozidos ou processados de manhã, inibem a produção de enzimas pelo pâncreas produzindo química cerebral. Para essas pessoas, é melhor se exercitar por trinta minutos para acelerar o metabolismo e depois comer. Se estão acima do peso, é melhor substituir o desjejum por um shake até voltar ao peso normal. Quando isso ocorrer, não há nenhum problema em voltar a tomar o desjejum, depois de tomarem o shake. No Capítulo 9, apresento uma lista completa dos ingredientes específicos que produzem química cerebral equilibrada.

As pessoas com metabolismo acelerado preferem não tomar o café da manhã porque podem facilmente queimar a energia armazenada no fígado e beneficiar-se das enzimas metabólicas que produzem dopamina e serotonina.

> **Tomar um desjejum deficiente de nutrientes pode tornar as pessoas lerdas e cansadas.**

Para evitar que se sintam cansadas de manhã, as pessoas com metabolismo acelerado simplesmente não fazem o desjejum. Elas acabam com poucas enzimas e precisando se alimentar. Não tomar o café da manhã – aliás, deixar de almoçar ou jantar também – é uma das principais razões pelas quais sentimos necessidade de alimentos não saudáveis e comemos demais de cada vez. Deixamos de fazer uma refeição e depois nos empanturramos na próxima porque estamos mortos de fome.

O EFEITO DA SEROTONINA

Não fazer o desjejum prejudica mais as mulheres do que os homens, porque a manhã é o período do dia mais importante para a produção de serotonina. Nossos olhos são mais sensíveis à luz na parte da manhã. A luz matinal estimula a glândula pineal a produzir serotonina. Entretanto, para produzir serotonina, o corpo necessita de aminoácidos fornecidos pela alimentação.

> **Produzimos a maior parte de nosso suprimento de serotonina de manhã.**

Os aminoácidos estão contidos nas proteínas que comemos. É essencial para produção de serotonina a ingestão de proteína pela manhã, mas excesso de proteína inibe a produção de serotonina nas mulheres. Mais proteína cria a dopamina nos homens. Essa diferença está diretamente relacionada à maior proporção masculina de músculo em relação à gordura. Compreender como as substâncias químicas cerebrais são afetadas pela proteína e pelo exercício é uma das chaves mais importantes para equilibrar a química cerebral. Abordemos esse relacionamento.

As substâncias químicas cerebrais são diretamente afetadas pela nossa proporção entre músculo e gordura.

Os aminoácidos provêm da proteína que comemos. O triptofano é o aminoácido que o cérebro transforma em serotonina. O cérebro transforma também a fenilalanina e a tirosina em dopamina. Para criar uma química cerebral balanceada, homens e mulheres precisam de serotonina e dopamina. Como já determinamos, os homens costumam ter deficiência de dopamina e as mulheres, de serotonina.

Para que se produzam substâncias químicas cerebrais, os aminoácidos devem primeiro atravessar a barreira hematoencefálica. A barreira hematoencefálica protege o cérebro dos intrusos tóxicos e de outras influências perniciosas que podem facilmente penetrar no sangue vindo do estômago. Como resultado, os aminoácidos têm acesso limitado ao cérebro. O triptofano precisa competir com todos os outros aminoácidos que procuram atravessar a barreira hematoencefálica. Sendo o menor dos aminoácidos, ele é último a passar. Se o total de aminoácidos for muito grande, o cérebro absorve menos triptofano com o qual produz serotonina. Isso é chamado de efeito da serotonina.

Os aminoácidos são usados não só pelo cérebro mas também pelos músculos. Quando utilizamos nossos músculos, todos os aminoácidos, exceto o triptofano, são direcionados aos músculos. Os músculos não precisam de triptofano. Quando eles são exercitados, absorvem a maior parte dos aminoácidos, não deixando nenhuma competição para que o triptofano atravesse a barreira hematoencefálica. Os exercícios direcionam os aminoácidos concorrentes para os músculos e o triptofano é então facilmente absorvido pelo cérebro.

O exercício direciona os aminoácidos para os músculos, e o triptofano é então facilmente absorvido pelo cérebro.

Isso explica por que os homens têm níveis maiores de serotonina. Eles nascem com uma proporção maior de músculos em relação a gorduras. Quando comem proteína, mais aminoácidos são absorvidos pelos músculos, deixando que o triptofano seja convertido em serotonina. Se a mulher não se exercita, comer proteínas faz com que seus níveis de dopamina subam e os de serotonina baixem, porque ela tem menos músculos e mais gorduras.

Os homens que não se alimentam de quantidade suficiente de proteínas ficam com deficiência de dopamina. Se a mulher ingere proteína em excesso, existem tantos aminoácidos competindo que seu triptofano não se converte em serotonina. Mesmo com proteínas suficientes, os homens costumam ter deficiência de dopamina porque sua maior massa muscular direciona a fenilalanina e a tirosina para os músculos e não para o cérebro.

Desde que o homem ou a mulher tenha uma dieta de nutrientes balanceada, dopamina e serotonina podem ser produzidas nas quantidades adequadas. As mulheres precisam ter especial cuidado para não comer proteínas demais de manhã nem se exercitar muito antes do desjejum. Após o exercício, os músculos precisam de que todos os aminoácidos sejam restaurados, liberando triptofanos em abundância no cérebro.

Para a mulher, a manhã é o período mais importante do dia para gerar serotonina. Ao deixar de fazer o desjejum, ela recebe o benefício das enzimas metabólicas, mas o efeito será limitado porque ela não ingeriu nenhuma proteína, gordura ou carboidrato. A melhor solução para ela é tomar um shake balanceado no desjejum, pois ele vai fomentar a produção máxima de serotonina. Regimes alimentares muito restritivos e deixar de tomar o café da manhã é péssimo para a mulher.

Além dos aminoácidos fornecidos pela proteína, a mulher precisa consumir gordura suficiente para produzir serotonina. Uma dieta de muita proteína não funciona, assim como tampouco dá certo uma dieta de pouca proteína. As substâncias químicas cerebrais são reguladas pelas prostaglandinas, criadas pelos ácidos graxos essenciais encontrados na gordura dietética. Os ácidos graxos essenciais (AGEs) (em inglês a sigla é EFAs – Essential Fatty Acids) são os blocos formadores da gordura e dos óleos dietéticos. Esses AGEs são necessários à produção das substâncias químicas cerebrais. Os dois mais importantes são o ômega-3 e o ômega-6. Nossa dieta cotidiana tem excesso de ômega-6 e insuficiência de ômega-3. Os ácidos graxos ômega-3 são essenciais à produção de serotonina. Quando uma quantidade excessiva de glicose entra na corrente sangüínea, a insulina é liberada e direciona todos os aminoácidos para os músculos, exceto o L-triptofano, que é então absorvido pelo cérebro e convertido em serotonina. Ao comer açúcares refinados, a mulher é beneficiada com maior produção de serotonina, mas, quando sua glicemia reduz abruptamente, a produção de serotonina a acompanha.

Comer sonhos no desjejum ou outro doce com muito açúcar cria um aumento temporário dos níveis de serotonina.

Muitas dietas de serotonina recomendam que se comam mais carboidratos de manhã. Isso é muito eficaz, desde que a insulina liberada não seja tanta a ponto de desequilibrar a glicemia. Ao balancear gordura, proteína e carboidrato, a mulher toma conhecimento da fórmula correta para produzir o máximo possível de serotonina.

Fórmula semelhante funciona para os homens. Eles necessitam de mais proteína, enquanto as mulheres precisam de mais gordura dietética rica em ômega-3. Os dois gêneros necessitam de carboidratos suficientes para abastecer o cérebro com a glicose que ele requer para funcionar. A solução combinada do shake de Marte & Vênus leva as diferenças de sexo em consideração.

A DESIDRATAÇÃO E A INANIÇÃO CELULAR

Há pessoas que não se sentem à vontade com a idéia de tomar um shake em lugar do desjejum. Pular uma refeição lhes parece assustador e prejudicial. Tomar o shake de Marte & Vênus toda a manhã não quer dizer que você esteja abrindo mão de uma refeição: você está substituindo seu desjejum normal, e deficiente nutricionalmente, por um shake que contém todos os nutrientes necessários ao desjejum. O shake não tem o valor "sentimental" de ovos e bacon ou panquecas, mas é muito mais sadio.

Há duas razões pelas quais sentimos necessidade de comer demais ou relutamos em não comer uma refeição normal. A primeira é a desidratação, e a segunda é deficiência mineral. O corpo requer água para levar os nutrientes às células. Quando nossos corpos estão desidratados, sem a quantidade adequada de água, nossas células sentem necessidade de alimento. Você pode estar ingerindo muitos nutrientes, mas eles não chegam às células. Além de precisar de água para absorver os nutrientes, o corpo também necessita de água para purificar as toxinas. Sem água suficiente no corpo para remover o excesso de toxinas, as células podem se envenenar. Sem água, as células não conseguem liberar os produtos eliminados pelo metabolismo.

> **Além de precisar de água para absorver os nutrientes, o corpo também requer água para purificar as toxinas.**

A água é o purificador milagroso da natureza. É essencial ao sistema linfático para limpar nosso corpo. A não ser que você beba bastante água, o sistema linfático do seu corpo não pode purificar todas as toxinas que você ingere e respira, bem como os subprodutos tóxicos normais do metabolismo saudável. Existem livros que tratam somente dos muitos benefícios saudáveis da água. Meu favorito é *Your Body's Many Cries for Water* (As muitas súplicas de seu corpo por água), de Fereydoor Batmanghelidj, M.D. Quase todas as doenças e vários dos indesejáveis sintomas de envelhecimento foram diretamente ligados à desidratação crônica. Uma criança é 70 por cento água, enquanto uma pessoa com 70 anos costuma ser 30 por cento água.

A maioria dos adultos com mais de 50 anos está desidratada. Eles simplesmente não bebem água suficiente. Sem água, morremos em algumas semanas. A água é essencial não apenas para purificar, mas também para transportar nutrientes às células. A maioria das pessoas está literalmente morrendo de sede, mas não sabe disso.

> **A água é essencial para purificar e transportar nutrientes às células.**

Até a retenção de água é sintoma de desidratação. O corpo se agarra à água porque as células não estão recebendo quantidade suficiente dela. Gorduras boas insuficientes em sua dieta bloqueiam a capacidade do seu corpo de assimilar água no nível celular.

Muitas pessoas não bebem água suficiente porque têm de urinar o tempo todo. Urinar freqüentemente é outro sinal de desidratação; significa que a água está somente passando, sem ser assimilada pelas células e tecidos. Pense no corpo como sendo uma esponja. Quando está seca, não pode absorver água. Quando a esponja fica encharcada de água, espreme-se todo o líquido para que ela rapidamente absorva mais.

> **Urinar demais é outro sinal de desidratação.**

O processo de reidratação pode levar muitos meses. Não se trata apenas de beber bastante água durante um dia. É necessário um longo período para se ficar desidratado e pode levar muitos meses para se reidratar. Ao acrescentar à água pequenas quantidades dos minerais essenciais à saúde, você se hidratará muito mais depressa. No Capítulo 9, falaremos sobre um drinque matinal que hidrata seu corpo eficientemente.

Beber água nem sempre auxilia a hidratação. O que você põe nessa água determina o que seu corpo faz com ela. Se você bebe água com cafeína, essa água não supre a necessidade diária. A cafeína no café, chá e refrigerantes é diurética. Os diuréticos impedem seu corpo de assimilar água. O que entra sai imediatamente. Ao ingerir muitos estimulantes, você pode estar ingerindo muita água, mas o resultado final é desidratação.

As bebidas alcoólicas são também diuréticas. As pessoas sofrem com ressacas não pelo álcool consumido, mas pela desidratação que ocorreu. Ao beber mais água com seus estimulantes ou álcool, você terá menos desidratação.

> **Se você bebe água com cafeína, essa água não conta para sua necessidade diária.**

Sem água suficiente, o sistema linfático não pode funcionar, e o fígado assume o controle como medida de emergência.

Para se encarregar dessa tarefa, o fígado pára de metabolizar os aminoácidos que produzem dopamina e serotonina. Um sistema linfático hipoativo inibe a produção das substâncias cerebrais saudáveis.

> **Um sistema linfático hipoativo inibe a produção de serotonina e dopamina.**

Um fígado intoxicado também está ligado ao desequilíbrio da glândula tireóide, que, por sua vez, controla a queima ou o armazenamento do excesso de gordura. O funcionamento adequado do fígado para metabolizar aminoácidos é essencial ao funcionamento normal da tireóide e ao controle de peso. Muitas pessoas com dificuldade de perder peso têm problemas no funcionamento da tireóide. Com um sistema linfático mais ativo, suplementado por muita água, a glândula tireóide pode funcionar da forma adequada.

> **Com um sistema linfático mais ativo, a glândula tireóide pode funcionar melhor.**

Uma das maneiras pelas quais o fígado lida com o excesso de toxinas é aumentar a gordura corporal para envolver essas toxinas e proteger o corpo da influência que elas exercem. Esse processo é basicamente responsável pelo que se costuma chamar de metabolismo hepático. Para proteger o corpo das toxinas, o fígado inicia um processo de produção de gordura no intestino, para armazenar as toxinas. A formação dessas substâncias causam a protuberância ("pneu") que muita gente forma na cintura à medida que envelhece.

Praticamente nenhuma carga de exercício faz com que o metabolismo hepático desapareça. Essa tarefa cabe ao sistema linfático. Quando você começa a ativar seu sistema linfático com oxigênio, água e movimento suficientes de manhã, seu fígado pode interromper seu metabolismo hepático.

> **Com oxigênio, água e movimento suficientes de manhã, seu fígado pode remover o excesso de gordura em redor da cintura.**

A parte da manhã é o período mais importante para se limpar o fígado. Isso é amplamente abordado no sistema chinês de medicina, que tem cinco mil anos. De acordo com esse sistema, o corpo se foca em diferentes órgãos durante a noite. Durante as duas horas que precedem o amanhecer, o corpo tem o máximo de energia disponível para o fígado. Essa é a melhor hora para fazer exercícios que estimulem o fluxo da linfa. Estimular o sistema linfático ameniza a carga do fígado, permitindo-lhe executar suas outras tarefas e produzir neurotransmissores. As pesquisas modernas confirmam a importância das primeiras horas do dia para estimular a produção de serotonina.

> **Estimular o sistema linfático ameniza a carga de seu fígado, para que ele possa produzir uma química cerebral sadia.**

A maioria dos nutricionistas concorda com a premissa de que seu corpo requer cerca de dois litros de água por dia quando se está saudável. Se você está acima do peso, doente ou cansada, precisa ainda de maior quantidade.

Toda doença está ligada à formação de toxinas do corpo. Ao começar o dia bebendo um copo d'água para estimular seu sistema linfático, você está dando o primeiro e mais importante passo para criar a química cerebral da saúde, felicidade e do amor duradouro. Sem água, nada pode funcionar.

Para determinar suas necessidades mínimas de água, divida seu peso por dois; esse é o número de onças de água pura de que você necessita por dia. Se você pesa 128 libras (58 quilos), precisa de 1.920ml, ou 8 copos. Se você pesa 196 libras (88 quilos), precisa de 2,880ml, ou 12 copos por dia. A água contida em sucos e sopas também conta para satisfazer a necessidade de seu corpo por H_2O.

Para consumir água suficiente, lembre-se de que café, chá preto, refrigerantes e bebidas alcoólicas desidratam o corpo. Se você vai beber essas substâncias, sempre suplemente seu corpo com mais um copo d'água além de sua necessidade diária. Café descafeinado tem metade do efeito diurético do café normal.

Café, chá preto, refrigerantes e bebidas alcoólicas desidratam o corpo.

Se você se exercitar e suar, também vai precisar de mais água. Centenas de pessoas descobriram que, com *A dieta de Marte & Vênus e a solução por exercícios*, já não precisam de café para obter energia nem de álcool para relaxar e se divertir. Podem ocasionalmente usar essas bebidas como um "quebra-gelo" social ou por simples prazer, mas não dependem delas.

A DEFICIÊNCIA DE MINERAIS

Nossas células precisam de alimentos e nossos cérebros não estão produzindo uma química cerebral saudável porque a nossa alimentação tem deficiência de minerais. Independente do grau de acerto com que você escolha os alimentos, isso não a satisfará e você vai querer comer em excesso. Isso ocorre porque todos os alimentos que você compra no supermercado ou na mercearia têm deficiência dos minerais essenciais ao organismo.

> **Todos os alimentos que você compra no supermercado têm deficiência dos minerais essenciais ao organismo.**

Os produtos orgânicos têm teor mineral mais elevado, porém o nível desses minerais não chega nem perto do que era há apenas cinqüenta anos. Um tomate orgânico hoje em dia tem menos 50 por cento de minerais do que um tomate adquirido em qualquer mercearia há cinqüenta anos. Mesmo com muita água, não conseguimos aquilo de que precisamos, porque o produto fresco carece de minerais e quase todos os alimentos processados não possuem teor mineral natural.

> **Um tomate orgânico comprado no supermercado hoje em dia tem menos 50 por cento de minerais do que um tomate adquirido em qualquer mercearia há cinqüenta anos.**

Há mais de setenta anos, o governo emitiu um relatório reconhecendo que as práticas agrícolas nos Estados Unidos haviam privado o solo de minerais e que, portanto, todos os alimentos tinham deficiência de minerais. Essa notícia levou à implementação do negócio de suplementos alimentares naturais. De repente, todos admitiram a necessidade da suplementação mineral.

Embora não se soubesse então que os minerais essenciais ao organismo fossem fundamentais ao funcionamento cerebral saudável, as pessoas reconheciam que os minerais eram importantes para ter ossos fortes e saúde física. Mesmo com essa maior percepção, a incidência de osteoporose nas mulheres tem atingido níveis assustadores. Não somente os alimentos que ingerimos têm deficiência de minerais, como o açúcar refinado que comemos dissolve a pequena quantidade de minerais que armazenamos nos ossos.

A deficiência de minerais não causa apenas fraqueza nos ossos e cáries, embora esses problemas sejam obviamente significativos. A deficiência mineral afeta todos os aspectos de nossa saúde física e mental.

> **A deficiência mineral afeta todos os aspectos de nossa saúde física e mental.**

Já conhecemos a importância das vitaminas. O que não é tão conhecido mas tem sido amplamente pesquisado é a importância dos minerais na assimilação das vitaminas. Todos os tecidos e fluidos internos de nosso corpo contêm quantidades variáveis de minerais. Os minerais são os elementos que constituem os ossos, dentes, tecidos macios, músculos, sangue e células nervosas.

Os minerais são vitais para nosso bem-estar mental e físico. Atuam como catalisadores nas muitas reações biológicas e elétricas dentro do corpo, nas reações musculares, na transmissão de mensagens e energia pelo sistema nervoso, na produção de hormônios, na digestão e na utilização dos nutrientes contidos nos alimentos.

Os minerais têm papéis estruturais e funcionais. Componentes dos tecidos e fluidos corporais, os minerais funcionam em combinação com enzimas, hormônios, vitaminas e transportam substâncias. A presença dos minerais essenciais ao organismo age como um catalisador na produção das substâncias químicas cerebrais.

Afirmou o Dr. Linus Pauling, duas vezes ganhador do Prêmio Nobel: "Pode-se atribuir toda doença, toda enfermidade e todo mal à deficiência de minerais." A maioria dos problemas que enfrentamos hoje começou com o solo deficiente em minerais no qual nossos alimentos são cultivados e com os animais que comem esses produtos.

Toda doença, toda enfermidade e todo mal podem ser atribuídos à deficiência de minerais.

Quando os fazendeiros descobriram os rápidos resultados produzidos pelos fertilizadores artificiais no início do século passado, o rendimento das colheitas aumentou. Entretanto, o solo só recebeu três nutrientes, não os setenta e sete minerais e os minerais essenciais encontrados na terra antes do uso de fertilizantes feitos à base de nitrogênio. Em dez anos, a terra ficou com deficiência de minerais, incapaz de gerar produtos com um suprimento balanceado de minerais.

Com a suplementação de nitratos, fosfatos e potássio, as plantas conseguem florescer temporariamente. Por cerca de dez anos, elas assimilam mais facilmente os minerais do solo. Sem reabastecer a terra com os setenta e sete minerais e os minerais essenciais, os fazendeiros podem ainda ter produção, mas as plantas têm deficiência de minerais.

Eis mais algumas citações que reforçam a realidade da deficiência mineral e a importância da suplementação de minerais:

- Em 1912, o Dr. Alexis Carrel, vencedor do Prêmio Nobel, previu que "Os minerais do solo controlam o metabolismo das plantas, dos animais e do homem. Toda a vida será saudável ou insalubre, de acordo com a fertilidade do solo".
- Em 1936, o Senado dos Estados Unidos emitiu o Documento nº 24, que incluiu a seguinte advertência: "O fato alarmante é que os alimentos (frutas, legumes e grãos) hoje cultivados em milhões de hectares de terra que já não contêm quantidade suficiente de certos minerais nos estão matando de fome, independente da quantidade que ingerirmos. Nenhum homem hoje pode comer uma quantidade suficiente de frutas e legumes para suprir seu organismo com os minerais necessários para ter saúde per-

feita porque seu estômago não é grande o bastante para recebê-los."
- Em 1988, o Relatório do Cirurgião-geral sobre Saúde e Nutrição definiu que quinze de cada vinte e uma mortes nos Estados Unidos tinham a ver com deficiências nutricionais (quase 75 por cento).
- Em 1992, líderes mundiais concluíram na ECO-92, realizada no Rio de Janeiro, que nos últimos dez anos, o esgotamento mineral do solo foi superior a 76 por cento na Europa e de mais de 80 por cento na América.
- Em 1994, o Congresso dos Estados Unidos determinou que a ingestão dos nutrientes adequados evita realmente as doenças crônicas.

Sem os fertilizantes nitrogenados, as plantas dependem de micróbios saudáveis do solo para produzir nitratos. Com a presença desses nitratos, as plantas podem absorver os minerais da terra. Elas dependem da população de micróbios do solo para crescer. A população de micróbios depende do reabastecimento do solo com compostos naturais, ricos em minerais. Quando o solo não é reabastecido com esses compostos orgânicos, ricos em minerais, a população de micróbios decresce rapidamente. A essa altura, as plantas só produzem colheitas, caso se acrescentem compostos orgânicos para alimentar a crescente população de micróbios.

Quando o solo não é reabastecido com compostos orgânicos ricos em minerais, ele se torna deficiente de minerais em dez anos.

Com as modernas técnicas de fertilização, os fazendeiros aprenderam a evitar o acréscimo de compostos ricos em minerais ao solo. Adicionar nitratos ao solo significava que as plantas podiam diretamente absorver os minerais de que precisavam para crescer. Resultado: produtos deficientes de minerais e terra cultivável com grave deficiência de minerais.

Esse problema será finalmente resolvido com uma suplementação mineral da terra, além de práticas orgânicas de jardinagem. Embora você possa estar comendo produtos orgânicos adquiridos no supermercado ou na mercearia, ainda levará vários anos para que todos os minerais estejam disponíveis a você. Esse problema pode e será solucionado um dia, mas não em breve. Nesse meio tempo, você deve suplementar sua alimentação com minerais.

Durante os últimos cinco anos, Marin County, onde moro, na Califórnia, vem testemunhando a trágica perda de milhares de carvalhos. Milhares de árvores estão morrendo do que se chama mal súbito das árvores. Temos três hectares de carvalhos moribundos na nossa propriedade e minha mulher, Bonnie, tem feito tudo para salvá-los. Com cinco anos de experiências e a ajuda de muitos ambientalistas dedicados, Bonnie encontrou a cura.

Você adivinhou: suplementos minerais. Acrescentar cinzas minerais à terra em redor das árvores faz com que os carvalhos combatam a praga. Aumentar os minerais no solo duplica a população microbiana a cada vinte e oito minutos. Em semanas, bilhões de novos micróbios estão produzindo os nitratos necessários para que as árvores assimilem os novos minerais.

Aumentar os minerais no solo duplica a população de micróbios a cada vinte e oito minutos.

Minha mulher comunicou a solução a nossos representantes do governo da Califórnia, mas ainda não obteve resposta. O governo estadual destinou US$30 milhões para pesquisas acerca do assunto. Talvez uma solução barata como espalhar cinzas de minerais pareça simples demais.

A conscientização da deficiência de minerais na década de trinta ajudou a popularizar a indústria de alimentos naturais. O próprio governo anunciou que todos necessitavam de suplementos nutricionais. Uma variedade de suplementos e pílulas minerais tornou-se disponível ao público. O movimento perdeu sua popularidade porque os suplementos minerais não funcionaram. Não se pode alimentar o corpo com pedras e esperar que ele as assimile.

> **Não se pode alimentar o corpo com pedras e esperar que ele as assimile.**

Mesmo as plantas não podem assimilar os minerais diretamente. Elas precisam dos nitratos produzidos pelos micróbios para estimular a assimilação dos minerais no solo. As pílulas por si só não são a resposta. Como os suplementos minerais não deram certo, perdeu-se o entusiasmo em relação a eles.

Hoje existe uma variedade de minerais naturais cuja fonte são plantas que o corpo *pode* assimilar. Os melhores suplementos minerais têm no rótulo as palavras *minerais de origem vegetal, minerais iônicos de origem vegetal ou minerais coloidais de origem vegetal*. *Coloidal* e *iônico* significam que os minerais são tão minúsculos que as células podem absorvê-los. Minha experiência me ensinou que os minerais iônicos de origem vegetal têm o melhor efeito. Com a disponibilidade desses suplementos, você pode começar a se ajudar e aos seus filhos.

Em três dias, as crianças com DDA, antes incapazes de fazer o dever de casa, subitamente começaram a fazê-lo. Essa mudança espetacular é causada apenas pelos minerais. Quando combinados com todos os elementos de *A dieta de Marte & Vênus e a solução por exercícios*, a ingestão de minerais é ainda mais eficaz. Sem uma suplementação mineral bem-sucedida, todos os demais ingredientes dessa poderosa mistura são incapazes de produzir os resultados prometidos.

> **Em três dias, crianças com DDA, antes incapazes de fazer o dever de casa, subitamente começaram a fazê-lo.**

Em alguns casos, as pessoas me escreveram que o programa não estava dando certo para elas, como dava para outros. Embora nenhum programa possa jamais funcionar da mesma forma para todo o mundo, elas foram capazes de desfrutar dos muitos benefícios da química cerebral balanceada ao mudar a marca dos minerais de origem vegetal que estavam tomando. Os minerais fazem toda a diferença do mundo.

Embora a descoberta da importância dos minerais essenciais seja recente, a cada dia os pesquisadores estão descobrindo mais sobre ela. Por exemplo, o corpo precisa do mineral essencial boro para assimilar o mineral cálcio. Já sabemos da importância do cálcio, mas não sabíamos que também necessitávamos do mineral essencial para assimilar nossos suprimentos de cálcio. Se você não ingere boro suficiente porque a terra tem deficiência dele, seu corpo não consegue assimilar o cálcio de seus alimentos, bebidas ou suplementos. Assim, a importância de todos os setenta e sete minerais e dos minerais essenciais é cada vez mais reconhecida.

9
AS TRÊS FÁCEIS ETAPAS DA SOLUÇÃO DE MARTE & VÊNUS

A dieta de Marte & Vênus e a solução por exercícios tem três fáceis etapas. Ao seguir diariamente cada uma delas, você rapidamente começará a produzir a química cerebral da saúde, felicidade e do amor duradouro. Neste capítulo, vamos abordar as três etapas que são a essência do programa.

1ª ETAPA: COMECE SEU DIA COM ÁGUA

Ao acordar todos os dias, beba entre 180 e 240 mililitros d'água e os ative com nutrientes purificadores. Logo que você levantar, sem pensar muito, prepare e depois beba sua água ativada. Para ativar 240 ml d'água, acrescente os seguintes ingredientes:

1. O suco de meio limão
2. Uma colher de chá de mel ou de um suco para adoçar a mistura
3. Uma porção sugerida de um suplemento de alta qualidade de um mineral essencial originado de uma planta iônica
4. 30 ml de suco de aloé vera

Falemos sobre a importância desses quatro ingredientes.

1. A força do limão

Quando pensar em limão, pense em detergente. Limão e água são os purificadores mais potentes da Mãe Natureza. Tomados juntos, são um dos remédios saudáveis mais antigos e comuns. Limão e água são tradicionalmente considerados como ingredientes essenciais à boa saúde e à cura. O suco do limão e até seu aroma são um desinfetante antibacteriano, anti-séptico e antiviral que promove a formação de células brancas e melhora a função imunológica.

No mundo moderno, comumente usamos suco de limão na água para condimentá-la ou em nossos detergentes de lavar louça por causa de suas propriedades de limpeza, mas sua propriedade curativa ainda nos é estranha. Se queremos purificar nossos corpos das toxinas, o suco de meio limão misturado à água é mais eficaz quando se está em jejum, ao acordar.

O suco de limão tem também o efeito de reduzir a hiperglicemia. Sempre que se acrescenta limão à refeição, ele ajuda a manter níveis satisfatórios de glicemia. Adicionar limão a uma refeição ou sobremesa torna mais lenta a liberação da glicose na corrente sangüínea e reduz em 30 por cento os altos índices de glicemia.

Além de purificar e ajudar a equilibrar a glicemia, o suco de limão também faz com que o corpo fique mais alcalino. A maioria das doenças está associada ao excesso de ácido nas células. Adicionar limão na água ou nos alimentos tem o profundo efeito de normalizar o equilíbrio ácido-básico do corpo.

Outro produto conhecido por ajudar a tornar o corpo mais alcalino é o vinagre de maçã, popularizado no último século por Paul Bragg, fundador da indústria de produtos naturais. O Vinagre Orgânico de Maçã Paul Bragg pode ser adquirido na maioria das lojas de produtos naturais e também é utilizado para ativar seu drinque purificador.

2. Uma colherada de açúcar

Uma colherada de açúcar para ajudar a tomar um remédio não é má idéia. Ela melhora o sabor de sua bebida matinal, além de alimentar seu cérebro. O cérebro recebe toda sua energia da glicose, um açúcar. Quando comemos açúcar, o cérebro se "anima" imediatamente. Por essa razão, a maioria das pessoas se vicia em açúcar.

O açúcar estimula a produção de dopamina e serotonina. É a droga escolhida por milhões de pessoas. Não é tão nociva quanto as drogas pesadas, mas também vicia. O açúcar produz o mesmo efeito que o álcool para o alcoólatra e a cocaína para o viciado: ele produz hormônios do bem-estar no cérebro. O açúcar é um meio natural e saudável de produzir a química cerebral do prazer, motivação, clareza, felicidade e descanso.

O açúcar refinado provoca uma sensação momentânea de química cerebral saudável, mas como o açúcar é refinado, o corpo é incapaz de manter essa produção. Todo carboidrato se transforma gradativamente em açúcar. Carboidratos complexos como cereais integrais e legumes fornecem liberação contínua de glicose. O açúcar alimenta o cérebro, mas ingerir açúcar refinado causa um ímpeto instantâneo. Quando o corpo prova aquilo de que precisa, tem vontade de receber mais. Isso cria o desejo por carboidratos e açúcar refinados. No Capítulo 11, vamos discorrer sobre as muitas armadilhas dos açúcares refinados e processados, bem como sobre os substitutos do açúcar que são potencialmente prejudiciais.

> **Comer açúcar refinado inevitavelmente reduz o combustível cerebral.**

Quando acrescentado à sua bebida matinal, um pouco de mel, frutose ou suco de fruta dá ao cérebro a energia de que ele precisa para funcionar. O cérebro precisa de oxigênio e glicose para acordar e começar a exercer suas funções. Pesquisas demonstram que mais açúcar e oxigênio estimulam o desempenho do cérebro. Nesse contexto sadio, podemos apreciar a sabedoria do adágio "Uma colher de açúcar ajuda o remédio a descer".

3. Minerais essenciais originados de planta iônica

A ingestão de minerais essenciais pela manhã é fundamental para ajudar o corpo a desencadear o necessário processo de purificação. Se não fôssemos tão deficientes de minerais, os minerais essenciais do suco de limão seriam suficientes para ativar todos os processos de limpeza do corpo. Os limões cultivados hoje em dia também têm deficiência mineral. O limão atualmente não é mais o que era.

Ao começar seu dia com todos os setenta e sete minerais naturais e os essenciais, você receberá o apoio de que seu corpo precisa não apenas para se purificar, mas também para começar a produzir no seu cérebro as substâncias químicas e os hormônios necessários. Com esse começo importante do dia, você terá a base nutricional para enfrentar com sucesso o estresse inevitável da jornada.

4. Suco de aloé vera

A aloé vera é normalmente usada na pele para curar queimaduras solares. Quando ingerida, o suco da aloé vera tem também um poder extraordinário de purificar seu corpo. Da mesma forma que ele cicatriza ferimentos externos, alivia e cura internamente. A concentração tóxica resulta na inchaço dos tecidos corporais. Beber suco de aloé vera reduz os inchaços internos e fortalece o sistema imunológico, na sua luta contra bactérias, parasitas e vírus nocivos.

Beber suco de aloé vera reduz inchaços internos e fortalece o sistema imunológico.

O uso interno do aloé vera é bem fundamentado. Grandes universidades e grupos de pesquisa publicaram volumes de relatórios sobre a aplicação interna da aloé vera. Esses estudos são realmente impressionantes.

Pode-se comprovar que a aloé vera como suplemento dietético mantém revestimento estomacal, digestão e crescimento celular saudáveis e funciona como um tônico geral. A aloé vera já atraiu a atenção de atletas e outras pessoas muito ativas, interessadas em manter seus níveis gerais de energia.

Pesquisas demonstraram que a aloé vera contém antibióticos e adstringentes naturais, um analgésico e um estimulante de crescimento para promover a cura de superfícies feridas. Suas propriedades curativas foram reconhecidas há séculos pelos antigos egípcios e pelos chineses, bem como por Alexandre, o Grande. Ao levar oxigênio extra às células, a aloé vera supre o corpo com a energia extra necessária para fazer seu trabalho.

> **Ao levar oxigênio extra às células, a aloé vera supre o corpo com a energia extra necessária para fazer seu trabalho.**

Como é possível que uma plantinha ofereça tantos benefícios? Ninguém sabe exatamente como a aloé vera realiza seus feitos extraordinários, mas acredita-se que o gel dessa planta recomponha tecidos corporais ao estimular o crescimento celular. Isso pode explicar por que após a cicatrização de que uma queimadura ou ferida tratada com aloé vera encontra-se uma pequena ou até nenhuma cicatriz. A aloé vera é hipoalergênica e não tem efeitos colaterais conhecidos, mesmo quando consumida em grandes quantidades.

O suco de aloé vera ajuda a desintoxicar o intestino, neutraliza a acidez estomacal e alivia a constipação intestinal e as úlceras gástricas. Possui também o efeito espetacular de balancear a glicemia. Pacientes diabéticos que tomaram suco de aloé vera melhoraram significativamente.

A aloé vera reduz a inflamação dos tecidos corporais, o que está ligado a todas as condições tóxicas do corpo, distúrbios do sistema imunológico, como câncer e AIDS e alergias alimentares comuns. Sua ação purificadora não somente ajuda o corpo a eliminar toxinas como também reduz a disseminação de candidíase no intestino.

Em geral, beber suco de aloé vera toda a manhã aumenta a energia e o bem-estar. Ao reduzir a inflamação, a aloé vera permite que o sistema linfático cumpra sua função purificadora. Com esse apoio, o fígado pode, por sua vez, processar os aminoácidos para a produção saudável de hormônios e substâncias químicas cerebrais.

Acrescente 30 ml de suco puro de aloé vera para ativar sua água todas as manhãs. Certifique-se de que a marca que você escolher é processada a frio e feita com a folha inteira da planta. O processamento em alta temperatura da aloé vera destrói todas as enzimas importantes. A aloé vera feita da folha inteira tem ainda mais propriedades curativas. Certifique-se também de que o suco de aloé vera que você comprar não é diluído. Alguns rótulos anunciam "puro suco de aloé vera", mas as empresas reduzem a concentração para 10 por cento de aloé vera e 90 por cento de água. Você deve adquirir suco de aloé vera 100 por cento não diluído em água.

COMO FAZER SEU DRINQUE MATINAL PURIFICADOR

Ao combinar os quatro ingredientes citados anteriormente, você ativará sua água matinal para ajudar seu corpo a se purificar eficientemente e a produzir as substâncias químicas cerebrais necessárias. Na véspera, à noite, você pode misturar tudo isso numa garrafa e beber o conteúdo logo que se levantar de manhã. Você pode fazer o bastante para o dia inteiro, para lhe dar energia extra. Recomendo que você bata a mistura de cinco a dez vezes no liquidificador ou misture na garrafa antes de bebê-la. Mexer tudo também é bom, mas sacudir é melhor porque ativa a potência dos minerais essenciais iônicos.

> Recomendo que você bata a mistura de cinco a dez vezes no liquidificador ou misture na garrafa antes de bebê-la.

Certas marcas naturais já têm minerais e aloé vera na mistura. Essa bebida ativada milagrosa é ótima de manhã, mas também pode ser tomada durante o dia inteiro. Ela lhe dará uma energia extra que só a água pura não tem condições de prover. Durante o dia, você pode beber até 30 ml para cada 240 ml de água.

2ª ETAPA: PULE, MEXA-SE, RESPIRE E SE FLEXIONE O CORPO – ESSE É O EXERCÍCIO

A segunda etapa do *A dieta de Marte & Vênus e a solução por exercícios* é pular, mexer-se, respirar e flexionar o corpo. Quando você se exercita, sempre começa e termina com o exercício de saltar e mexer-se. No intervalo, pode fazer seus exercícios favoritos. Para criar uma química cerebral saudável, você deve escolher exercícios fáceis de executar. A filosofia do "sem dor, sem recompensa" não se aplica à Solução de Marte & Vênus. Quando os programas de exercício requerem muita atividade metabólica, interferem na capacidade do cérebro de produzir uma química cerebral balanceada.

O exercício intenso pode interferir na capacidade do cérebro de produzir uma química cerebral balanceada.

Com o exercício intenso, os níveis sangüíneos de glicose necessários ao funcionamento do cérebro podem cair muito. Além disso, importantes aminoácidos necessários para criar a química cerebral e os hormônios são direcionados aos músculos, em vez de ao cérebro e outras glândulas. A grande atividade metabólica do exercício intenso ou da corrida requer que se queimem os minerais adicionais. Esses minerais costumam ser removidos dos ossos, resultando em deficiência mineral e envelhecimento precoce, sem falar de osteoporose.

O exercício intenso é necessário para formar músculos. Moderadamente, é positivo, mas em excesso é um obstáculo à boa saúde. A sua aparência pode ser boa, mas seu corpo e seu relacionamento vão sofrer. Se seu principal interesse é controlar o peso, tonificando os músculos e criando química cerebral saudável, o exercício intenso é desnecessário. Se você está acima do peso, é melhor evitar o exercício intenso até recuperar seu peso ideal. Então, você poderá facilmente estimar o peso que lhe for adequado.

Se você está acima do peso, é melhor evitar os exercícios intensos até recuperar seu peso ideal.

As pessoas nascidas com corpos mais musculosos têm maior necessidade de exercício intenso. Embora não seja uma necessidade para a saúde, o peso e o controle do estresse, o exercício intenso é um prazer importante. Se "malhar" muito for divertido, isso é geralmente saudável. Se, porém, os exercícios de "malhação" excedem quarenta minutos, estão provavelmente acelerando o processo de envelhecimento.

Cada vez mais se constatam evidências dos sintomas comuns dos exercícios em excesso. Embora a redução do desempenho seja normalmente considerada um sinal de treinamento excessivo, pode ser precedida por mudanças de humor. A síndrome do treinamento puxado para quem segue um treinamento aeróbico tal como treinamento de força se manifesta como ansiedade ou agitação. Em contrapartida, uma condição física de excesso de treinamento causada por exercícios aeróbicos pode levar à depressão.

Você pode ter boa aparência por causa dos intensos exercícios, mas sua saúde e seu relacionamento vão sofrer.

Para os homens obesos, exercícios intensos de levantamento de peso são muito úteis para aumentar a massa muscular e queimar gordura. É mais fácil para os homens queimar gordura por meio de exercícios porque eles têm naturalmente mais massa muscular. Ao trabalhá-la, um homem obeso aumenta consideravelmente seu metabolismo e pode queimar gordura de maneira mais eficiente.

As mulheres obesas precisam evitar os exercícios intensos. Elas só precisam de exercícios moderados. Exercícios intensos incentivam as células mitocondriais que queimam gordura nas mulheres a queimar carboidratos e não gorduras. Embora suem e sigam rotinas de intensos exercícios, as mulheres obesas equivocadamente inibem a capacidade do seu corpo de queimar gorduras. O benefício dos exercícios intensos para os homens é que eles ativam o metabolismo para queimar gorduras ao longo do dia. Os exercícios intensos não afetam as mulheres tão favoravelmente. Pesquisas revelam que as mulheres que fazem exercícios periódicos e moderados queimam mais gordura do que as que optam por exercícios mais intensos.

As mulheres obesas devem evitar os exercícios intensos.

O exercício de pular e mexer-se, acompanhado por algumas práticas de ioga para principiantes, Pilates, tai chi, chi kung, os Cinco Ritos ou Calanéticos são tudo de que você precisa para ativar seu metabolismo e estimular a química cerebral.

A técnica de pular e mexer-se

Imediatamente após beber sua água ativada, comece a técnica de saltar e mexer-se por dois ou três minutos. Se você quer queimar gordura para controlar o peso, salte e mexa-se por até cinco minutos.

Essa técnica é a mais eficaz para queimar gorduras. Ela não só ativa a função purificadora do sistema linfático como também estimula o fluxo de energia no corpo. Quando você pára a técnica após alguns minutos, consegue sentir a energia tinindo em todo o seu corpo enquanto você fica imóvel.

Esse tinir ocorre porque as suas células estão vibrando mais depressa. Essa vibração gera eletricidade celular, que pode ser conduzida por todo o corpo com níveis adequados de água, oxigênio e minerais. Essa energia é chamada de chi pelos chineses e prana pelos hindus. Uma versão da rotina do salte e mexa-se está presente na maioria das técnicas milenares de cura.

Quando executado depois de se beber água ativada e em jejum, esse simples movimento aumentará significativamente seu metabolismo, e você queimará mais calorias ao longo do dia. Mesmo quando estiver sentado em frente ao computador ou dirigindo, seu metabolismo acelerado continuará a queimar mais eficientemente as reservas de gordura.

A técnica de saltar e mexer-se aumenta seu metabolismo e você queimará mais calorias ao longo do dia.

Para queimar calorias você não precisa gastar muito tempo nem muita energia com uma rigorosa rotina de exercícios; a 2ª Etapa de *A dieta de Marte & Vênus e a solução por exercícios* apresentará os exercícios fáceis de executar que basicamente ativam seu metabolismo para continuar a queimar calorias em maior proporção dia e noite.

O exercício de saltar e mexer-se oferece benefícios destas quatro maneiras:

1. A maior vibração celular queima gordura, tonifica os músculos e aumenta a massa corporal magra.
2. Enquanto estiver saltando e mexendo-se, você também vai flexionar a coluna, respirando mais profundamente do que o normal. A flexão rítmica da coluna aumenta a vitalidade e estimula a produção saudável da química

cerebral ao bombear fluido espinhal para dentro e para fora do cérebro.
3. O aumento do oxigênio resultante da respiração rítmica também estimulará seu metabolismo a queimar gordura mais eficientemente durante o dia.
4. O movimento suave de todo o corpo ao saltar e mexer-se estimula o sistema linfático a purificar e limpar o corpo.

Vamos agora dividir as seis etapas da técnica de saltar e mexer-se.

1. De pé com os joelhos levemente flexionados, pés confortavelmente afastados, salte para cima e para baixo.
2. Enquanto pular, mantenha os braços relaxados ao longo do corpo. Sacuda as mãos enquanto salta para cima e para baixo.
3. Enquanto você salta e mexe-se suavemente, incline levemente a cabeça para cima e para baixo, num limite confortável de no máximo 5 a 10 centímetros.
4. À medida que você inclinar a cabeça e olhar para cima, inspire pelo nariz e conte 5 segundos; depois expire durante 5 segundos enquanto baixar a cabeça.
5. Durante o primeiro minuto, inspire e expire pelo nariz. No próximo minuto, inspire e expire pelo nariz e solte um ruído gutural (da garganta). Esse som vem do ar e não das suas cordas vocais. O barulho fará parecer que você está ressonando. Durante os três minutos restantes, inspire pelo nariz e expire pela boca. Ao expirar pela boca, enrugue os lábios e sopre como se você estivesse tentando apagar uma vela sessenta centímetros à sua frente.
6. Pare de saltar e mexer-se. Fique numa posição relaxada e pare um minuto para sentir seu corpo formigar. Isso se faz sentir melhor de pé, com os braços relaxados ao longo do corpo e os joelhos ligeiramente flexionados. Além

de ativar seu sistema linfático, essa vibração é a ativação de bilhões de células, o que proporcionará saúde.

De todos os exercícios que pratico, saltar e mexer-se é o mais importante. Ser sedentário adormece nosso sistema linfático e a carga de purificar o corpo é transferida para o fígado. Quando você se sente desanimada ou cansada, essa é a exata sensação que o seu fígado tem. Se o sistema linfático não está funcionando eficazmente, seu fígado é sobrecarregado. O fígado não pode transformar proteínas digeridas em neurotransmissores, se estiver intoxicado e sobrecarregado. Esse programa fornece o alicerce para seu corpo produzir a química cerebral da saúde, felicidade e amor. Todo tipo de exercício aeróbico estimula o sistema linfático, mas nada se aproxima da técnica simples de saltar e mexer-se.

O fígado não pode transformar proteínas digeridas em neurotransmissores, se estiver intoxicado e sobrecarregado.

Respire e flexione a coluna vertebral

Depois que você concluir o exercício de saltar e mexer-se, estará pronta para fazer de dez a vinte minutos de exercícios suaves. A maioria dos exercícios de baixa intensidade e de alongamento pode ajudá-la a respirar mais profundamente enquanto flexiona suavemente a coluna. Este exercício bombeia e faz circular as substâncias químicas cerebrais para dentro e fora do cérebro. Para a química cerebral saudável, o fluido cérebro-espinhal precisa fluir livremente para o cérebro e do cérebro. Sentar em cadeiras e carros restringe o fluxo do fluido espinhal. Ao dedicar uma parte de sua manhã para flexionar a coluna vertebral, você dará ao seu cérebro a ajuda de que ele precisa para produzir a química cerebral saudável. Quando você flexiona a coluna, o fluido cérebro-espinhal percorre a coluna livremente como um rio puro e limpo, ao invés de ficar estagnado como um pequeno lago sujo.

Muitos programas populares de alongamento e exercícios são suficientes para estimular a química cerebral saudável quando estão também associados à respiração sustentada e relaxada. O oxigênio é o mais importante nutriente do cérebro. Vinte por cento do oxigênio que respiramos é destinado ao cérebro. O cérebro humano pesa cerca de quilo e meio, menos de 2 por cento do nosso peso corporal; entretanto, para funcionar, requer 20 por cento do nosso suprimento de oxigênio. Ao aumentar seu suprimento de oxigênio, seu cérebro receberá aquilo de que necessita para ser sadio.

O oxigênio é o mais importante nutriente do cérebro.

Quando você se exercitar, certifique-se de manter uma respiração constante inspirando e expirando durante cinco segundos, sem perder o ritmo. Utilize cada um desses três tipos de respiração: com a cabeça, tórax e abdome.

1. **Respiração com a cabeça.** Requer inalar e exalar pelo nariz, com ênfase em encher de ar a cabeça e as vias nasais. A cada inalação, levante ligeiramente a cabeça como se fosse olhar para o teto e, ao exalar, baixe a cabeça como se estivesse olhando além do horizonte. Esse raio de ação dos movimentos é muito pequeno: entre cinco e dez centímetros. Durante os suaves exercícios de alongamento, respire usando esta técnica contando até cinco para inalar e cinco para exalar.
2. **Respiração torácica.** Requer a respiração através do nariz, enchendo os pulmões enquanto expande sua caixa torácica. Durante a respiração torácica, faça também um leve som gutural à medida que o ar entra e sai. Esse som parece um ressoar. Em toda a série de exercícios de respiração torácica, mantenha o mesmo volume de ar. Durante exercí-

cios moderados, use a respiração torácica contando até cinco para dentro e para fora.

3. **Respiração abdominal.** É usada para exercícios moderadamente intensos. Respire pelo nariz, franza os lábios e sopre pela boca ao exalar. Essa respiração mais intensa é usada em muitos hospitais para ajudar os pacientes a assimilar mais oxigênio nas células. Ela é comumente ensinada aos pacientes com doença pulmonar obstrutiva crônica ou àqueles que apresentam falta de ar ao mínimo esforço. Os hospitais a chamam de respiração dos lábios franzidos (para que o seguro pague pelas sessões!).

O ato de exalar com os lábios franzidos, na verdade, cria uma pequena pressão nos pulmões, que facilita a expansão dos alvéolos e melhora a troca de oxigênio. Os alvéolos são pequenos sacos nos pulmões que abrigam o ar que se respira. Milagrosamente, a saturação de oxigênio dos pacientes sobe espantosamente depois de realizarem a respiração dos lábios franzidos durante um ou dois minutos.

Cada um desses três tipos de respiração é eficaz, porém o mais importante é o ritmo constante. Ao considerar a produção da química cerebral, a respiração constante é a parte fundamental de toda a rotina de exercícios. Qualquer uma das rotinas de exercícios sugeridas a seguir estimula a produção das substâncias químicas cerebrais, quando acompanhada por uma respiração de cinco segundos:

- Faça qualquer exercício básico de fácil execução ou alongamento, tais como ioga, Pilates, tai chi, chi kung, os Cinco Ritos, ou Calanética. A melhor rotina para você é a que a motivar, isto garantirá que você passará a praticá-la regularmente. Para que seu exercício seja mais eficaz, ao produzir as substâncias químicas cerebrais, você não deve nunca ficar com falta de ar nem se sentir dolorida depois.

- Dê um passeio ou faça uma pequena corrida, mas assegure-se de não ficar com falta de ar. Conte até cinco segundos ao inalar e exalar. De modo geral, vinte minutos de exercícios aeróbicos é tudo de que se precisa. A não ser que você esteja em perfeita forma, mais tempo do que isso costuma ser excessivo e exaure seu corpo, provocando envelhecimento prematuro.
- Se você quer desenvolver músculos, faça isso depois de vinte minutos de exercícios fáceis. Dê a seu cérebro a oportunidade de produzir primeiro a química que ele requer e siga o programa de trinta minutos com uma rotina mais "puxada" de treinamento de peso.
- Quando você se exercitar intensamente, tente manter o ciclo de respiração de cinco segundos e tome cuidado para não exagerar a ponto de ficar com os músculos doloridos. Se isso acontecer logo em seguida ou no dia seguinte, você pode estar desenvolvendo músculos, mas não está estimulando a produção de substâncias químicas cerebrais.
- Com breves momentos intensos, você pode formar músculos sem machucá-los nem fazer com que fiquem doloridos depois. O excesso de exercícios não é preciso para desenvolver músculos. Músculos doloridos são um sinal de que a maior parte de seus aminoácidos está sendo dirigida aos músculos para repará-los. Isso quer dizer que eles não estão disponíveis para o cérebro. Isso explica a confusão mental que os atletas apresentam constantemente.
- Ao "malhar" na academia, desde que você não se exercite demais e mantenha respiração regular de cinco segundos para inalar e exalar, vai se beneficiar da química cerebral saudável e da definição muscular.

O mais importante ao escolher a melhor rotina de exercícios para você é selecionar uma que você goste de fazer. Pesquisas mostram que a maioria das pessoas segue exercícios periódicos durante seis meses e depois desiste. A não ser que você fique motivada, sua rotina de exercícios tem pouco valor, porque você vai deixar de segui-la após certo tempo.

Sua rotina de exercícios tem pouco valor se você não a obedecer.

Conclua com a técnica de saltar e mexer-se

Depois dos exercícios de dez a vinte minutos, beba mais um copo com 180 a 240 ml de água ativada e repita a técnica de saltar e de mexer-se. Dessa vez, faça um pequeno ajuste. Ao invés de sacudir as mãos para trás e para frente de modo relaxado, estenda firmemente os dedos para o chão, como golpes de caratê, e sacuda vigorosamente as mãos ao lado do corpo. Quando terminar, fique em posição relaxada por um minuto, com a cabeça e o peito para cima, sentindo o corpo vibrar.

É difícil pensar em dedicar diariamente de vinte a trinta minutos para se exercitar quando você se levanta e começar com cinco minutos pulando e mexendo-se. Ao final de uma semana, vai começar a acordar mais cedo e ter tempo extra para se exercitar.

Seguir essa rotina durante algumas semanas vai ativar seu metabolismo. Além de ter mais energia e normalizar seu peso, seus padrões de sono também irão mudar. Quando seu corpo e seu metabolismo estão normais, é muito fácil acordar um pouco mais cedo para fazer meia hora de exercícios. Com o metabolismo ativo durante o dia e quantidades balanceadas de química cerebral, você terá condições de dormir um pouco mais cedo e mais profundamente.

Com o metabolismo mais ativo, você cria mais tempo, por precisar dormir menos.

Depois de vinte a trinta minutos de exercício, conclua sua rotina normal de higiene. Quando estiver pronta para o desjejum, é hora da terceira etapa da Solução de Marte & Vênus.

3ª ETAPA: BEBA SEU SHAKE DE DESJEJUM

A terceira etapa é preparar e beber seu shake de desjejum pleno de nutrientes. Ao misturar todos os ingredientes necessários para criar a química cerebral saudável, você substitui seu desjejum normal por algo muito mais nutritivo. Esse shake saudável pode substituir o desjejum ou suplementar um desjejum leve e sadio. No Capítulo 11, abordamos os ingredientes de uma refeição saudável. Se você está acima do peso, beba o shake diariamente até alcançar seu peso ideal. Ao combinar os elementos certos, você recebe tudo de que seu corpo precisa e sente-se satisfeita. Essa dieta não permite que as pessoas passem fome.

> **Fazer dieta não precisa significar passar fome.**

Se você está acima do peso, não precisa comer muito no desjejum. Um café da manhã de baixas calorias, mas pleno de nutrientes, queima suas gorduras extras para produzir energia. Quanto mais acima do peso você está, de menos calorias precisa no seu shake do desjejum. Toda essa gordura extra consiste em calorias prontas para serem queimadas. Já discutimos que um desjejum de baixas calorias, mas cheio de nutrientes, informa a seu corpo que é hora de queimar o combustível extra. Por outro lado, ter um desjejum de altas calorias informa a seu corpo que você não precisa usar sua gordura extra. Como resultado, seu metabolismo fica mais lento. Ter um desjejum de baixas calorias é muito diferente de simplesmente não tomar o café da manhã.

> Um desjejum de altas calorias informa a seu corpo para diminuir o ritmo do metabolismo e ater-se às gorduras extras.

Deixar de tomar o desjejum diminui seu metabolismo e inibe a queima de gordura. Quando não se toma o café da manhã, o metabolismo fica mais lento para armazenar energia. Se não há alimento por perto, ele resolve conservar o que existe.

Isso não quer necessariamente dizer que você não terá energia de manhã mas vai determinar o ritmo de desgaste de energia ao longo do dia. Sem o estímulo à produção da dopamina pelo trabalho ou por um novo e excitante relacionamento, os homens ficam exaustos quando chegam a casa. Sem o estímulo à produção da serotonina por um relacionamento gratificante no final do dia ou pelo apoio incentivador e tranqüilo dos amigos durante o dia, muitas mulheres se sentem cada vez mais desanimadas.

> Ao deixar de fazer o desjejum, esgotamos nossas substâncias químicas cerebrais ao final do dia.

O elemento mais importante da Solução de Marte & Vênus é beber um shake de desjejum todos os dias. Quando se tem um shake de desjejum de baixas calorias e pleno de nutrientes, o corpo recebe uma abundância de nutrientes, por isso, seu metabolismo não fica mais lento. Como sua refeição tem baixas calorias, seu corpo começa a queimar a gordura extra.

Compreender a queima de gordura é como a economia básica. Se você está desempregado, pára de se agarrar ao que tem. Se você não tomar o café da manhã, seu metabolismo vai mais devagar para evitar queimar toda a energia. Por outro lado, se você tem um emprego espetacular com fluxo regular de caixa, mas na sua conta corrente o seu saldo está baixo, você saca da poupança.

Ao comer um desjejum de baixas calorias, mas com muitos nutrientes – um ótimo emprego com fluxo de caixa periódico – seu corpo começa a transformar a gordura armazenada em energia extra – você retira algum dinheiro da poupança.

Se você está acima do peso, 200 ou 300 calorias de um shake de desjejum cheio de nutrientes serão a quantidade perfeita. Se isso não for suficiente, tome mais um shake dali a duas horas ou alguma coisa gostosa mais tarde. Ao começar o dia assim, você pode então fazer um lanche rápido algumas horas depois, um almoço bem mais farto, mais um lanchinho à tarde e um jantar moderado. Se você não toma o café da manhã ou não come suficiente no almoço, vai querer ingerir muitas calorias no jantar. Ter um desjejum de baixas calorias, mas rico em nutrientes, estimula a queima de gordura e alimenta suas células para evitar que você fique comendo mais e mais.

Quanto mais acima do peso você está, de menos calorias precisa no desjejum.

À proporção que você recupera o peso normal, pode acrescentar um pouquinho mais de cada ingrediente, fazendo com que o shake tenha mais de 500 calorias ou pode usar o shake de baixas calorias. Se você preferir ingerir alimentos comuns no desjejum, certifique-se de complementar o desjejum com pelo menos 200 calorias de suplementação nutricional num shake.

Se você está abaixo ou acima do peso, quando chegar ao peso ideal, não precisa de mais de 500 calorias no desjejum.

Se desejar seguir as recomendações das autoridades, que eu acredito sejam muito altas em calorias, coma 500 calorias no desjejum, um almoço de 500 ou 1.000 calorias, dois lanches de 250 calorias cada e 500 calorias no jantar. Isso lhe dará as 2.000 a 2.500 calorias recomendadas por dia. Lembre-se de que, à medida que você envelhece, está conservando o corpo, não o está formando. A não ser que você faça um programa de hipertrofia muscular, não precisa de tantas calorias.

> À medida que você envelhece, está apenas conservando o corpo, por isso ele requer menos calorias.

Os números citados se aplicam aos que realmente querem controlar calorias. *A dieta de Marte & Vênus e a solução por exercícios* sugere que você faça um desjejum de baixas calorias e aceite a idéia de ingerir menos calorias durante o dia. Opte por produtos naturais, e coma a quantidade que quiser. Quando se tem um desjejum saudável, a não ser que se saia do equilíbrio com qualquer *junk food*, seu corpo sentirá necessidade da quantidade certa de alimentos para você.

Embora esteja tentando só ingerir alimentos saudáveis, não fique presa a eles a ponto de se sentir carente. Essa sensação sempre leva a desejos doentios posteriores e ao desequilíbrio psicológico.

É melhor comer *junk food* do que não comer nada. Até mesmo esse tipo de comida não é tão nocivo, se você o suplementa com algumas enzimas e cápsulas de minerais. Como a maioria dos alimentos que ingerimos tem deficiência mineral, é uma boa idéia complementar com enzimas e minerais mesmo uma refeição saudável. Se você não tiver suplementos minerais e enzimáticos, tente começar a refeição com uma salada e mastigue-a bem. Isso estimulará a produção de enzimas que vão digerir a refeição.

> É melhor comer *junk food* do que não fazer uma refeição.

Nunca deixe de fazer uma refeição e não se prive de coisa alguma, se possível. À proporção que você começar a produzir a dopamina e a serotonina de que seu cérebro precisa, seus gostos vão mudar, sua dieta será mais saudável e você vai naturalmente querer ingerir alimentos mais saudáveis na quantidade adequada.

Com esse programa, você terá tanta energia que não vai precisar de café, sobremesas com açúcar refinado nem drinques e outros estimulantes. Seu shake matinal irá lhe dar muito mais energia do que chá ou café. Seus níveis de estresse irão se normalizar e você não vai precisar de álcool para relaxar ou curtir a noite.

Isso não quer dizer que você não poderá ocasionalmente saborear chá preto, café, sobremesas e álcool. Embora essas substâncias tenham efeitos negativos sobre seu corpo, costumam influenciar positivamente sua cabeça e seu coração. Café ou chá preto é, para alguns, uma âncora emocional associada ao prazer de passar tempo com bons amigos. Da mesma forma, o álcool pode ressaltar sensações ligadas a amizade, diversão e bem-estar. Com a influência sadia de uma dieta rica em nutrientes e a produção de uma química cerebral saudável, a maior parte das pessoas pode ingerir uma quantidade moderada daquelas delícias insalubres.

Junk food pode ser tóxica para o corpo, mas tem valor sentimental para a cabeça e o coração.

Qualquer coisa insalubre que você precise fazer diariamente é claramente um vício grave. *A dieta de Marte & Vênus e a solução por exercícios* a livra dos vícios em substâncias prejudiciais. Sem sentir vontade de comer alimentos insalubres, você fica livre para fazer melhores escolhas. Com moderação, essas indulgências emocionais são permitidas, se você for saudável. Para curar um corpo doente, acima ou abaixo do peso, você deve evitar *junk food* durante algum tempo. Essa tarefa torna-se mais fácil quando você produz substâncias químicas cerebrais adequadas.

> **Para curar o corpo doente, você deve evitar alimentos tóxicos até se recuperar.**

Sem os efeitos desidratantes do café, seu corpo pode absorver nutrientes e minerais com maior eficácia para se purificar e curar. Sem a carga tóxica associada à ingestão de álcool, seu fígado pode começar a se curar. Sem a remoção de minerais dos seus ossos causada pela ingestão de açúcares refinados, suas células e ossos podem começar a se curar. Com a abundância de minerais disponíveis por sua rotina do despertar e pelo shake do café da manhã, você supriu seu corpo com tudo de que ele necessita para criar uma química cerebral saudável.

Se, pela manhã, você nutre suas células e seu cérebro, seus gostos automaticamente começam a mudar em cerca de nove dias e os alimentos saudáveis realmente começam a ser mais gostosos. No início, para ajudar seu corpo a eliminar velhos e insalubres hábitos, tente cercar-se de alimentos mais saudáveis e evitar olhar ou ter acesso a *junk food*.

Só o fato de olhar para *junk food* pode provocar uma fome emocional, mesmo que seu corpo não a queira ou precise de alguma coisa naquele momento. Comer *junk food* no passado era associado à deficiência de química cerebral e ao desequilíbrio de humor. Só de olhar para *junk food* faz seu corpo se lembrar daquela época. Isso pode causar um desequilíbrio, o que ativa uma fome ou vontade de comer típica de vício.

Até que o trauma de uma vida inteira de *junk food* seja sanado, evite se expor a esse tipo de alimento. Isso é semelhante a uma cura psicológica. Se alguém a magoou, você não põe o retrato dessa pessoa numa moldura no seu quarto para olhá-lo antes de dormir ou quando acorda para curar a mágoa.

Quanto se deve comer

Quando suas células estão sendo alimentadas de manhã, você começa a comer mais quantidades saudáveis de alimentos. Diga adeus às dietas de contagem de calorias e às que a fazem passar fome. Nesse programa, você precisa fazer pelo menos três refeições e tentar encaixar também dois lanches rápidos. Coma tanto quanto seu corpo quiser. No começo, limite-se um pouco, se sabe que está comendo demais. Em pouco tempo você já não vai precisar de força de vontade; só vai querer ingerir a quantidade de alimentos de que seu corpo precisa e pode digerir.

O ideal é que, o desjejum e o jantar sejam nossas refeições de baixas calorias e o almoço, nossa maior refeição. O corpo começa a produzir enzimas para digerir nossos alimentos mais ou menos às 7 horas da manhã. Entre essa hora e o meio-dia, a produção de enzimas atinge o nível máximo. Das 2 da tarde em diante, ela começa a declinar e, às 19 horas da noite, a produção pára. Se você se alimenta depois das 19 horas da noite, precisa suplementar suas refeições com enzimas digestivas de origem vegetal. Como a maioria de nossos alimentos é cozida ou processada, recomendo suplementar toda refeição com minerais e enzimas de origem vegetal.

Os ingredientes do Shake de Marte & Vênus

Vou apresentar no decorrer deste capítulo uma lista dos ingredientes sugeridos para seu shake de Marte & Vênus com as quantidades exatas de cada um deles. Quanto mais próxima dessas quantidades você chegar, mais eficaz será o programa. Considerando que todo o mundo é diferente, você certamente precisa se dar a liberdade de criar sua própria rotina de desjejum. Lembre-se de que esses alimentos são simplesmente produtos naturais; não existe nenhum efeito colateral perigoso ao ingeri-los com moderação. Se, entretanto, você é diabética e toma insulina, deve ter o cuidado de monitorar seus níveis sangüíneos de glicose. À medida que seu corpo começar, por conta própria, a produzir níveis de insulina mais saudáveis, seria nocivo aumentá-los com uma injeção.

Baixas calorias

Você pode misturar a seu shake do desjejum 200 ou 400 calorias de suplementos de produtos naturais saudáveis e integrais. Todos os suplementos de produtos naturais trazem no rótulo as quantidades de proteína, gordura e carboidratos que contêm em gramas. Para determinar o número de calorias de gordura, proteínas e carboidratos, multiplique os gramas de gordura por nove, os de proteínas por quatro e os de carboidratos também por quatro.

1. Carboidratos. O total de calorias de carboidratos deve ser de 50 por cento do valor calórico total, isto é, de 25 a 50 gramas (um grama de carboidrato equivale geralmente a 4 calorias). Se sua rotina de exercícios inclui controle intenso de peso, mais carboidratos são necessários. Ao acrescentar uma banana, você ganha 100 calorias. Tente evitar shakes embalados que contenham açúcares refinados. Produtos de alta qualidade adoçados por frutas ou frutose são muito melhores do que açúcar, dextrose, sucrose, xarope de malte, xarope de milho, alta frutose ou qualquer dos adoçantes sem açúcar que têm aspartame ou o novo aditivo químico sucralose, vendido em muitos produtos de "baixos carboidratos" sob o nome Splenda. Você pode acrescentar frutas frescas ou congeladas para suprir seu equilíbrio de carboidratos. Eis uma lista das frutas e do número de calorias que elas contêm:

FRUTA	PORÇÃO	CALORIAS
Néctar de mamão	120 ml	71
Néctar de pêra	120 ml	73
Suco de abacaxi	120 ml	68
Suco de arando	120 ml	73
Suco de cenoura	120 ml	50
Suco de laranja	120 ml	55
Suco de maçã	120 ml	58
Suco de uva	120 ml	78
Abacaxi	1 xícara	77
Abacaxi em lata	1 xícara	200

Amora-preta	1 xícara	72
Banana	1 medida	100
Cantalupo	1 xícara	57
Damasco	3	51
Figo	1 medida	37
Framboesa	1 xícara	61
Laranja	1 medida	65
Maçã	1 medida	81
Mamão	1 medida	58
Melancia	1 xícara	50
Morango	1 xícara	45
Morango, congelado e adoçado	1 xícara	245
Passa	1 xícara	450
Pêra	1 medida	98
Pêssego	1 medida	37
Tâmara	2	44
Uva	1 xícara	58

Tendo essa tabela como referência, você pode facilmente determinar a quantidade de adoçantes por carboidrato de que vai precisar no seu shake matinal de Marte & Vênus. Para um "empurrão" extra da química cerebral, acrescente farinha de mandioca e/ou de maca. Esses dois amidos – parecidos com batatas – têm benefícios especiais. A mandioca, também chamada aipim, é muito usada nos países tropicais e é geralmente associada à tapioca. É dos alimentos que mais produzem serotonina, e é ótimo para homens e mulheres. A maca, outro produto importado incrível, é de origem peruana. É um alimento energizador sem cafeína, que aumenta o vigor e a nitidez mental e outros sintomas relativos à dopamina. Com esses elementos no seu shake, você jamais voltará a precisar de café. A maca é também um poderoso afrodisíaco para homens e mulheres.

2. Proteína em pó. Adicione um produto de proteína em pó de alta qualidade à sua mistura. A proteína deve ser, pelo menos, 30 por cento das calorias totais dos homens e 20 por cento das calorias totais das mulheres. Proteína excessiva para as mulheres pode inibir a produção de serotonina. Proteína insuficiente para os homens inibe a produção de dopamina no cérebro.

Os homens geralmente precisam de 13 a 30 gramas de proteína; a média é de 23. Se você é mais musculoso e pesa 95 quilos ou mais e não está acima do peso, pode provavelmente usar 30 gramas. Se ficar sonolento, é porque 30 gramas são demais. As mulheres geralmente precisam de 10 a 20 gramas de proteína.

O benefício de usar um pó de proteína é que você pode garantir que está recebendo todos os aminoácidos essenciais e, ao mesmo tempo, controla o teor de gordura e carboidrato da refeição. O shake combinado lhe fornece uma rica fonte de todos os nutrientes que você quer numa refeição, sem as calorias extras.

3. Moa e acrescente sementes de linhaça para obter os ácidos graxos essenciais ômega-3. Coloque pelo menos 20 por cento de gorduras saudáveis para o homem e 30 por cento para as mulheres. Embora essa porcentagem de gordura possa parecer alta, na verdade não é, porque estamos considerando 30 por cento de 200 a 400 calorias. A melhor maneira de suprir seu corpo com gorduras saudáveis é usar um liquidificador de alta velocidade e acrescentar umas duas colheres de sopa de sementes de linhaça para as mulheres e cerca de uma colher de sopa para os homens. Ao moer as sementes, você obtém ácidos graxos essenciais ômega-3 de alta qualidade. Uma colher de sopa de sementes de linhaça tem 15 gramas e contém 5,7 gramas de gordura.

Você também pode acrescentar sementes de cânhamo. Sementes de cânhamo *não são* maconha e podem ser importadas do Canadá pela internet. Elas não precisam ser muito moídas. Outra dica é acrescer óleo de linhaça. Uma colher de sopa tem cerca de 13 gramas de gordura, o que é muito para as mulheres.

Os homens precisam de pouco mais de meia colher de sopa para obter os 8 gramas de que eles costumam necessitar.

Se você se sentir meio confuso ou sonolento, é porque ingeriu gordura saudável demais. Para variar o sabor, você pode também acrescentar um punhado de nozes para obter ácidos graxos ômega-3.

Se você não está usando sementes de linhaça para seu desjejum compre uma farinha grossa de linhaça e tome umas duas colheres de sopa. Farinha de linhaça contém óleo ômega-3 e fornece muitas fibras saudáveis.

4. Enzimas. Acrescente enzimas de alta qualidade de origem vegetal, adquiridas em loja de produtos naturais. Certifique-se de que o produto contenha ampla variedade de enzimas digestivas.

5. Vitaminas. Acrescente um complexo multivitamínico de alta qualidade. Assegure-se de que ele contenha grande variedade de vitaminas B. Esse tipo de vitamina, junto com a vitamina C e o ácido fólico, é necessário para transformar os aminoácidos nos neurotransmissores dopamina e serotonina. Para eliminar a vontade de comer açúcar refinado, recorra a um suplemento de cromo com 150 microgramas por dia ou de 25 a 50 microgramas por refeição.

6. Minerais essenciais originados de plantas iônicas. Mais importante ainda é que você acrescente uma porção generosa de minerais essenciais originados de plantas iônicas e suplementos de cálcio e magnésio. Se seu suplemento mineral não se dissolver facilmente na água, provavelmente não se dissolverá nem será assimilado pelo seu corpo. Como já discutimos, minerais de alta qualidade são a parte mais importante desse programa.

7. Água e gelo. Acrescente cinco ou seis cubos de gelo e de 180 a 240 ml de água e depois misture seu shake. Se você usar suco e não água, lembre-se de que o suco deve ser considerado um carboidrato. O gelo faz a mistura ter melhor sabor. Se você está tentando perder peso, o shake vai ajudar a ativar seu metabolismo.

Na tradição aiurvédica da Índia, as pessoas são dissuadidas de comer gelo. Isso é adequado para quem tem vida muito ativa simplesmente por questão de sobrevivência, portanto, seu metabolismo é ativo. Aquele povo também viveu numa época em que os minerais eram abundantes nos regimes alimentares.

A razão pela qual o gelo é bom para perder peso é que ele estimula o corpo a se aquecer. Quando se ingere gelo, o corpo precisa se aquecer para manter uma temperatura corporal adequada, queimando calorias. Na Índia, onde faz calor, comer gelo superaqueceria o corpo. Eles não tinham o luxo do ar-condicionado nos dias quentes.

Quando pessoas saudáveis dedicam duas horas a exercícios, o que eleva significativamente o metabolismo, é aconselhável eliminar o suor tomando gelo porque elas não querem superaquecer o corpo. Se seu corpo fica superaquecido com os exercícios, ingerir gelo não faz bem. Para aqueles que não se exercitam por duas ou mais horas, gelo e água gelada refrescante são recomendáveis. A água nos riachos montanhosos do Himalaia é sempre fresca e os iogas hindus a bebem e têm ótima saúde.

Um copo de água gelada depois do shake irá ajudar seu corpo a assimilá-lo.

Esses sete ingredientes podem parecer muitos, mas, quando você tiver todos eles, leva apenas uns dois minutos para preparar. Você não apenas terá mais tempo de manhã, como também mais energia o dia inteiro. Com essa mistura, você começará a gozar de todos os benefícios de gerar uma química cerebral de saúde, felicidade e amor duradouro.

Se durante o dia você tiver fome, faça um pequeno lanche ou outra mistura com aqueles sete ingredientes. Lembre-se de que, toda a vez que você prepara um shake, deve bebê-lo em num prazo máximo de quinze minutos. Você não pode guardá-lo numa garrafa térmica e tomar mais tarde ou usá-lo para substituir uma refeição. Quando você misturar as proteínas e as enzimas com água, as enzimas se ativam e digerem as proteínas.

> Toda a vez em que você preparar um shake,
> deve bebê-lo num prazo máximo de quinze minutos.

Esse processo de digestão precisa ocorrer no estômago e não numa garrafa térmica. As proteínas pré-digeridas não têm bom gosto, nem produzem o mesmo efeito salutar no corpo. É a mesma coisa que deixar alimentos fora da geladeira por muito tempo: eles começam a se decompor, fedem e acabam estragando.

Ao sair, não se pode levar o shake já misturado, mas se pode levar a mistura. Quando viajo, levo os ingredientes e faço o shake num instante. Quando estou muito ocupado para fazer uma refeição, preparo um shake em vez de simplesmente não fazê-la.

Você pode ir a uma loja de produtos naturais e comprar os sete ingredientes ou pode usar uma das várias marcas de renome que já oferecem os ingredientes numa só embalagem. Como citei no Capítulo 2, use a marca Isagenix, disponível no site www.roadtohealth.Isagenix.com ou pelo telefone (00+ código da operadora + 1 + 877 + 877-8111). Outras marcas disponíveis nas lojas de produtos naturais são também de alta qualidade.

CONTROLE ACELERADO DO PESO

Controlar o peso significa perder as gorduras extras, ganhar massa muscular e estabilizar os níveis ideais de gordura e peso. Esses três fatores podem ser alcançados com *A dieta de Marte & Vênus e a solução por exercícios*. Se você está abaixo do peso, pode reverter o quadro aumentando sua massa muscular. Se está acima do peso, pode queimar o excesso de gordura e perder os quilos a mais. Quando você chegar ao peso ideal, o mesmo programa irá ajudá-la a manter esse peso, sem precisar passar fome.

Considerando que há muita gente acima do peso, vamos primeiro discutir a queima de gordura extra, depois trataremos da manutenção do peso ideal e, finalmente, falaremos da formação da massa muscular e em ganhar peso, se necessário. Consegue-se maior queima de gordura ao combinar quatro importantes ingredientes:

1. Purificação ou limpeza
2. Ativação do metabolismo
3. Dieta baixa em calorias mas rica em nutrientes
4. Alimentação adequada para produzir química cerebral balanceada

A Solução de Marte & Vênus faz isso tudo e, como resultado, seu corpo começará a queimar gordura mais eficazmente e muito mais depressa do que com a maioria das dietas populares e eficazes. Você pode perder de um quilo a um quilo e meio por semana. Com o fígado mais limpo e um metabolismo normalizado, você pode perder cerca de 4,5 quilos em quatro semanas. Em dois meses, os 9 quilos extras que você pode estar ostentando agora serão eliminados. Se continuar o programa, você facilmente vai conseguir se livrar dos quilos a mais.

Se você quer perder peso mais depressa, pode acelerar o processo de modo seguro e eficaz sem usar anoréticos prejudiciais que contêm efedra ou efedrina, ma-huang, Fen-Phen ou cafeína, prejudiciais à saúde. Essas substâncias aceleram seu metabolismo ao forçar seu coração e já se provou que fazem mal à saúde. Ao dar a seu corpo maior oportunidade de se purificar, automaticamente você iniciará uma perda acelerada de peso.

Remédios para emagrecer que aceleram seu metabolismo fazem mal à saúde.

A obesidade é uma doença e seu corpo já é projetado para curá-la, como qualquer outra enfermidade. Tudo de que seu corpo precisa é da sua ajuda. Para ativar a capacidade autocurativa de seu corpo de queimar gordura, primeiro você precisa dar a seu fígado a oportunidade de ter de processar as toxinas que você come. Após anos de excesso de alimentos, seu corpo está cheio de toxinas armazenadas em gordura localizada. Se você se concentrar em limpar seu corpo, ao seguir um jejum de dois dias sem alimentos sólidos, seu fígado tem a oportunidade de processar novos alimentos e pode começar a processar e purificar o corpo das toxinas armazenadas.

De modo geral, quando você não faz certas refeições, inibe a queima de gordura. Quando você não faz uma ou duas refeições, dá a seu corpo o recado de que não existe alimento suficiente. Seu metabolismo cai, e se inibe a queima de gordura. Evitar alimentos sólidos é diferente de não fazer uma refeição. Você pode estar abrindo mão de algumas refeições, mas continua a dar a seu corpo muitos dos nutrientes de que ele precisa. Se você bebe muita água ativada, rica em nutrientes, além de fazer muitos exercícios de alongamento e respiração, seu corpo vai aproveitar a oportunidade de se purificar.

Em vez de queimar gordura para obter energia, seu corpo começa a queimar gordura para se purificar. Esse processo de limpeza é ativado quando você substitui as refeições por água, limão, minerais, aloé vera e um pouco de frutose ou mel. Com esses ingredientes, seu fígado recebe o sinal verde para começar a limpar o corpo das velhas toxinas. Limão e mel são um dos remédios mais antigos do mundo. Tem sido parte integrante de todas as tradições milenares de cura e purificação espiritual.

Água e exercícios de pouca intensidade ativam a queima de gordura para liberar as toxinas corporais.

Um jejum de dois dias acelera incrivelmente o processo de emagrecimento. Funciona muito melhor do que simplesmente fazer dieta porque não se baseia na queima de gorduras para obter energia. Pesquisas demonstraram que seguir uma dieta de baixas calorias e fazer muito exercício queima apenas 600 gramas por semana. Quando você está jejuando e purificando o corpo, pode facilmente perder entre 250 e 500 gramas por dia.

Se você jejuar ao invés de simplesmente fazer dieta, seu corpo pode queimar quase 500 g de gordura por dia.

Os homens podem perder um pouco mais e as mulheres pouco menos de 500 gramas por dia. É isso mesmo: quase 500 gramas por dia. Isso é cinco vezes mais rápido do que dietas a longo prazo que deixam a pessoa com fome e a obrigam a intensos exercícios. Vamos falar de dois dos milhares de pessoas que se beneficiaram desse programa de purificação.

Jim conseguiu perder 14 quilos em trinta e três dias. Para ele, tudo isso se concentrava na cintura. Melhor ainda, ele manteve essa perda. Em trinta dias, Jim perdeu 18 centímetros de cintura. Ele começou pesando 92 quilos e, trinta e três dias depois, estava com 78! Na dieta de manutenção, continuou a perder peso até alcançar o marca ideal de 74 quilos.

Aos sessenta e sete anos de idade, Jim percebeu que seu peso tinha gradativamente aumentado e que tinha perdido o controle sobre o seu corpo! A idéia de fazer dieta não lhe agradava muito, embora ele soubesse que precisava perder peso. Quando ouviu falar do programa de purificação, pensou que conseguiria sobreviver a nove dias de sofrimento por uma boa causa. Como a maioria das pessoas que seguem esse plano, ele ficou encantado ao descobrir que não havia sofrimento algum! Estava cheio de energia, não sentia fome, nervosismo, inquietação, nem sono. Na verdade, sentia-se ótimo, muito atento, "antenado".

A maior emoção veio quando ele se mediu e pesou: quatorze quilos em trinta e três dias e menos dezoito centímetros de cintura! Imagine a alegria que sentiu quando seu smoking, feito sob medida há vinte anos, caiu-lhe perfeitamente!

Conheço essa alegria porque, ao seguir esse programa, consegui perder sete quilos em dezoito dias e, de repente, todas as minhas roupas cabiam em mim novamente! Meu smoking, feito para meu casamento há dezoito anos, caiu-me perfeitamente.

Marge é uma nutricionista e vem recomendando programas a seus clientes há mais de vinte anos. Está sempre procurando novas idéias e produtos para ajudá-los. Depois de constatar os extraordinários resultados de perda de peso em seu amigo Peter, ela se entusiasmou e resolveu testar o programa de purificação de nove dias.

Depois de um ciclo de nove dias, ela perdeu 5 centímetros e 6 quilos! Todos repararam quando seu rosto e sua cintura começaram a mudar. Durante os trinta dias seguintes, ela tomou no desjejum um drinque matinal de minerais e aloé vera, com um shake de baixas calorias. O almoço e o jantar tinham baixas calorias e ela fazia dois lanches rápidos no meio da manhã e da tarde. Com a química cerebral balanceada, resultado de sua purificação e do shake matinal, ela ingeria 1.500 calorias por dia e não sentia fome. Depois desse ciclo de trinta dias, perdeu mais 5,5 quilos e 4 centímetros! Ela ficou emocionada ao se ver como era verdadeiramente, após anos de lutar contra a balança e seguir várias dietas. Em trinta e sete dias, ela perdeu 11,5 quilos e 9 centímetros!

Como outros milhares de pessoas que experimentaram esse programa, Marge perdeu peso e medida muito rapidamente. Depois de trinta dias, declarou: "Sinto-me muito bem-disposta. Não tenho vontade de comer carboidratos e minhas alterações de humor acabaram. Meu corpo se sente totalmente equilibrado e durmo menos, porém melhor, sem suores noturnos. Estou muito entusiasmada por ter tornado minha vida mais saudável e por poder oferecer aos meus clientes uma forma melhor de emagrecer. Estou muito contente. Não só me sinto ótima, como minha aparência está ótima!" Ela continua a usar o drinque purificador de manhã e a substituir o desjejum por um shake nutritivo.

NOVE DIAS E QUATRO QUILOS

Como é que Jim e Marge conseguiram? Eles simplesmente seguiram este simples programa de purificação de três etapas:

1. Jejum de dois dias. Nos primeiros dois dias, siga um jejum de purificação.

2. Dieta de cinco dias de baixas calorias. No cinco dias seguintes, siga uma dieta de baixas calorias, mas altamente nutritiva. Nesse período, substitua seu desjejum e o jantar por um shake de baixas calorias (cerca de 250) que substitua as refeições, com todos os ingredientes da Solução de Marte & Vênus. Almoce bem optando por uma alimentação sadia, evitando pães processados, açúcares refinados e laticínios.

3. Jejum de dois dias. Termine esse ciclo de nove dias com mais um jejum de purificação de dois dias. Esses dois últimos dias vão estabilizar os resultados dos primeiros sete. Toda vez que você se sentir melhor e mais bem-disposta, seu corpo quer se purificar para manter essa condição física saudável. Depois dos primeiros sete dias, você vai se sentir tão bem que seu corpo vai recomeçar a se purificar. Essa última purificação de dois dias é essencial para estabilizar os benefícios do programa. Depois de nove dias, você vai perder em média meio quilo por dia. Muitas mulheres perdem mais medida do que peso. Muitos homens perdem em média 6,7 quilos em nove dias.

Jim perdeu 6,75 quilos no seu primeiro ciclo de nove dias. Depois de esperar algumas semanas, começou outro ciclo de 9 dias e perdeu 7,2 quilos. Em trinta e três dias, ele emagreceu 13,95 quilos. Você pode seguir apenas um ciclo ou vários, para acelerar sua perda gradual de peso. Jim escolheu seguir dois ciclos. Certas pessoas perderam mais de 27 quilos em alguns meses. Repetindo o ciclo de nove dias durante muitos meses, você terá mais saúde e vitalidade.

Milhares de pessoas já utilizaram esse programa simples de purificação para perder, sem recuperar, meio quilo por dia. Nos meus seminários de fim de semana, começamos esse programa junto com o jejum de dois dias. Após apenas dois dias, muitas mulheres diminuem em dois pontos o tamanho das roupas que costumavam vestir. Por exemplo, se usavam tamanho 46, passam para tamanho 42.

Ao desfrutarem de um seminário divertido, as participantes se alimentavam de amor em vez de comida, expelir toxinas e miraculosamente curar sintomas de hipertensão, diabetes, obesidade, artrite, doenças da pele, insônia, enxaquecas e outros males crônicos em apenas alguns dias. Todo mundo se sente muito melhor após jejuar. Jejuar em conjunto e se exercitar o dia inteiro facilita o cumprimento do programa.

Todos se sentem e dormem melhor após jejuar.

Sozinha em casa, jejuar pode ser mais desafiante, mas se você está motivada, é fácil. À medida que as toxinas são liberadas na corrente sangüínea para serem eliminadas, você pode ficar estressada. Você talvez se torne rabugenta ou irritável, mas logo os dois dias passam e você volta a ingerir alimentos sólidos, que aí serão muito mais saborosos.

Se você tiver fome enquanto estiver jejuando, em vez de desistir do jejum, faça umas "boquinhas" para manter sua glicemia alta. Uma "boquinha" ideal deve ter cerca de 25 calorias e inclui proteínas, gorduras, e um pouco mais de carboidratos. Meu lanchinho favorito é composto de três fatias de maçã e três amêndoas. Você também pode partir em pedacinhos uma barra de cereal de nutrientes balanceados. Eu também faço lanches rápidos de chocolate ou baunilha da marca Isagenix, que equilibra nutrientes para manter uma glicemia sadia. Ao fazer uma "boquinha" de 25 calorias a cada duas ou três horas, pode-se obter o máximo do jejum e evitar a fome. Depois do lanchinho, sempre beba 240 mililitros d'água. Isso permite a seu corpo absorver os nutrientes e reduzir a fome.

Se você acha que vai ser muito difícil jejuar, faça um pequeno lanche a cada duas horas. Isso vai manter sua glicemia equilibrada e diminuir sua vontade de comer. Ocupe-se e evite ver comida.

Para ativar e facilitar a reação de purificação das toxinas, evite comer alimentos sólidos, exceto as "boquinhas", e beba 240 mililitros d'água com limão, minerais, mel e aloé vera a cada hora. Beba esse coquetel purificador de hora em hora e, a cada meia hora, beba 240 mililitros de água pura. Depois de cada coquetel, pratique a técnica de respiração de saltar e mexer-se por dois minutos. Além disso, faça a rotina-padrão de exercícios de Marte & Vênus duas vezes por dia, uma vez de manhã e outra à tarde. Isso vai ajudar seu corpo a fazer aquilo para o que está projetado e reduzirá os sintomas da desintoxicação.

Jejuar não é para todo mundo e não é necessário para crianças de menos de treze anos. Não é apenas questão de força de vontade e sim, mais importante, de preferência. Se você está satisfeita em perder de 900 gramas a um quilo e meio por semana, basta seguir *A dieta de Marte & Vênus e a solução por exercícios*. Algumas adoram comer e depois ficar sem se alimentar por dois dias. Se esse período lhe parece muito longo, você pode seguir uma versão modificada de sete dias. Jejue um dia no início e no fim do ciclo ao invés de dois dias. Você pode também jejuar até o pôr-do-sol. Outra opção é não fazer jejum e acelerar a Solução de Marte & Vênus e substituir o jantar por um shake. Utilizando essa fórmula, muitos de meus amigos e clientes perderam de 2,25 quilos a 2,7 quilos por semana.

Nesse programa, as pessoas com problemas de tireóide ou com metabolismo muito baixo talvez percam apenas 225 gramas por dia. Embora isso seja muito inferior a 2,25 quilos por dia, é três vezes maior do que outras dietas. Portanto, se você perder apenas 225 gramas por dia, não desanime.

OS PERIGOS DA PERDA RÁPIDA DE PESO

Duzentos e vinte e cinco gramas por dia é cinco vezes mais rápido do que a maioria dos especialistas julga possível. Não é surpresa que as pessoas desanimem ao tentar emagrecer. A maioria dos programas ajuda a pessoa a perder apenas 700 gramas por semana. Quando alguns especialistas tomam conhecimento dos resultados espantosos citados nos dois parágrafos acima, supõem que um diurético ou estimulantes metabólicos como efedrina ou efedra, Fen-Phen ou ma-huang foram utilizados. Esses estimulantes também provocam emagrecimento rápido, mas não são saudáveis e o peso ideal não se mantém.

Há trinta anos, havia um programa de emagrecimento que consistia em proteínas pré-digeridas. O programa oferecia perda acelerada de peso, mas essa perda era basicamente perda de massa muscular magra. Isso certamente não é sadio.

Os diuréticos receitados por médicos podem fazer com que a pessoa perca quatro quilos e cinqüenta gramas em dois dias. Essa perda é quase toda de água e o peso volta em alguns dias. Diuréticos não são saudáveis, porque desidratam o corpo em vez de queimar as calorias a mais. Você pode pesar menos, mas vai recuperar rapidamente os quilos perdidos.

> **Essa espantosa perda de peso é causada pela queima de gordura, não pela perda de água.**

Muitos programas populares de emagrecimento empregam efedrina ou efedra e Fen-Phen, para elevar o metabolismo e queimar gordura. Não importa o que você coma. Com um metabolismo mais acelerado do que o normal, seu corpo pode e vai queimar qualquer alimento que você coma. As pessoas perdem peso rapidamente, e podem comer muita *junk food*. Esses programas não são seguros porque sobrecarregam o coração. Alguns deles foram até proibidos ou contra-indicados.

Os médicos têm avaliado pacientes utilizando o programa acelerado de Marte & Vênus e verificaram que a perda de peso é completamente segura e proveniente da queima de gordura. A perda só é rápida, se você está acima do peso. Se está abaixo, seguir o mesmo programa vai fazer com que você engorde. Em vez de ser um programa de perda de peso, *A dieta de Marte & Vênus e a solução por exercícios* é um programa que acelera a cura. O programa ajuda seu corpo a se curar, independente do problema que ele tenha.

Para engordar, o mesmo programa de purificação se aplica. Depois de nove dias, comece o programa normal da Dieta de Marte & Vênus, com a única diferença de que você deve acrescentar uma hora por dia de exercícios de levantamento de peso. Com um fígado mais sadio e uma alimentação melhor, junto com exercícios periódicos de levantamento de peso, você dará a seu corpo o apoio de que ele precisa para restaurar o peso normal e saudável. Para manter o peso ideal, basta seguir o programa padrão da Dieta de Marte & Vênus e seus exercícios.

10
RELACIONAMENTO SAUDÁVEL COM OS ALIMENTOS

As dietas não funcionam porque exigem força de vontade. Somente com força de vontade, você pode carregar um peso enorme por determinado tempo, mas depois vai desistir. Da mesma forma, podemos ser motivados a evitar *junk food* por algum tempo, mas depois abandonamos nossa dieta e voltamos a comer açúcar refinado, alimentos processados e gorduras hidrogenadas. Só podemos contar com força de vontade durante certo tempo. A determinada altura, tentar seguir um regime perfeito se torna uma carga pesada demais.

Se seu corpo é relativamente saudável, você não precisa de alimentos perfeitos o tempo todo. Seu corpo pode lidar com a imperfeição e, na verdade, até se fortalecer nesse processo. Uma relação saudável com a comida é semelhante a uma relação saudável com a vida. A vida sempre nos desafia a ser mais do que realmente somos. O crescimento ocorre por meio do desafio. Se tudo fosse fácil, nós não nos desenvolveríamos. Você não pode esperar desenvolver músculos se não os desafiar. Ir à academia e levantar um peso leve e depois colocá-lo no chão não desafia seus músculos e, por isso, eles não vão se desenvolver. Quando você desafia um músculo, é importante deixar que ele descanse bastante para se curar e fortalecer-se.

Se sua alma quer crescer no amor e todos sempre amarem você, você jamais será desafiada a amar em circunstâncias difíceis. É nos momentos de encontrar amor, quando não nos sentimos amados, que nos ajudam a aumentar nossa capacidade de amar.

Quando fomos magoados e formos capazes de voltar a amar, perdoar, e a ser inocentes, desenvolvemo-nos no real poder do amor. O que nos dá a capacidade de dar mais amor do que recebemos é a oportunidade de receber amor em outras ocasiões. Na infância, temos o amor de que precisamos e, pelo resto de nossas vidas, nossa maior realização é conseqüência do ato de dar amor. Ainda precisamos receber amor, mas nossa necessidade mais importante é dar esse sentimento.

Igualmente, ao fazer um desjejum saudável toda a manhã, com todos os nutrientes de que necessitamos para produzir uma química cerebral, ficamos preparados para lidar com os estresses da vida. Alguns desses estresses podem ser erros ou imperfeições de nosso regime alimentar. Não devemos cometer erros de propósito, mas podemos aprender com eles. Se nossos corpos estão doentes, somos naturalmente mais motivados a seguir uma dieta mais saudável. Quando se recupera o peso ideal e a saúde, o controle alimentar se torna menos rígido.

Na vida, não devemos cometer erros de propósito, mas quando eles ocorrem, podemos aprender com eles.

Nos nossos relacionamentos, não devemos procurar quem não nos ama, mas, se isso acontecer e formos rejeitados, mal-compreendidos ou desvalorizados, temos oportunidade de crescer no amor e no caráter ao retornar ao amor, se perdoarmos, formos generosos e tivermos compaixão.

Basicamente, quando você se ama e perdoa seus erros, está livre para amar outros. Da mesma forma, quando você aceita e perdoa os defeitos dos outros e busca encontrar neles o bem, é capaz de se amar mais. Quando exigimos perfeição das outras pessoas, exigimos essa mesma perfeição de nós mesmos.

OUVINDO SEU CORPO

Quando se tem um corpo saudável, opta-se por alimentos saudáveis. Se ocasionalmente se comer *junk food*, o corpo pode lidar com ela, sem engordar nem ter variações de humor. Quando você adota uma alimentação errada, seu corpo lhe diz. Como você já aprendeu a ouvi-lo, não vai ter muita vontade de comê-los. Para ouvir seu corpo e aprender com sua experiência, você deve saber o que está procurando.

Da mesma forma, quando nos lembramos do que estamos procurando, podemos aprender com nossos erros. Ao saber o que esperar de um programa saudável, você interpreta mais corretamente os recados que recebe do seu corpo.

Dedique alguns minutos a definir algumas expectativas saudáveis nas meditações orientadas a seguir. Deixe que cada idéia penetre no seu subconsciente, substituindo as expectativas antigas e ultrapassadas. Após ler cada parágrafo, feche os olhos e relembre o que leu. Ao recordar a mensagem específica, gere da melhor maneira possível a experiência na sua cabeça, no coração e no corpo. Quando você começar *A dieta de Marte & Vênus e a solução por exercícios*, seus objetivos irão se tornar mais nítidos e reais a cada vez que você fizer esse exercício.

MEDITAÇÕES ORIENTADAS
PARA UM CORPO SAUDÁVEL

Exercite estes oito níveis de emoções, sentimentos e atitudes positivas com as seguintes meditações orientadas:

1. Confiante e relaxada. Imagine-se tendo uma relação prazerosa com os alimentos, sentindo-se confiante e segura, sabendo pode comer o que quiser, porque o que você quer é geralmente muito benéfico para seu corpo e para sua química cerebral. Você está tranqüila quanto à sua dieta porque ela está dando certo. Você fica mais sadia e feliz a cada dia. Seu corpo e cérebro estão recebendo o necessário dos alimentos que você ingere. Pare, feche os olhos um momento, e simplesmente sinta essa experiência. Quando abrir os olhos, prossiga até a próxima etapa.

2. Alegre e motivada. Imagine-se sendo motivada todas as manhãs para fazer trinta minutos de exercícios agradáveis. Isso se torna tão prazeroso que você irá fazê-los sempre que tiver chance. Em vez de se sentir dolorida ou cansada, você sempre obtém mais energia e um ímpeto de endorfinas até o cérebro. Você se sente à vontade no seu corpo e com o seu corpo. Quando começa a equilibrar os níveis de dopamina e serotonina no seu cérebro, esse sonho se torna imediatamente realidade. Pare, feche os olhos e simplesmente sinta essa experiência. Quando abrir os olhos, avance até a próxima etapa.

3. Livre e abundante. Imagine-se livre da vontade de comer certos alimentos e simplesmente comendo o que deseja; o que você deseja está em harmonia com o que você sabe que lhe faz bem. Sinta-se como se pudesse comer o que quisesse e quando quisesse. Somente um desequilíbrio na química neural nos faz ter vontade de ingerir alimentos não saudáveis; o corpo saudável sempre quer alimentos saudáveis, ao contrário do corpo doente. Sinta o alívio proporcionado pelo prazer de se ingerir alimentos saudáveis. Pense numa combinação de alimentos sadios de que você gosta e imagine-se comendo-os e saboreando todos os pedacinhos e depois se sentindo satisfeita. Pare, feche os olhos, e simplesmente sinta essa experiência. Quando abrir os olhos, continue até a próxima etapa.

4. Animada e entusiasmada. Imagine-se sentindo falta de seus alimentos saudáveis e querendo prová-los. Vibre entusiasmada quando você anseia por comer uma refeição deliciosa e sadia. Quais são os alimentos que você sabe lhe são benéficos? Experimente ingeri-los periodicamente e não apenas gostar de saboreá-los, mas gostar de como você se sente depois. Pare, feche os olhos e simplesmente sinta essa experiência. Quando abrir os olhos, vá até a próxima etapa.

5. Satisfeita e contente. Imagine-se vendo um prato cheio de comida deliciosa à sua frente e sentindo-se satisfeita por comer apenas metade dele. Embora haja mais comida no seu prato, você está completamente satisfeita e contente com o que já ingeriu. Dê-se um tempinho para desfrutar dessa satisfação, sabendo que, se você tiver fome mais tarde, pode voltar a comer. Dê a seu corpo a oportunidade de digerir o que você comeu e se sentir completamente satisfeito. Imagine-se murmurando ummm, para expressar seu prazer. Pare, feche os olhos e sinta essa experiência. Quando abrir os olhos, prossiga até a próxima etapa.

6. Flexível e sob controle. Imagine-se sentindo-se vibrantemente saudável e ter a possibilidade de comer alimentos não saudáveis eventualmente porque são os únicos disponíveis ou porque é bom. Se você sair da zona de energia interminável, a experiência vai perdoar-lhe porque você sabe que vai restaurar o equilíbrio. Se você engordou alguns quilos, está certa de que, dentro de uns dois dias, seu corpo recuperará o peso ideal. Você tem total controle do seu peso. Ao adaptar sua dieta e voltar à zona de saúde vibrante, poderá queimar as calorias extras que ingeriu. Pare, feche os olhos e sinta essa confiança e bem-estar em sua nova relação com os alimentos e o peso. Quando abrir os olhos, avance até a próxima etapa.

7. Adorável e atraente. Imagine-se olhando no espelho e adorando o que vê. Se consegue se lembrar de quando sua aparência lhe agradava, lembre-se do que sentia. Se você jamais gostou dela, imagine como seria se seu corpo tivesse o peso ideal e sua postura fosse perfeita. Imagine-se vendo-se de pé, reta, com o corpo ideal refletido no espelho. Imagine como seria amar seu corpo, omitindo suas imperfeições e valorizando seus pontos fortes. Pare, feche os olhos e sinta o prazer de se amar e saber que seu parceiro ou futuro parceiro sente atração por você.

8. Mais saudável e mais feliz. Imagine-se levantando-se todas as manhãs sem nenhum esforço para fazer seus exercícios matinais e desfrutar do prazer de tomar um shake altamente nutritivo de manhã. Todos os dias seu corpo está mais saudável e você se sente cada vez melhor. Tem mais energia, felicidade e amor. Pare, feche os olhos e sinta essa confiança e bem-estar na sua nova relação com os alimentos e com seu corpo. Quando abrir os olhos, respire longa e profundamente. Ao expirar, você vai se sentir tranqüila, confiante e completa.

Pratique periodicamente essas meditações orientadas ou grave-as em fita e escute-as antes de dormir ou ao acordar. Ao adaptar suas expectativas automaticamente, você vai achar mais fácil conseguir uma transição fácil para seguir sua dieta ideal e obter o equilíbrio cerebral. Também pode conseguir muitos dos mesmos benefícios ao ler as meditações várias vezes.

A PRÁTICA LEVA À PERFEIÇÃO

Já diziam os mais velhos que a prática leva à perfeição. Embora isso possa ser verdade em certas áreas da vida, não é verdade quando se considera o panorama geral. Existem muitas pessoas que alcançam a perfeição em uma área, mas o resto de sua vida é uma bagunça. Para aplicar este programa, não procure ser perfeita. Ao invés disso, tente reencontrar o equilíbrio quando tiver sido inevitável perdê-lo.

A maioria das pessoas sabe o que é um bom regime alimentar, mas tem dificuldade em se adaptar a ele. Embora muitas dietas possam ajudá-la a perder peso, recupera-o logo em seguida. Começar um novo programa, justamente em virtude de sua novidade, vai produzir mais dopamina.

Para os homens com deficiência de dopamina, isso por si só os fará funcionar. Sempre que o homem faz algo novo, obtém mais energia e motivação. Se essa dieta não lhe dá o apoio para manter o aumento dos níveis de dopamina, após certo tempo, ele perde o interesse. Fica interessado, como ficaria num novo relacionamento, mas isso não é garantia de que vai durar.

> **Novos programas de dieta e dietas restritivas são muito mais fáceis para os homens.**

As mulheres têm mais dificuldade em começar e manter novas dietas, especialmente se são regimes que as privam de certos alimentos. Se a mulher recusa o tempo todo o que ela quer, isso diminui seus níveis de serotonina e aumenta os de dopamina. O nível mais alto de dopamina lhe dá energia no início, mas se ela não tiver o apoio dos alimentos que a fazem sentir-se bem, seus níveis de serotonina caem e ela tem vontade de comer certas coisas. Com seus níveis de serotonina geralmente maiores, os homens se dão melhor com as dietas que descartam determinados alimentos. Com o tempo, porém, os homens sentem que estão perdendo alguma coisa e param de seguir o regime.

O corpo sempre procura o equilíbrio. Se você se privar de alguma coisa durante certo tempo, o pêndulo vai acabar se inclinando para a outra direção e você vai procurar satisfazer seus sentidos e fartar-se dos alimentos que não poderia comer.

Basicamente, nenhuma dieta pode ou vai funcionar, a não ser que seja suplementada com os nutrientes de que o corpo necessita não só para alimentar as células, mas também para suprir o correto equilíbrio cerebral. A força de vontade pode ajudá-la a seguir um regime alimentar durante meses ou anos, mas inevitavelmente seu corpo vai pender para outra direção e você, mais uma vez, vai se desesperar e abandonar a dieta.

Nada na vida é perfeito. As pessoas que se esforçam para seguir um regime perfeito ou se sentem culpadas por não permanecer numa dieta perfeita estão destinadas a falhar repetidamente. Qualquer um que espere a perfeição vai se decepcionar. Nada neste mundo é perfeito.

Os dias são sempre ensolarados?

A temperatura é perfeita o tempo todo?

O humor de uma pessoa é perfeito o tempo todo?

Você sempre diz a coisa perfeita?

Você sempre tem a resposta perfeita às perguntas que lhe fazem?

Você sempre diz, faz, reage e responde de modo perfeito a seus filhos ou cônjuge?

Você sempre toma as decisões perfeitas no trabalho ou nos seus investimentos?

Seu/sua parceiro/a sempre responde ou reage de modo perfeito?

Espero que suas respostas a todas essas perguntas seja não. Nada nem ninguém no mundo é perfeito. A imperfeição é parte de nossa natureza e realidade. Por um lado, nossa maior alegria e fonte de realização é o movimento rumo à perfeição. Por outro lado, a expectativa da perfeição ou a procura por ela é nossa maior obstrução.

O maior obstáculo à felicidade conjugal é a expectativa de que nosso/a parceiro/a seja perfeito/a. Nossa vida amorosa fica muito mais fácil quando não esperamos que nosso/a parceiro/a seja a fonte de nossa realização. Para que um relacionamento funcione, precisamos aprender a transmitir nossas necessidades, idéias e sentimentos. Tudo se resume basicamente à nossa atitude. Esperamos que nossos parceiros sejam perfeitos? Ou somos capazes de aceitar suas imperfeições? Com uma atitude mais tolerante e de aceitação, podemos então ser capazes de nos revelarmos e abrir o coração.

Nossa vida amorosa fica muito mais fácil quando paramos de exigir que nós e os outros sejamos perfeitos.

Da mesma forma, seguir uma dieta saudável fica muito mais fácil quando não esperamos nem exigimos perfeição. Para permanecer saudáveis e felizes e manter um relacionamento, não precisamos seguir uma dieta inflexivelmente perfeita. Podemos errar e recuperar-nos rapidamente. Pode às vezes nos satisfazer e aos nossos sentidos e depois purificar nossos sistemas e voltar ao equilíbrio.

A maioria das pessoas comete o erro de almejar a perfeição. Quando não conseguem, desanimam e desistem. Tentam novamente e o ciclo se repete. A Solução de Marte & Vênus ajuda a quebrar esse ciclo em todas as áreas da vida.

A SOLUÇÃO: MOTIVAÇÃO

Ingerir alimentos saudáveis não é o suficiente. A solução para manter uma dieta sadia é optar por alimentos que criam motivação duradoura. É nossa química cerebral que nos mantém motivados. A força de vontade não apoiada por energia e sentimentos positivos é temporária. Quando comemos e exercitamo-nos de modo a promover a produção adequada de hormônios e substâncias químicas cerebrais, ficamos mais motivados. Quando o cérebro é motivado, a comida saudável fica muito saborosa e apetitosa. Quando os alimentos saudáveis satisfazem mais, deixa de ser penoso escolhê-los em detrimento de *junk food*.

Quando o cérebro está motivado, os alimentos saudáveis ficam mais saborosos.

Ao invés de tentar mudar o que comemos, devemos mudar o que queremos comer. Há muitas coisas que nos podem motivar, mas apenas uma pode manter a motivação. Se queremos fazer uma coisa, é fácil fazê-la. Ao purificar nossos corpos através de suplementação e de exercícios, estimulamos os hormônios para que alterem nossos desejos. Com a química cerebral correta, facilmente nos sentimos atraídos por alimentos sadios.

Ao invés de tentar mudar o que você come, mude o que você quer comer.

Mesmo com essa motivação mantida e automática, pular uma refeição ocasionalmente, comer demais ou saborear um hambúrger é viável. A ênfase em *A dieta de Marte & Vênus e a solução por exercícios* é sempre em suplementar com nutrientes o que se come. Acrescentar em vez de subtrair é mais fácil e saudável.

PERMANECENDO MOTIVADA

O primeiro passo da mudança positiva é se motivar. Para a maioria das pessoas, isso não é problema. Muitas fontes motivacionais nos são disponíveis hoje em dia. Nunca tantas informações estiveram disponíveis para melhorar nossa vida. Contar com especialistas, treinadores e técnicos para se motivar não é suficiente. Mesmo ter um *personal trainer* vindo à sua casa para motivá-la, para quem pode custear tal luxo, não basta. Seguramente, seu corpo, mente e espírito vão se revoltar!

Se seu programa de dieta e exercícios se destina a produzir a química cerebral da motivação, você terá descoberto a chave que faltava para manter suas escolhas saudáveis. Quando seu corpo e cérebro recebem aquilo de que precisam, não existe a sensação de privação nem a necessidade de se revoltar.

Com a motivação sustentada, fazer o que é bom e sadio para você não é um trabalho, ônus ou esforço. As mudanças que requerem esforço sustentado simplesmente não duram. Se a mudança é fácil e produz resultados, então, e só então, poderá durar a vida inteira.

> **Se a mudança é fácil e produz resultados, pode ser mantida pela vida inteira.**

A motivação está em todo lugar. A chave é permanecer motivada. Ter a química cerebral correta não quer dizer que não precisemos de bons motivadores. Eles também são parte importante da solução. Ler bons livros e ter contato com pessoas que alcançaram o que queremos é essencial para nos manter inspirados. Para permanecer sadios, precisamos estar ligados a outras pessoas que cuidem também de sua saúde.

Todos nós já tivemos a motivação de um bom livro, de assistir a uma reunião espiritual, de participar de uma reunião na igreja, ver um filme emocionante ou escutar um orador inflamado. Após essas experiências, sentimo-nos ótimos. Ficamos subitamente motivados a ser tudo o que podemos ser. O único inconveniente dos eventos motivacionais é que o auge da emoção se dissipa.

POR QUE PERDEMOS A MOTIVAÇÃO

Sempre que nos motivamos, ocorre uma alteração na nossa consciência. Passamos a nos ver sob outra ótica. De repente sentimo-nos ótimos. Olhamos em volta e vemos que estamos cercados de oportunidades de realizar nossos sonhos. Temos um panorama geral de nós mesmos e de nossas vidas.

Continuamos a admitir que há problemas, mas também temos a força de superá-los e atingir nossos objetivos. De algum modo, em algum lugar, existe uma razão para tudo. Com todas as células do corpo, percebemos a simples verdade: estamos no lugar certo na hora certa e estamos fazendo aquilo que se espera que façamos. Tudo é maravilhoso!

Quando nossa percepção muda, vemos um panorama geral de nós mesmos e de nossas vidas; automaticamente, ficamos mais motivados.

Essa mudança de nossa consciência cria uma alteração no cérebro e no corpo. Uma condição motivada de percepção cria um corpo motivado. Não somente nos sentimos inspirados, como nossos corpos também se sentem cheios de energia. Dessa maneira, o corpo e o cérebro estão intimamente ligados a nosso estado de percepção. Quando nossa percepção muda, nossos corpos mudam.

Quando nossa percepção muda, nossos corpos também mudam.

E funciona do outro modo também. Quando nossos corpos e cérebros mudam, nossa consciência muda. É por isso que certos alimentos, ervas ou drogas têm enorme efeito sobre nosso humor, desempenho mental e motivação. Quando as drogas mudam a química cerebral, nosso raciocínio se altera. Quando comemos certos alimentos ou ervas para afetar a química do cérebro e do corpo, nossa consciência muda.

Por essa razão, a dieta pode ser decisiva para manter um desejado estado de percepção. Se seguimos uma dieta que apóia a química cerebral da motivação, quando ficamos motivados a fazer uma alteração, nossos corpos vão apoiar essa alteração e poderemos sustentar nossa motivação.

Podemos ficar inspirados quando comemos os alimentos certos.

Com uma dieta saudável, podemos continuar motivados. Se usarmos nossa condição inspirada de percepção para comer bons alimentos que mantenham a química cerebral saudável, o problema deve ser resolvido. Certo? Bem, não completamente. Se fosse essa a verdade absoluta, todos ficariam motivados a só comer alimentos saudáveis depois de fazer algumas refeições. Isso parece bom, mas, na realidade, não acontece. Existe um outro fator influente nessa equação.

O PRINCÍPIO DA PURIFICAÇÃO

Quando ocorre uma alteração na nossa consciência, existe sempre uma alteração correspondente no corpo e no cérebro. As células de nossos corpos e cérebros imediatamente se tornam mais vibrantes e literalmente começam a vibrar mais depressa. Todo o corpo relaxa e diz: "Tudo bem, esse funcionamento é melhor. Gosto desse funcionamento, e quero continuar assim."

Esse é o problema. Para manter esse estado superior ou mais motivado de consciência, o corpo precisa se purificar para manter essa condição mais saudável e feliz. Para preservar a condição superior de consciência, o corpo precisa dos alimentos e nutrientes adequados, mas também precisa livrar-se das toxinas associadas a um estilo menos sadio de funcionamento. Não basta ingerir alimentos que equilibrem a produção das substâncias químicas cerebrais: o corpo também precisa liberar as antigas toxinas. Abordemos o processo de purificação mais profundamente: ele guarda o segredo da mudança permanente.

Para preservar a condição superior de consciência, o corpo começa um processo de purificação.

Quando nos inspiramos, pensamos mais ou menos assim: "Gosto dessa nova maneira de pensar. Quero me livrar dos meus pensamentos antigos, que não me atendiam tão bem. De hoje em diante, libero todos os antigos pensamentos e crenças, como 'não consigo fazer isso' ou 'não posso ter aquilo'."

Entendendo melhor uma situação, temos condições de liberar os sentimentos negativos e reabrir nossos corações. Temos pensamentos como "Acho que posso perdoar aquela pessoa. Ela não sabia o que estava fazendo. É hora de liberar minha resistência e perdoar. Suponho que consigo esquecer essa velha mágoa e a raiva". O processo da saúde emocional é de aprendizado constante com o passado e liberar as crenças e os sentimentos negativos.

O corpo reage à mudança positiva de maneira semelhante. Ao invés de eliminar pensamentos, sentimentos e crenças negativas e antiquadas, seu corpo se livra das toxinas armazenadas e dos vírus acumulados. Sempre que você estiver inspirado e avançar para um estado superior de percepção, seu corpo também muda para um estado superior de funcionamento. Para manter essa percepção superior, começa o processo de limpeza. O sistema imunológico torna-se ativado para reduzir a carga viral. Milhões de bactérias, parasitas e vírus nocivos começam a morrer. Além disso, o sistema linfático e o fígado são ativados para começar a processar e liberar as toxinas acumuladas.

> **Quando a mente está elevada, o corpo começa a se purificar.**

Imagine que você ganhou na loteria. De repente, passaria a ser o dono de reais. Para começar, você renova completamente seu guarda-roupa. Quando chegar à sua casa, tem uma nova tarefa: precisa limpar o armário para dar espaço para as novas roupas. Esse é o princípio da purificação. Você não pode evitá-lo. Sempre que fizer uma alteração mental positiva, seu corpo precisa se purificar para preservar a mudança.

Às vezes, as pessoas mais positivas e amorosas têm intestinos grandes para armazenar seu excesso de toxinas e, mesmo fazendo muita dieta e exercício, não conseguem emagrecer. Costumam ser pessoas que conseguiram elevar sua consciência, mas não aprenderam a importância de ajudar o fígado com exercícios de purificação. Elas são também capazes de manter sua intenção de ser afetuosas e generosas, mas seus corpos continuam agarrados às toxinas armazenadas.

Ao compreender o princípio da purificação, claramente apreciamos o valor da limpeza para preservar nossa percepção superior. Cada vez que fazemos uma alteração mental positiva, liberamos toxinas do sangue. Se não ajudarmos o fígado a processá-las, o corpo pode adoecer. Para proteger o fígado e outros órgãos de intoxicação, o corpo volta ao seu estado original antes da mudança de percepção e detém o processo de purificação.

Para deter a liberação de mais toxinas, o corpo volta ao estado anterior, antes da mudança de percepção.

Quando nossos corpos retornam à condição anterior, ocorre o mesmo com nossas mudanças de consciência. Nosso humor muda e nosso nível de energia cai. Subitamente, voltamos ao ponto de partida antes de nos motivarmos. Só que agora temos o ônus de mais culpa por não termos prosseguido.

Quando se liberam muitas toxinas, o corpo faz de tudo para protegê-lo.

No domingo, estamos motivados e na segunda, foi tudo embora. Quantas vezes resolvemos fazer uma mudança que não ocorre? Quantas vezes ficamos motivados a ser melhor, fazer melhor, comer melhor e nos exercitar melhor, mas nada fazemos? Para manter nossa motivação, precisamos encontrar um meio eficaz de purificar nossos corpos, bem como de ingerir todos os alimentos necessários para preservar o funcionamento superior do cérebro.

ABOLIR UM MAU HÁBITO E ADOECER

Lembro-me de quando ajudei um cliente a parar de fumar. Ele havia fumado a vida inteira. Tinha sessenta e cinco anos e seus filhos finalmente o convenceram a parar de fumar: eles não queriam que o pai morresse de câncer. Foi muito difícil, mas, motivado pelo amor aos filhos, ele conseguiu. Três semanas depois de deixar de fumar, surgiu um tumor em sua garganta. Ele não acreditou. Havia abolido um mau hábito e, como resultado, adquiriu uma doença letal.

Decidiu que, como iria morrer de câncer na garganta, recomeçaria a fumar e morreria feliz. Em poucas semanas, o tumor desapareceu. Ele não acreditava nisso tampouco; não fazia sentido.

Quando ele compreendeu o princípio da purificação, tudo ficou claro. Parar de fumar havia feito com que seu corpo liberasse tantas toxinas, que ele adoeceu. Não bebia mais água nem se exercitava de modo a ajudar o corpo a liberar todas as antigas toxinas acumuladas nos anos em que fumou. Quando recomeçou a fumar, seu corpo parou de liberar toxinas e o tumor foi embora.

Adoecer depois de abolir um mau hábito nem sempre acontece, porque as pessoas costumam substituir um mau hábito por outro. Quando os alcoólatras deixam de beber, geralmente substituem a bebida por outro vício como comer açúcar, beber café ou fumar. Sem um programa de limpeza eficiente, trocar um vício por outro menos nocivo é, na verdade, muito mais saudável do que abolir um mau hábito de uma vez.

SUPLEMENTOS ALIMENTARES DE PURIFICAÇÃO

Quando eu estava na clínica do Dr. Hitt, surpreendi-me várias vezes com os efeitos fantásticos de se purificar o sangue através da terapia intravenosa com ozônio. Quando se põe mais oxigênio no sangue, a carga viral diminui e o sistema imunológico se fortalece, livrando o corpo dos vírus. Embora esse tratamento seja altamente eficaz, você pode obter muitos dos mesmos benefícios em casa todas as manhãs, ao beber sua água ativada antes e depois de sua rotina de exercícios Marte & Vênus de dez a trinta minutos.

Ao beber um copo d'água com suco de limão, minerais, aloé vera e mel pela manhã, você pode ajudar o fígado e o sistema linfático no processo diário de purificação. Um sistema mais purificado apóia sua percepção e o seu sistema imunológico.

Com a Solução de Marte & Vênus, você vai ativar seu sistema linfático para limpar o seu caminho rumo a uma saúde melhor, ao abolir um mau hábito por vez. Ao ajudar seu corpo a se purificar todas as manhãs, você terá condições de manter sua motivação de ingerir alimentos mais sadios. A motivação a ajudará a fazer com que, independente da dieta que você escolher, ela dê certo.

11
A EQUAÇÃO DA PROTEÍNA E DA GORDURA DE MARTE & VÊNUS

Uma dieta saudável requer quantidade, qualidade e equilíbrio corretos de nutrientes. Vários regimes alimentares se concentram em um desses três ingredientes. O programa de Marte & Vênus inclui todos os três, bem como a melhor seleção alimentar para seu sexo e tipo físico. As descrições das dietas raramente mencionam as diferenças entre os sexos e pouquíssimas pessoas compreendem como nosso biotipo afeta nossas necessidades alimentares para produzir a química cerebral e o controle de peso corretos. Neste capítulo, abordamos a quantidade, qualidade e o equilíbrio adequados de nutrientes para os dois sexos.

Ao consumir um shake de desjejum balanceado, de baixas calorias e nutritivo a cada manhã, você não precisará se preocupar em adotar uma dieta perfeita durante o dia. Com a compreensão básica daqueles três elementos, manter uma dieta saudável ao longo do dia irá exigir de você cada vez menos esforço. Primeiro, falemos dos elementos básicos de uma dieta saudável de Marte & Vênus.

A QUANTIDADE DE NUTRIENTES

Com a quantidade adequada de calorias no desjejum, seu corpo começará a funcionar no auge do desempenho. Você não ficará sobrecarregada nem cansada por precisar digerir alimentos em excesso. Com uma digestão e absorção de nutrientes mais eficaz durante o resto do dia, você não precisa se preocupar em controlar calorias. Seu corpo lhe dirá o quanto você tem de comer.

Você se surpreenderá porque, na maior parte do tempo, vai certamente deixar comida no prato.

Se não confiar apenas no que seu apetite lhe disser, um meio simples e eficaz de mensurar a quantidade adequada de alimentos é ter o tamanho de sua mão como referência. A porção de proteínas no almoço e no jantar deverá caber facilmente na sua mão.

Dependendo do seu peso atual, você vai precisar de 200 a 300 calorias no desjejum. Se você já está com o peso ideal, pode comer mais, se quiser. Se está acima do peso, um café da manhã pouco calórico mas nutritivo dirá a seu corpo para queimar gordura extra para obter mais energia. Se você se preocupar com isso, pense que a saudável população hunza tem um desjejum extremamente pouco calórico e vive bem mais de cem anos, sem padecer das enfermidades ocidentais.

Se seu peso ideal é inferior a 61 quilos, coma 200 calorias. Se é superior a 90 quilos, coma no máximo 300 calorias. Se oscila entre 61 e 90 quilos, multiplique seu peso ideal por 3,3.

Por exemplo, se seu peso ideal é 67 quilos, coma aproximadamente 225 calorias no desjejum (67 x 3,3 = 221).

Esse é um bom começo. Se você quiser aumentar ou diminuir a quantidade de calorias, pode fazê-lo. Sempre escute seu corpo ao fazer as adaptações adequadas a você.

A QUALIDADE DOS NUTRIENTES

Se você ingere bastantes nutrientes de manhã, a qualidade dos alimentos que você comer durante o dia não é tão importante. Seus gostos vão mudar e você será naturalmente atraído por alimentos mais saudáveis. Sua vontade de ingerir *junk food* vai desaparecer.

Opte pelos alimentos integrais, não processados, legumes e frutas frescas sempre que possível, sem falar nas carnes magras ou com baixo teor de gordura. A gordura nos produtos de origem animal se transforma quando os animais não ingerem capim. Animais criados com grãos, que não se movimentam, têm deficiência em ômega-3. O ômega-3 é um acido graxo essencial para a produção de dopamina e serotonina no cérebro.

A gordura nos produtos de origem animal se transforma quando os animais não ingerem capim.

Gorduras boas X gorduras ruins

Pesquisas realizadas nos últimos cinco anos revelam que o aumento na gordura dietética ômega-3 produz muitos benefícios, incluindo a redução dos sintomas da TPM e menor incidência de depressão em ambos os sexos. Comprovou-se que a ingestão de suplementos de ácido graxo ômega-3 acelera a perda de peso. Produtos originários de animais que pastam são a escolha mais saudável. Embora esses sejam mais caros, valem a pena. Os alimentos fast food não se originam de animais que se alimentam de pastagem natural.

Comprovou-se que a ingestão de suplementos de ácido graxo ômega-3 acelera a perda de peso.

Se você é vegetariana, certifique-se de que seus cereais e legumes contenham proteínas completas suficientes. É necessário comer uma variedade de grãos para se ter uma proteína completa. Sem uma combinação completa de proteínas em cada refeição, seu cérebro não consegue produzir quantidades suficientes de substâncias químicas cerebrais.

Para os vegetarianos e os não vegetarianos, é essencial uma abundância de legumes saudáveis. Carne e batatas ou arroz e feijão (uma combinação completa de proteínas) não bastam. Mais legumes fazem bem a todos. Os legumes e os alimentos orgânicos não costumam conter substâncias químicas prejudiciais e possuem os minerais e as vitaminas de que seu corpo de fato necessita.

Os alimentos processados não possuem minerais, enzimas nem vitaminas. Cozinhar alimentos convencionais ou orgânicos mata as enzimas vitais. Para obter enzimas suficientes, tente comer mais alimentos crus como nozes, frutas secas, cenouras, tomates, alface e aipo. Sempre que puder, acrescente-os às refeições. Quanto mais escura a alface, mais minerais sadios ela contém. Se você não ingerir uma quantidade suficiente de alimentos crus nem de alimentos orgânicos de boa qualidade, enriqueça sua alimentação com enzimas e suplementos minerais.

Mesmo alguns alimentos crus são melhores do que nada. Eles devem ser ingeridos no início da refeição para dar a seu corpo bastantes enzimas. Mastigue bastante os alimentos crus para ativar a capacidade de seu corpo de usar essas enzimas. A digestão começa na boca.

> **Alimentos crus devem ser ingeridos no início da refeição para dar a seu corpo enzimas suficientes para a digestão.**

Já se escreveram muitos livros sobre as gorduras boas e as gorduras ruins. Meus favoritos e os de leitura mais fácil são *Eat Fat, Lose Weight* (Coma gordura e emagreça), de Ann Louise Gittleman, e *The Schwarzbein Principle* (O princípio de Schwarzbein), de Diana Schwarzbein. Esses livros não só desmitificam a crença de que a gordura faz mal, como confirmam que certas gorduras são benéficas. As gorduras ruins estão nos alimentos processados, identificadas nos rótulos como "gorduras hidrogenadas". Acrescentar hidrogênio às gorduras prolonga a vida útil de um óleo. Quando um óleo ou gordura não fica rançoso na prateleira, isso quer dizer que seu estômago não consegue digeri-lo. Esse tipo de produto não é apenas inútil para o corpo, ele é tóxico. As gorduras hidrogenadas são também chamadas de gorduras trans.

Pesquisas demonstraram que as gorduras trans contribuem para prejudicar a função celular, entupir artérias e causam doenças degenerativas. Quando você come as gorduras ruins, seu corpo não as reconhece e não consegue processá-las nem tirar proveito delas. Acredita-se que elas interfiram com a capacidade corporal de processar eficientemente as gorduras boas. Essas gorduras trans são muito comuns nos regimes alimentares ocidentais modernos.

Por exemplo, todos os alimentos fritos e as margarinas contêm essas gorduras prejudiciais. As gorduras dos alimentos fritos foram transformadas em gorduras trans ao serem cozidas a altas temperaturas. Os indesejáveis ácidos graxos trans das margarinas e da gordura vegetal são duas das mais nocivas substâncias gordurosas que se podem ingerir.

Eis alguns dos alimentos com ácidos graxos trans que você deve comer em pequenas porções ou simplesmente evitar: molhos de salada engarrafados, frituras, carnes muito gordurosas cozinhadas a altas temperaturas (coma-as malpassadas ou ao ponto), gorduras hidrogenadas, maionese dietética, creme de leite dietético, banha ou similar, cremes não provenientes de laticínios, creme chantilly pressurizado (o creme natural é muito mais saudável), e todos os alimentos processados e fast foods que contenham gorduras hidrogenadas. Batata frita e sonho são gostosos, mas evite-os ao máximo porque são tóxicos. Se você tem vontade de comer *junk food*, escolha algo mais saudável como sorvete, chocolate ou uma barra de cereal.

**Batata frita e sonho são gostosos,
mas evite-os ao máximo porque são tóxicos.**

A maioria dos especialistas concorda que temos deficiência dos ácidos graxos ômega-3. Muitas pesquisas demonstraram que uma ou duas colheres de sopa de óleo de semente de linhaça diariamente produzem excelentes efeitos na saúde, nos níveis de energia e na estabilização do humor. Você pode também misturar óleo de linhaça com azeite de oliva para obter um molho de salada muito saboroso. A solução de desjejum de Marte & Vênus inclui gordura dietética de sementes de linhaça ou de cânhamo, naturalmente ricas em ácidos graxos ômega-3.

Carboidratos simples e carboidratos complexos

Existem basicamente dois tipos de carboidratos: simples e complexos. Os carboidratos simples são açúcares, principalmente o açúcar de mesa e outros adoçantes naturais, a frutose e a lactose. Os carboidratos complexos são encontrados em amidos, grãos, legumes e verduras. Os dois tipos se transformam em glicose, que o corpo irá utilizar. A grande diferença é que os açúcares simples são liberados muito mais depressa na corrente sangüínea.

O cérebro precisa de um suprimento sangüíneo constante de glicose. Se não houver açúcar suficiente, a energia reduz e o raciocínio fica confuso. Açúcar demais tampouco faz bem. O pâncreas libera insulina para reduzir a glicose circulante. A glicose excessiva provoca rápida elevação e depois uma baixa. Para evitar essa montanha-russa emocional, coma mais carboidratos complexos. Eles são liberados muito mais lentamente na corrente sangüínea e são mais saudáveis.

Os carboidratos liberados rapidamente no sangue têm um índice glicêmico alto e os alimentos saudáveis que os liberam mais devagar têm índice glicêmico baixo. As páginas 302 e 303 relacionam alimentos de alto e baixo índice glicêmico.

Ao escolher os carboidratos, lembre-se dos seguintes pormenores:

- A frutose natural (o açúcar das frutas) é melhor porque alcança mais lentamente a corrente sangüínea do que açúca-

res refinados e os adoçantes naturais. Ela deve ser processada pelo fígado antes que o açúcar seja liberado para o sangue. Outros açúcares simples vão direto para o sangue e podem facilmente causar alterações de humor, hiperatividade e ganho de peso.
- Quando proteínas e gorduras são ingeridas com alimentos altamente glicêmicos, ajudam a diminuir o ritmo de absorção da glicose e evitam elevações significativas da glicemia.
- Os níveis de energia estão associados aos alimentos que você ingere. Alimentos altamente glicêmicos (açúcares simples) lhe impulsionam a energia, mas a desanimam. Alimentos com índice glicêmico baixo fornecem um suprimento de energia a longo prazo.
- Os carboidratos refinados (simples ou complexos) não têm as vitaminas, os minerais nem as fibras que os alimentos integrais contêm. Esses produtos refinados sugam de seu corpo os minerais e vitaminas armazenados.

Comer carboidratos refinados ou processados aumenta a taxa glicêmica e aumenta o apetite. Isso poderá provocar aumento de peso, porque você come mais do que precisa. Com um desjejum balanceado, esse impulso diminui. Sempre que possível, coma menos alimentos refinados e processados, para manter níveis saudáveis de glicemia. Glicose estável significa energia interminável. Se você tem quedas de energia à tarde, após almoçar, é porque sua glicemia está baixa.

EQUILÍBRIO DE NUTRIENTES

Com um shake balanceado de desjejum, você recebe as quantidades necessárias de proteínas, carboidratos e gordura. Essa proporção exata é facilmente adquirida ao acrescentar quantidades precisas de ingredientes específicos no seu shake do desjejum, segundo a fórmula de Marte & Vênus.

Já discutimos que, para a produção ideal de química cerebral, homens e mulheres necessitam de cerca de 50 por cento de carboidratos. Os homens precisam de 30 por cento de proteína e 20 por cento de gordura e as mulheres, de 20 por cento de proteína e 30 por cento de gordura. Com esse equilíbrio de Marte & Vênus, você terá a combinação perfeita para gerar uma química cerebral saudável.

Os homens precisam de 30 por cento de proteína e 20 por cento de gordura e as mulheres, de 20 por cento de proteína e 30 por cento de gordura.

Mais proteína para os homens e menos para as mulheres faz com que os homens recebam proteína suficiente para produzir dopamina e dosam a proteína nas mulheres, o que poderia inibir a produção de serotonina. Mais gordura na dieta produz mais ocitocina, o que é especialmente bom para as mulheres; mais proteína gera mais testosterona, o que é bom para os homens. Quando a dieta da mulher é deficiente em gorduras boas, o apetite é estimulado. Quando os homens não recebem proteína suficiente ou não conseguem digerir as proteínas que consomem, também comem demais.

Mais gordura na dieta gera ocitocina para as mulheres; mais proteína gera testosterona para os homens.

Mais gordura para as mulheres estimula a produção de prostaglandinas, que ajudam no equilíbrio hormonal e estimulam a produção de mais serotonina. As mulheres nascem com mais células receptoras de gordura, porque suas necessidades hormonais são superiores às dos homens. Para os homens, mais gordura cria serotonina em excesso, o que provoca sonolência e baixa de energia.

Nesse contexto, mais gordura significa que as mulheres precisam mais de gordura do que os homens. Homens e mulheres precisam controlar a ingestão de gordura. É verdade que os americanos comem gordura demais, porém a gordura geralmente tem má reputação. Sem um café da manhã sólido e de baixas calorias, a maioria das pessoas ingere nutrientes em excesso, não apenas gordura. Não é gordura em excesso que causa problemas cardíacos, diabetes e hipertensão arterial e sim o ato de comer demais todos os nutrientes.

Uma pesquisa envolvendo 12 mil homens de sete países revelou que os da ilha grega de Creta eram muito mais saudáveis do que os estudados na Itália, Holanda, Finlândia, Iugoslávia, no Japão e nos Estados Unidos. No livro *The Omega Diet* (A dieta Ômega), o Dr. Artemis P. Simopoulos apresenta essa milagrosa dieta de Creta. O programa comprovou excelentes resultados em pessoas com câncer e problemas cardíacos, bem como para controle do peso e do estresse. Na ilha de Creta, a ingestão de gordura é geralmente de 40 por cento de calorias totais!

No livro *Enter the Zone* (Penetre na zona), Barry Sears ajudou a desmitificar a nossa gordura. Ele assinala, de modo nítido e convincente, a importância de balancear carboidratos, proteínas e gorduras. Recomenda um equilíbrio de 40/30/30 por cento de carboidratos, proteínas e gorduras. Atletas do mundo inteiro reconhecem a importância de aumentar sua ingestão de gordura em 30 por cento. Isso tem aumentado sua resistência.

Nenhuma porcentagem de gordura, mesmo que seja boa, é saudável, caso você esteja ingerindo em excesso. Americanos acima do peso, magros e até mesmo os que têm corpos esculturais comem o dobro das calorias necessárias. As gorduras que ingerem podem até ser de 20 a 40 por cento saudáveis, mas eles comem o dobro do que realmente precisam. Nesse caso, é a quantidade e não o equilíbrio que os está matando.

Ao pesquisar as diversas dietas e programas, pode-se facilmente concluir que um regime alimentar de 20 a 40 por cento de gorduras boas, rico em ácidos graxos ômega-3, já provou ser indubitavelmente sadio. Portanto, tranqüilize-se e desfrute das gorduras boas na sua alimentação.

BALANCEANDO SUA DIETA

Como um médico que administra as quantidades certas de remédio a cada manhã, você estará alimentando seu corpo com um equilíbrio perfeito de nutrientes para começar o dia. Vai ativar seu metabolismo pelo resto do dia e estimular a produção das substâncias químicas cerebrais. Assim, durante o dia, você vai naturalmente necessitar de uma dieta equilibrada.

Durante o dia, tudo o que você precisa fazer às refeições é certificar-se de que está ingerindo quantidades equitativas de calorias originadas das proteínas, carboidratos e gordura. Se seus nutrientes forem basicamente de boa qualidade, você pode comer tanto ou quanto quiser.

Se está ingerindo alimentos processados, um pouco de força de vontade talvez seja necessária. Esse tipo de alimento é deficiente nutricionalmente e faz com que você tenha a sensação de aumento de apetite.

Os alimentos processados são nutricionalmente deficientes e fazem com que você tenha sensação de aumento de apetite.

Se você sabe que está comendo demais e tem dificuldade em se controlar seguem seis estratégias para ajudá-la a parar:

1. Coma muito devagar e pense que, se deixar comida no prato, vai poder comer sobremesa. Em restaurantes, as pessoas às vezes se sentem obrigadas a deixar os pratos limpos, para não

insultar o cozinheiro. Diga apenas que você está deixando espaço para a sobremesa. Ao esperar pela sobremesa, você pode facilmente parar de comer. Quando pedir a sobremesa, ofereça-se para dividi-la com outras pessoas à mesa, pois você não é obrigada a comer tudo.

2. Afaste o alimento de sua vista e vá dar uma volta. Faça um trato consigo mesma. Se você continuar com fome depois do passeio, pode comer mais. Até mesmo um trajeto curto até o banheiro pode ser o truque.

3. Pare de comer, beba um copo d'água com limão e depois veja se ainda precisa comer.

4. Pare de comer, beba um copo d'água com limão e depois deleite-se com algo doce, ou prometa-se que, mais tarde, você vai comer alguma coisa doce, se estiver com fome. O limão vai ajudar a manter sua glicemia baixa, para que você não tenha mais vontade de comer doce.

5. Pare de comer, beba um copo d'água com limão e prometa-se que dali a uma hora você vai terminar a refeição, se ainda estiver com fome.

6. Faça pequenos lanches ou tome um shake nutritivo e pouco calórico entre as refeições. Só não pule nenhuma refeição. Se você deixar de almoçar, você vai abusar no jantar. Nesse caso, beber um shake antes do jantar vai ajudá-la muito a não comer demais.

Se você sabe que está comendo demais, pare e prometa-se um doce dali a uma hora, se ainda estiver com fome.

Durante o dia lembre-se de que o equilíbrio alimentar não tem de ser preciso ou exato. Apenas certifique-se de incluir proteínas, carboidratos e gorduras. Mais uma diretriz geral: os homens precisam de maiores porções de proteínas, e as mulheres, de mais gordura. Se o equilíbrio não for perfeito, não se preocupe. É muito fácil a pessoa tornar a busca do equilíbrio numa neurose. Em aspecto nenhum da vida temos perfeição; por que deveríamos tê-la no nosso regime alimentar?

Repito que você deve somente assegurar-se de incluir na sua dieta os três nutrientes básicos – proteínas, carboidratos e gordura. Eis alguns dos meus favoritos. Eles são bons exemplos do balanceamento de seus nutrientes.

- Se você for comer um pãozinho judeu (bagel) ou uma torrada, acrescente um pouco de salmão, frango ou atum, para obter proteínas. Acrescente também um pouco de manteiga ou de queijo cremoso para ter a gordura. Junte também uma folha de alface, para ingerir um alimento cru. Lembre-se de que os alimentos cozidos matam as enzimas. Se você só vai comer alimentos cozidos, adicione alguns suplementos de enzimas à sua refeição.
- Se você quer uma refeição leve, coma apenas duas fatias de pão com manteiga e geléia. Isso tem todas as proteínas de que você precisa para uma refeição leve, além de um bom suprimento de ômega-3. A manteiga e a geléia dão mais sabor e você terá uma refeição completa. Ou você pode derreter um pouco de mozarela em cima do pão e acrescentar uma fatia de tomate. Essa é uma receita de pizza mais saudável. O pão de sementes de cânhamo também tem muitas fibras para regular a função intestinal. Eu como esse tipo de pão, que é uma delícia, quase diariamente.
- Se você for comer batata assada, que é um carboidrato altamente glicêmico, acrescente queijo, manteiga ou creme de leite para obter gordura, bacon ou bacon de soja para obter proteínas e cebolinha, para obter enzimas. Assim, você estará criando um equilíbrio de nutrientes essenciais. Especialmente as mulheres se beneficiam de batata-doce ou inhame com manteiga e alguma proteína como complemento. No Japão, as mulheres costumam comer

batata-doce no desjejum. Esse carboidrato é muito bom para produzir serotonina de manhã. Não existe, no Japão, nenhum termo que corresponda a TPM ou "fogacho".
- Se você almoçar salada, não se esqueça de acrescentar porções generosas de um saudável azeite de oliva extravirgem para obter gordura, para proteínas, acrescente frango, salmão, ovos ou peru.
- Se você for ingerir uma tigela de arroz, mingau de aveia ou trigo-sarraceno, que são carboidratos, junte um ou dois ovos cozidos. As claras de ovo têm muita proteína e a gema tem a gordura de que seu corpo precisa. Tente ingerir quinoa (legume hindu) cozida como alternativa. Acrescente uva verde ou moscatel, cebolas picadas, salsa e queijo de cabra para esfriar a quinoa e tornar sua salada deliciosa.
- Se você for comer torrada com geléia e o pão não é de sementes de cânhamo, que tem muita proteína, acrescente uma porção generosa de creme de amendoim ou de amêndoa, para garantir proteínas e gorduras. Nozes têm muita proteína e gordura. Como são comidas cruas, você vai receber enzimas também.
- Para um lanche ligeiro, gosto muito de umas duas colheres de sopa de creme de amêndoas moídas, fatias de maçã e mel. Que combinação saborosa!
- Se você comer frutas, equilibre esses saudáveis carboidratos com frutose com um punhado de nozes.
- Se você for fazer uma refeição de carne e batata, não se esqueça de começar comendo uma salada. A salada vai lhe fornecer alimentos crus, o que lhe dá enzimas suficientes para digerir a refeição cozida. Um azeite de oliva extravirgem na salada vai ativar a queima de gorduras e processar os aminoácidos muito melhor do que a gordura animal. Assim, você dará a seu corpo aquilo de que ele precisa para produzir a química cerebral da saúde e da felicidade.
- Se você comer um doce que contém açúcar refinado, só faça isso depois de uma refeição. A gordura e as proteínas

no seu estômago diminuirão a velocidade da liberação do açúcar na sua corrente sangüínea, reduzindo a alta das taxas glicêmicas.
- Se você comer sobremesa, certifique-se de que ela equilibre proteínas, gorduras e carboidratos. Por exemplo, pêssego é carboidrato e o chantilly, proteína e gordura. Acrescente algumas nozes para obter mais proteína e sua sobremesa será mais saudável. Se você tomar sorvete, junte nozes para obter melhor balanceamento.
- Se comer sushi, certifique-se de equilibrar a gordura e a proteína do peixe cru ou cozido com o arroz. Acrescente algas marinhas e terá muitos minerais benéficos. A sopa missô fermentada ajuda seu corpo a matar os parasitas que podem existir no peixe cru. Meu favorito é o sushi de atum: ele contém grande quantidade de ômega-3. Comer peixe cru dá a seu corpo todas as enzimas de que ele precisa para a digestão. Salmão, atum, cavalinha e sardinhas contêm mais ômega-3 do que todos os outros peixes.
- Se você comer ovos no café da manhã, balanceie essas proteínas com carboidratos e gorduras ao fazer uma omelete de queijo com seus legumes favoritos. Abobrinha, abóbora d'água, abobrinha de inverno, cogumelos, cebolas, tomates, aspargos e brócolis são recomendados.
- Um dos meus lanches favoritos é uma quesadilla. Derreta mozarela numa tortilla de trigo integral ou milho, acrescente molho e fatias de abacate e uma fatia de peru ou frango, para obter mais proteínas. Se você tiver tempo, acrescente feijão preto enlatado e dois ovos fritos em cima da tortilla.

Basicamente, tão importante quanto o equilíbrio é a qualidade e quantidade de cada nutriente. Se você tiver o balanceamento perfeito, mas calorias demais, sua química cerebral ficará desequilibrada, estimulando o apetite por alimentos não saudáveis. Você pode ter o balanceamento perfeito e o número certo de calorias, mas a qualidade de alimentos que você coloca no corpo pode ser nutricionalmente deficiente de minerais, vitaminas, gorduras boas, proteínas completas e carboidratos favoráveis.

ALIMENTANDO-SE PARA BALANCEAR A GLICEMIA

Para aumentar a quantidade de serotonina e dopamina no cérebro, necessitamos de uma boa quantidade de carboidratos. Ao mesmo tempo, devemos ter cuidado para manter nossa glicemia balanceada. Quando a glicemia está muito alta, a insulina é liberada para reduzir o açúcar no sangue. Com menores taxas de glicemia, o cérebro reduz sua produção das substâncias químicas cerebrais. Para manter sua glicemia balanceada, evite alimentos altamente glicêmicos e opte por carboidratos complexos pouco glicêmicos.

Os carboidratos pouco glicêmicos promovem a captação estável de triptofano e aumentam a ação da serotonina. Com o equilíbrio adequado de proteínas, os homens produzem muita dopamina.

Os alimentos com alto índice glicêmico não são ruins, mas devem ser ingeridos com moderação. Coma-os combinando o equilíbrio e a quantidade adequadas de proteínas e gorduras. Se você é mais sensível ao açúcar, dê preferência à gordura em vez de alimentos de alto índice glicêmico.

Os biscoitos, por exemplo, têm o índice glicêmico alto, mas sorvetes têm baixo. Isso porque a gordura do sorvete diminui a velocidade de liberação do açúcar na corrente sangüínea. Se um alimento tem o índice glicêmico alto e você come pequena quantidade dele, isso é melhor para sua glicemia do que comer muito de outro alimento de baixo índice glicêmico. Para a maioria das pessoas, um biscoito não é problema. Comer o pacote todo é o que faz disparar sua glicemia.

A seguir temos uma lista de carboidratos classificados de acordo com o índice glicêmico. Lembre-se de que ao balancear seus carboidratos com proteínas e gorduras, você reduz o seu índice glicêmico.

Praticamente excluídos da tabela

Pão branco e outros produtos de farinha de trigo
Folheados, sonhos, e pães doces
Purê de batatas
Balas, chocolate e biscoitos
Açúcar de frutas processado (açúcar extra)
Arroz branco e instantâneo
Salgadinhos de milho
Arroz "empanado" e bolinhos de arroz

Alto índice glicêmico

Flocos de milho e outros cereais de desjejum processados
Passas e outras frutas secas
Batatas fritas, assadas e fervidas
Bananas, mangas, abricós, abacaxis e melancia
Cenouras cozidas
Massas refinadas
Mel

Moderado índice glicêmico

Pão branco integral e outros produtos de cereais integrais
Arroz não-processado
Cereais integrais sem açúcar
Cuscuz
Beterrabas
Molho de maçã
Suco de laranja e de toranja
Massa integral/com cereais
Milho
Batatas-doces e inhames
Ervilhas
Uvas, laranjas, pêssegos
Sopas de lentilha e de ervilha
Sopa de massa instantânea e macarrão

Pipoca, batatinhas de tortilla e batatas fritas
Creme (para folheados etc.)

Baixo índice glicêmico

Verduras de folhas verdes
Iogurte (baixo teor de gordura, natural)
Feijão-manteiga, preto e fradinho
Ervilhas e feijão-mulatinho
Lentilhas
Grãos-de-bico
Maçãs, peras, ameixas, cerejas, toranjas
Soja
Tomates
Cogumelos
Amendoim
Sorvete (é isso mesmo; o teor de gordura do sorvete reduz sua taxa glicêmica)
Frutose
Leite integral e leite desnatado

Alimentos com índice glicêmico muito baixo

Soja
Amendoim

ALIMENTAR-SE PARA PRODUZIR SEROTONINA NAS MULHERES

Para produzir mais serotonina, podemos balancear a glicemia com proteínas específicas selecionadas com níveis já altos de triptofano. A seguir, uma lista de proteínas com níveis de triptofano relativamente altos, quando comparados aos de fenilalanina e leucina. Quando o triptofano não precisa competir com níveis maiores de fenilalanina e leucina, a captação de triptofano é maior e os níveis de serotonina são mais elevados. A fenilalanina é basicamente responsável por produzir dopamina e inibe a produção de serotonina. O aminoácido leucina decompõe o triptofano. Os alimentos ideais para a produção de serotonina têm uma taxa superior de FPS: FPS = fator produtor de serotonina = triptofano/ (fenilalanina + leucina).

À medida que nos inteiramos dessa relação de alimentos com alto FPS, tenhamos em mente que eles também são ótimos para os homens e especialmente úteis para ingestão pelas mulheres. Eis a relação dos 54 alimentos que mais produzem serotonina:

ALIMENTO	TAXA DE FPS
1. Salsa	1.00
2. Cogumelos porcini	.98
3. Alga	.40
4. Tâmaras secas	.35
5. Mamão	.31
6. Cogumelos chanterelle	.29
7. Mandioca (aipim)	.29
8. Tapioca	.29
9. Cerveja	.25
10. Cebolas	.24
11. Cogumelos Portobella	.23
12. Cogumelos	.22
13. Pecans	.21
14. Verduras de mostarda	.20
15. Melancia	.20
16. Aipo	.20
17. Sementes de mostarda amarela	.20
18. Falso nabo	.19
19. Espirulina	.19
20. Alga marinha	.18
21. Abobrinha de inverno	.18

ALIMENTO	TAXA DE FPS
22. Cenouras	.18
23. Nabos	.18
24. Beterrabas	.18
25. Abricós secos	.17
26. Pimentões	.17
27. Laranjas	.17
28. Mangas	.17
29. Soro de leite	.16
30. Abricós, morangos, tangerinas	.16
31. Cerejas, abacaxis e ameixas	.16
32. Toranjas	.16
33. Manteiga	.16
34. Pimenta mexicana	.16
35. Beterrabas	.16
36. Sementes de girassol	.16
37. Pimentas	.15
38. Batatas-doces	.15
39. Polpa de abóbora	.15
40. Abóbora	.15
41. Goiaba	.14
42. Chocolate	.14
43. Massa de tomate	.14
44. Trigo-sarraceno	.14
45. Peras asiáticas	.13
46. Amêndoas	.13
47. Tomates	.13
48. Sementes de abóbora	.13
49. Sementes de gergelim	.13
50. Batatas	.13
51. Couve-de-bruxelas	.13
52. Farinha de trigo integral	.13
53. Figos	.12
54. Bananas, uvas	.11

ALIMENTANDO-SE PARA PRODUZIR DOPAMINA NOS HOMENS

Para produzir mais dopamina, é preciso ter mais cuidado com os alimentos com alto índice glicêmico. Eles não só reduzem a produção das substâncias químicas cerebrais, como também bloqueiam a produção de serotonina. Isso provoca redução dos níveis de dopamina no homem. Comer mais proteína e menos carboidratos glicêmicos ajuda a manter estável a glicemia do homem ou do menino, para que seu cérebro possa produzir dopamina e não serotonina em demasia. Para garantir a produção de dopamina, coma alimentos com muita proteína e pouca gordura. Gordura excessiva inibe a produção de dopamina.

Existem algumas proteínas com baixo teor de gordura. Lembre-se de que elas são também grandes alimentos para as mulheres. Elas são especialmente úteis aos homens. Eis uma lista dos cinqüenta e cinco alimentos que mais produzem dopamina. Possuem muita proteína e baixo teor de gordura. Ao lado de cada um deles aparece a porcentagem de gordura relativa à proteína. A relação ideal gordura x proteína numa refeição é de 68 por cento para os homens e 150 por cento para as mulheres. Se a proporção é de 100 por cento, significa que há a mesma quantidade de calorias que queimam gordura e proteína. Como já discutimos, as mulheres nascem com mais células gordurosas e requerem mais gordura na sua dieta.

ALIMENTO	PROPORÇÃO GORDURA X PROTEÍNA (%)
1. Claras de ovo	0 (tudo é proteína, e nada é gordura)
2. Soro de leite	0-2,5
3. Feijões azuki, manteiga, lima e mung	2-10
4. Caranguejo	6

ALIMENTO	PROPORÇÃO GORDURA X PROTEÍNA (%)
5. Bacalhau	8
6. Linguado	9
7. Leite desnatado	9
8. Moluscos	9
9. Lagosta	10
10. Mariscos	15
11. Feijão-preto	15
12. Requeijão com baixo teor de gordura	16
13. Camarão	19
14. Perca (peixe)	25
15. Peru (carne light, sem pele)	25
16. Linguado gigante	25
17. Espirulina	31
18. Frango (carne light, sem pele)	33
19. Feijão refogado	36
20. Pãozinho de farinha e fermento wheatberry	37
21. Peixe-espada	44
22. Pãozinho de farinha e fermento	45
23. Fígado (bovino e de frango)	45
24. Fatia de presunto magro	50
25. Atum de cauda amarela	50
26. Pão de fibras de linho	57
27. Peru (carne escura, sem pele)	57
28. Atum	63
29. Iogurte com baixo teor de gordura	64
30. Salmão	70
31. Iogurte cremoso	75
32. Ostras	75
33. Bife T-bone magro	80
34. Leite com baixo teor de gordura	81
35. Carneiro magro	81

ALIMENTO	PROPORÇÃO GORDURA X PROTEÍNA (%)
36. Frango (carne escura, sem pele)	83
37. Mingau de aveia	83
38. Vieira	90
39. Tempeh	90
40. Pato (sem pele)	100
41. Sardinha	112
42. Tofu	112
43. Lentilhas	112
44. Soja fervida	122
45. Nozes de soja	122
46. Mozarela de baixo teor de gordura	129
47. Frango (carne escura, com pele)	141
48. Carne moída extramagra	144
49. Cavalinha	150
50. Salsicha de peru	150
51. Cachorro-quente de frango ou peru	160
52. Sopa de massa com frango	162
53. Ovo	200
54. Carne moída comum	205
55. Iogurte integral	209

Todos os cereais – cevada, trigo-sarraceno, milho, milho miúdo, centeio, trigo, por exemplo – têm níveis moderados de proteína e pouquíssima gordura. Eles possuem pouca gordura e são saudáveis para homens e mulheres. Por outro lado, existe uma gama de alimentos altamente protéicos e gordurosos, que devem ser ingeridos com moderação. Eles estão relacionados a seguir:

ALIMENTO	PROPORÇÃO GORDURA X PROTEÍNA (%)
56. Queijo suíço (e a maioria dos queijos)	218
57. Leite integral	225
58. Bife T-bone comum	270
59. Queijo cheddar	297
60. Queijo feta	330
61. Bacon	350
62. Salsicha	360
63. Creme de amendoim	401
64. Costelas	472
65. Amendoim	487
66. Amêndoas	525
67. Carne à bolonhesa	545
68. Castanhas-de-caju (a maioria desse tipo de alimentos e similares [nozes, avelãs etc.] é muito gordurosa)	675
69. Pecãs	1.866
70. Nozes macadâmia	1.875

Não há nada de errado com proteínas muito gordurosas, desde que ingeridas em pequenas porções e balanceadas com proteínas não-gordurosas. Já afirmamos que gordura faz bem, mas não em quantidades superiores a 20 e 40 por cento das calorias totais de uma refeição. Por exemplo, não há problema em comer algumas nozes macadâmia, mas considere-as como sendo sua necessidade de gordura e não de proteína.

ALIMENTANDO-SE DE MAIS AGES (ÁCIDOS GRAXOS ESSENCIAIS) ÔMEGA-3

Comer mais proteína inibe a produção de serotonina nas mulheres, por isso, para manter balanceada sua glicemia, a mulher precisa ter nas gorduras boas as fortes aliadas para diminuir a velocidade da liberação dos carboidratos muito glicêmicos. Mesmo com muitas proteínas para reduzir o índice glicêmico dos carboidratos, os homens precisam das gorduras boas para produzir as substâncias químicas cerebrais. Eles necessitam mais dos ácidos graxos essenciais ômega-3 e menos dos ômega-6, como é o caso das mulheres. Os homens, porém, precisam de menores quantidades. Segue uma relação de alimentos com alto teor dos ácidos graxos essenciais ômega-3 e baixo teor de ômega-6. Ao ingerir mais ômega-3, podemos restaurar o equilíbrio correto de nossos corpos.

1. Vários peixes de águas geladas: salmão, cavalinha, bacalhau e atum
2. Vegetais marinhos, como nori, hijiki e kombu
3. Nozes
4. Sementes de abóbora
5. Soja
6. Feijão-manteiga
7. Sementes de fibras de linho e óleo de sementes de fibras de linho
8. Sementes de cânhamo e óleo de sementes de cânhamo
9. Óleo de fígado de bacalhau

GORDURAS HIDROGENADAS A SEREM EVITADAS OU MINIMIZADAS

Como já vimos, as gorduras trans e as gorduras hidrogenadas devem ser evitadas. Considere-as como *junk food*. Elas podem ser encontrados na maioria das *junk foods*. Verifique atentamente os rótulos das gorduras hidrogenadas. Biscoitos e batatinhas de qualidade superior não contêm essas gorduras perniciosas. As empresas costumam hidrogenar as gorduras para aumentar o prazo de validade desses produtos. Muitos empresários do setor alimentício sabem que as gorduras hidrogenadas podem viciar.

A seguir, uma lista de alimentos com alto teor de gordura hidrogenada:

1. Margarina
2. Biscoitos
3. Pão branco
4. Balas
5. Bolos
6. Sonhos
7. Batatinhas e salgadinhos ensacados de vários sabores

ALIMENTOS COM ALTO TEOR DE GORDURAS SATURADAS

As gorduras que se mantêm no estado sólido a temperatura ambiente, tais como manteiga e gordura vegetal, são chamadas de saturadas. Inúmeras pesquisas comprovaram que gordura saturada em excesso aumenta o risco de doenças cardíacas e obesidade. Esse risco é minimizado quando equilibramos nossos ácidos graxos essenciais ômega-3 e ômega-6. Ao suplementar nossa dieta com gorduras ricas em ômega-3, não precisamos nos preocupar tanto em comer muitas gorduras saturadas.

Ingerir alimentos com muita gordura saturada em excesso inibe os níveis de energia, motivação e objetividade. Estudos demonstram que os alimentos altamente gordurosos diminuem a atenção e a concentração. Gordura saturada em excesso inibe a produção de dopamina. Para obter o benefício de gerar uma química cerebral saudável, coma carnes magras em quantidades moderadas. Abaixo, uma relação de alimentos com alto teor de gordura saturada:

1. Carne de vaca
2. Carne de porco
3. Carne de carneiro
4. Frios para sanduíches
5. Salsicha

6. Cachorro-quente
7. Manteiga
8. Maionese
9. Sorvete
10. Queijo cremoso
11. Gemas de ovo
12. Queijo
13. Leite integral e laticínios
14. Coco

COMO ESCOLHER OS ÓLEOS DE COZINHA

Lamentavelmente, costumamos receber muitos de nossos ácidos graxos essenciais (AGEs) de fontes como os óleos de cozinha. A maioria dos óleos de cozinha derivados de nozes, sementes e cereais têm concentração relativamente alta de ômega-6, mas não têm ômega-3. O óleo vegetal parece saudável, mas não é. Isso inclui os óleos derivados da peônia, do girassol, milho e amendoim. Os melhores óleos são os de canola, os de sementes da soja e de gergelim. Eles têm menores níveis de ômega-6 e níveis relativamente superiores de ômega-3.

> **O óleo vegetal parece saudável, mas não é.**

O azeite de oliva é famoso por suas propriedades. Os gregos têm uma dieta rica em azeite de oliva e apresentam as menores taxas de mortalidade do mundo por doenças cardíacas. Pesquisas mostram que as mulheres que ingerem azeite de oliva diariamente têm menos 23 por cento de probabilidade de desenvolver câncer de mama. A lista de benefícios é imensa. Muitos especialistas concluem que o azeite de oliva extravirgem pressurizado a frio é o melhor. O azeite de oliva não tem muito ômega-3, mas tem baixos níveis de ômega-6. Ao reduzir sua ingestão de ômega-6, você também ajuda a restaurar o equilíbrio entre ômega-3 e ômega-6.

Já obtemos uma quantidade considerável de AGEs ômega-6 de nossa alta ingestão de carnes, ovos, peixes e laticínios.

Os melhores óleos para cozinhar, levando-se em consideração a produção da química cerebral, são o azeite de oliva e o óleo de semente de gergelim. O óleo de canola feito no Canadá, que também é bom para cozinhar, tem maiores níveis de ômega-3 e baixos de ômega-6, mas muita gente pensa que ele é superprensado.

> **O óleo de canola, que também é bom para cozinhar, tem maiores níveis de ômega-3 e baixos de ômega-6.**

Muitos especialistas acreditam que o óleo de canola produzido no Canadá é mais saudável do que os americanos. O óleo de canola foi inventado no Canadá, de onde se origina seu nome. Os canadenses produzem um óleo de alta qualidade, que não é superprensado. Eu pessoalmente uso e recomendo a maioria dos óleos industrializados pela Spectrum, da Califórnia.

Ao considerar todas as gorduras que você está comendo, evite usar óleo no preparo dos alimentos. Grelhe, asse no forno ou na brasa as carnes e peixes e cozinhe os alimentos no vapor.

A ghee – manteiga depurada – é usada comumente na Índia. Sua vantagem em relação à manteiga convencional é que ela não se queima sob altas temperaturas. A cultura hindu atribui muitas propriedades curativas à ghee. Ela não tem quase ômega-3 nem ômega-6, mas seu teor calórico é alto, portanto, use-a com moderação. Manteiga também é aconselhável.

Muitos nutricionistas estão recomendando óleo de coco como alternativa para cozinhar ou passar na torrada, em substituição à manteiga e outros óleos. Antigamente, o óleo de coco, que tem muita gordura saturada, era associado ao aumento da taxa de colesterol. Essa antiga pesquisa foi feita com óleo de coco hidrogenado, que é uma gordura trans prejudicial. Atualmente está disponível o óleo de coco desidrogenado, que é muito saudável.

Numerosos estudos demonstram que o óleo de coco tem alto teor de ácido láurico. Esse ácido é encontrado no leite materno humano, sendo benéfico por combater vírus, bactérias e outros patógenos. Além disso, é conhecido por sua capacidade de fortalecer o sistema imunológico. O óleo de coco é, hoje em dia, reconhecido pela comunidade médica como um poderoso aliado contra as doenças do sistema imunológico.

Em resumo, segue uma lista de óleos de cozinha alternativos:

Os melhores óleos são:

Azeite de oliva
Óleo de gergelim
Óleo de canola
Óleo de soja
Óleo de coco
Ghee e manteiga

Óleos não tão bons:

Óleo de peônia
Óleo de girassol
Óleo de milho
Óleo de amendoim

Ao consultar as listas apresentadas neste capítulo, você estará mais bem preparada para aplicar as diferentes sugestões da Dieta de Marte & Vênus e do Programa de Exercícios. Lembre-se de que esse programa funciona porque você não precisa nem deve usar sua força de vontade. Os elementos mais importantes são a ingestão de minerais, exercícios rápidos e o shake matinal. Você pode então seguir a sua vontade e comer o que quiser e quanto quiser.

12

ALIMENTE-SE DE ACORDO COM SEU BIOTIPO

Praticamente todo a população norte-americana come em excesso e não tem saúde. Entretanto, somente 65 por cento estão acima do peso. Muitas dessas pessoas comem muito menos do que os magros ou os musculosos. Compreender nossa glicemia e nossos diferentes tipos físicos (biotipos) pode nos ajudar a entender por que algumas pessoas comem a mesma *junk food* mas não estão acima do peso.

A maioria das pessoas acima do peso come menos do que os magros ou os musculosos.

Os magros também ingerem muitos carboidratos (ou de gorduras ou proteínas) deficientes de nutrientes. Eles são levados pela vontade de comer alimentos não saudáveis. Quando sua glicose sangüínea se eleva e mais insulina é produzida, o excesso de energia é processado de modo diverso. Ao invés de ficar armazenada como gordura extra, a energia é utilizada pelos músculos ou pelo cérebro. O cérebro queima calorias da mesma forma que os músculos.

Ao invés de engordar, algumas pessoas usam a energia extra em vícios, preocupações e comportamentos obsessivos. Quando seu cérebro ou seus músculos são hiperestimulados, você queima mais calorias. Para certas pessoas, pensar demais queima o excesso de glicose, enquanto outras pessoas queimam a energia extra sendo hiperativas. Seu biotipo determina como você processa as altas taxas glicêmicas. Existem basicamente três biotipos:

1. O tipo redondo. Essas pessoas nascem com mais células adiposas, cuja quantidade se mantém ao longo da vida. O ganho de peso significa que essas células expandiram. Homens e mulheres do tipo redondo têm barriga redonda, como a maçã. Se têm uma alimentação inadequada, costumam engordar. Passar muito tempo na academia ou exagerar nos exercícios, na verdade, inibe a queima de gorduras.

2. O tipo triangular. As mulheres triangulares têm forma de ampulheta e os homens costumam ser mais sólidos e quadrados, com cintura afunilada. Os tipos triangulares nascem com mais músculos do que os outros biotipos. Se eles se alimentam mal, costumam se exercitar em excesso ou adquirem algum vício. Se não se exercitam, engordam. Essas pessoas perdem peso facilmente ao fazer mais exercícios.

3. O tipo retangular. Homens e mulheres deste tipo são longilíneos e magros. Quando as mulheres têm peso excessivo, ele se concentra nos quadris e nas coxas. Nos homens, é geralmente na barriga. Eles raramente são gordos, e o peso excessivo é basicamente resultado das toxinas armazenadas no corpo. Essas pessoas costumam ser leves e ter ossos pequenos. Sob estresse, perdem o apetite, mas quando a glicemia cai, têm vontade de ingerir alimentos não saudáveis e refeições exageradas. Seus corpos são magros e tendem a sofrer de distúrbios de ansiedade e compulsão. A energia extra gerada pelo excesso de glicose é literalmente usada pelo cérebro, fazendo com que fique hiperativo.

Sob estresse, as pessoas magras perdem o apetite por algum tempo, mas depois seu apetite aumenta.

Independente dos biotipos, pode haver outros fatores relativos à saúde que contribuem para se ganhar ou perder peso. Medicamentos, ausência de órgãos, choques, defeitos genéticos e desequilíbrio glandular também podem afetar o peso. Mais comumente, uma tireóide com função desequilibrada pode fazer com que qualquer biotipo ganhe ou perca peso.

Sem dúvida, o fator que decisivamente influencia o controle do peso e do humor é a alimentação. O regime alimentar incorreto que seguimos ativa a doença genética ou o desequilíbrio hormonal. O corpo é incrivelmente adaptável e engenhoso quando recebe o balanceamento correto de alimentos e a oportunidade de se purificar das toxinas acumuladas.

Lembre-se de que ninguém tem um biotipo puro. Sempre temos a combinação de pelo menos dois tipos. Um é dominante e o outro é recessivo. William Sheldon realizou várias pesquisas dos biotipos na década de quarenta. Levando-se em consideração nossos objetivos, essas pesquisas ajudam a explicar por que homens e mulheres têm suas necessidades exclusivas de um equilíbrio saudável de gorduras, proteínas e carboidratos.

Em resumo: a glicose excessiva no sangue, causada por uma dieta não balanceada, é processada de três maneiras:

1. O armazenamento do excesso de gordura é a reação da pessoa do tipo redondo às altas taxas glicêmicas.
2. Viciar-se em exercícios ou hiperatividade é a reação mais comum da pessoa musculosa às taxas altas de glicose.
3. Atividade cerebral excessiva – preocupação e ansiedade, por exemplo – é a reação da pessoa magra à glicemia alta.

Nenhuma pessoa tem só um biotipo e cada um de nós tem uma combinação exclusiva dos três biotipos. Assim, sofre em graus variados dos sintomas das três reações aos desequilíbrios da glicose no sangue.

Antes de analisar mais detalhadamente como podemos comer visando a nosso biotipo individual, vamos primeiro compreender por que cultivamos o hábito da má alimentação.

POR QUE COMEMOS OS ALIMENTOS ERRADOS

Pessoas com hipoglicemia podem fazer um lanche rápido com alto teor de açúcar ou uma refeição com alimentos refinados e processados, e imediatamente se sentirem melhor. É claro que elas vão continuar a querer os alimentos que lhes dão uma recompensa imediata. Tudo o que seus corpos sabem é que estavam com fome e, de repente, sentem-se melhor. Esse benefício é enganoso porque uma ou duas horas depois elas vão sentir novamente a falta do açúcar e conseqüentemente terão pouca energia.

Essa não é a única razão por que temos vontade de comer alimentos não saudáveis, mas explica a maior parte do problema. Outras razões incluem a baixa produção de substâncias químicas cerebrais, deficiência de minerais, deficiência de enzimas e diferentes graus de má nutrição ou deficiência nutritiva. Vamos fazer mais uma rápida análise da relação entre insulina e glicose sangüínea, para os que não estão muito familiarizados com o assunto. Considerando que os norte-americanos ingerem quase meio quilo de açúcar por mês, nunca é demais nos inteirarmos do assunto. Talvez, agora, todos absorvam as informações necessárias.

A INSULINA E A GLICEMIA BAIXA

Quando você come alimentos processados ou carboidratos refinados (açúcar, pão branco, cereais, folheados), o açúcar desses alimentos dá a seu corpo energia rápida. O alimento vai para seu estômago, e o açúcar é rapidamente jogado na corrente sangüínea. Assim, alimentaram-se os músculos e o cérebro. Se você estivesse comendo fibras, minerais, proteínas e gorduras suficientes com esses carboidratos, o açúcar seria liberado de maneira mais lenta e saudável. Ele iria primeiro até o fígado, e seria liberado de forma regular, para manter níveis sangüíneos estáveis de glicose.

Num lanche rápido de carboidratos altamente glicêmicos, como um saquinho de batatas fritas ou biscoitos, o açúcar é liberado tão rapidamente no sangue, que o corpo precisa secretar insulina do pâncreas para baixar o nível de açúcar. Glicose demais ou de menos no sangue afeta negativamente o funcionamento do cérebro. Se os carboidratos que você ingeriu contivessem bastantes minerais e fossem balanceados com proteínas e gorduras boas, seu nível de glicose iria se manter equilibrado.

Quando a glicemia está baixa, temos vontade de comer carboidratos deficientes de nutrientes, para elevar o açúcar do sangue e obter energia.

O grande problema de liberar insulina para reduzir a glicemia é que sobrecarregamos o pâncreas e, depois de certo tempo, ele produz insulina demais. Pense no futebol. Quando o atacante está descansado, pode chutar várias vezes a gol; quando está cansado, erra a pontaria. Quando o pâncreas envelhece e se cansa de produzir insulina de emergência para reduzir a glicemia, fica menos preciso. Quando a glicemia se eleva, insulina demais é liberada, o que diminui excessivamente a glicemia. Como resultado, seus níveis de energia caem muito. Essa queda pode acontecer muito rapidamente, em especial nas mulheres. Se elas não recebem energia logo, ficam muito ranzinzas.

Para reduzir o nível de glicose no sangue, a insulina hormonal transfere o excesso de glicose do sangue armazenando-o nos músculos e no fígado. Qualquer outro excedente é armazenado como gordura corporal. Os níveis de glicose caem de novo. A essa altura, temos mais vontade de ingerir alimentos energéticos, para elevar os níveis de glicose. Novamente, é necessária mais insulina para reduzir o açúcar do sangue e armazenar a energia excedente. Com mais uma onda de baixa energia, temos necessidade de mais alimentos nutricionalmente deficientes, para rápida obtenção de energia. Isso explica por que sempre temos vontade de ingerir alimentos não saudáveis. Há um falso suprimento de energia para um cérebro carente de alimento. Por isso, dura pouco e então voltamos a ter fome.

Agora, estamos prontos para acrescentar a essas informações a compreensão de nossos três biotipos e de como nossas necessidades e vulnerabilidades dietéticas são diferentes, dependendo do nosso biotipo.

COMPREENDENDO OS TRÊS BIOTIPOS

Vamos abordar mais detalhadamente as diferentes necessidades dietéticas para os diferentes biotipos. O Dr. Sheldon rotulou-as de endomorfos, mesomorfos e ectomorfos:

1. Os endomorfos (de forma redonda) se caracterizam por alta porcentagem de gordura corporal, quantidade relativamente pequena de massa muscular, ossos grandes e metabolismo lento. Essas pessoas têm dificuldade em exercer atividade física e, mais ainda, em obter os resultados desejados na academia, especialmente se tentarem alcançar o padrão físico das modelos.

2. Os mesomorfos (de forma triangular) possuem tipicamente muita quantidade de massa muscular, baixa porcentagem de gordura, ossos médios ou grandes e metabolismo bastante acelerado. Os mesomorfos são adequados para esportes que requeiram força e pouco desprendimento de energia. Devem tomar cuidado para não se viciarem nessas práticas. Mesmo que seus vícios não sejam prejudiciais como o trabalho ou uma atividade física, têm menos força cerebral e precisam dormir muito. Exercício em demasia também pode levar ao envelhecimento acelerado.

3. Os ectomorfos são bons atletas de resistência. Têm aparência frágil e juvenil e baixo percentual de gordura. Os ossos são pequenos e o metabolismo acelerado, porém possuem pouca massa muscular. Não costumam gostar de "malhar" numa academia, porque estão muito ocupados vivendo na sua mente e nos seus sonhos. Embora não tenham excesso de peso, com as toxinas acumuladas, podem acumular gordura ao redor da cintura à medida que envelhecerem.

1. O BIOTIPO REDONDO

Mais ácidos graxos (nunca menos!) da gordura boa dietética são necessários para o tipo redondo. Esse aumento recomendado do nível de gordura necessário para o tipo redondo é ainda muito inferior ao que é considerado uma dieta pobre em gorduras nos Estados Unidos. Em comparação aos dois outros tipos, a pessoa redonda requer um pouco mais de gordura, mas, em comparação com nossa média nacional de 100 a 200 gramas por dia, uma pessoa redonda precisa de muito menos gordura. De acordo com as diretrizes dietéticas norte-americanas, só necessitamos de algo entre 70 e 80 gramas de gordura por dia.

Todas as mulheres podem lançar mão de um suplemento de baixas gorduras ao café da manhã. Pode, então, ingerir uma colher de sopa cheia de óleo de linhaça (13 gramas de gordura) ou, melhor ainda, de duas colheres de sopa de sementes de linhaça recém-moídas (11,4 gramas de gordura). Os homens se beneficiam de um terço ou meia colher de sopa (aproximadamente 7 gramas de gordura) ou, melhor ainda, de uma colher de sopa de sementes de linhaça recém-moídas (5,7 gramas de gordura). Se você está acima do peso, certamente precisa de mais gorduras boas para começar a queimar as gorduras armazenadas. As gorduras boas são essenciais para queimar a gordura corporal, formar tecidos saudáveis e, o mais importante, regular a produção e o equilíbrio hormonais.

Ingerir gorduras boas queima a gordura corporal.

Os especialistas afirmam que o máximo que o corpo humano pode usar numa refeição é de 15 a 25 gramas de gordura boa. Muitas mulheres obesas comem muito mais de 75 gramas de gordura numa refeição, mas seus corpos, na verdade, estão carentes de gorduras boas. Os tipos redondos precisam fazer três refeições e, pelo menos, dois lanchinhos balanceados por dia.

Um lanchinho balanceado significa um pouco de proteínas, carboidratos e gorduras. Um pouco de nozes e passas é um bom exemplo; as nozes têm proteínas e gorduras balanceadas e as passas fornecem os carboidratos.

Uma razão pela qual as mulheres obesas engordam tanto é que elas comem um excesso de gorduras ruins e poucas gorduras boas. Suas células literalmente desejam mais gordura, para queimar a gordura excedente. Elas costumam ter desejo de *junk food* com baixo teor de gordura cheia de gorduras trans ou gorduras ruins.

Sem o equilíbrio adequado de ácidos graxos ômega-3 e ômega-6, todas as mulheres, redondas ou não, sofrem desnecessariamente. O norte-americano tem extrema deficiência dos ácidos graxos ômega-3. Por causa dessa deficiência, as mulheres habitualmente sofrem de TPM e de sintomas desconfortáveis da menopausa. Para homens e mulheres, um grande número de doenças letais, do câncer e artrite, às doenças cardíacas, foi associado ao excesso de gorduras más e à deficiência das gorduras boas ômega-3. Para todos os biotipos, um suplemento de ômega-3 de manhã é o segredo da produção e do equilíbrio hormonal saudável.

A ingestão excessiva de gorduras boas ou ruins causa ganho de peso para os tipos redondos, mas comer alimentos com alto índice glicêmico é o culpado mais comum. Habitualmente nos alimentamos de carboidratos que queimam mais depressa (folheados, biscoitos, sobremesas e açúcar no café) para elevar nossa glicemia e obter a energia de que nosso cérebro necessita. Alimentar-se para elevar a glicose, para o tipo redondo, é como ganhar mais dinheiro do que se precisa. Que você faz quando tem muito dinheiro na conta corrente? Espero que você o deposite na poupança ou o aplique num investimento seguro. Bem, é isso que seu corpo faz. Quando existe muita glicose no sangue, ele transforma esse açúcar em gordura corporal armazenada para uma necessidade.

Essa gordura extra fica esperando até você precisar dela. Desde que insulina continue sendo produzida em excesso, a gordura simplesmente continua se acumulando, ao invés de ser queimada como combustível. Isso quer dizer que você continua engordando cada vez mais e tendo mais apetite por gorduras e carboidratos.

O excesso de insulina bloqueia a conversão do excesso de gordura em energia.

Para seu corpo, a glicemia oscilante se compara à instabilidade do mercado de ações. Se todos os dias o mercado de ações oscila, muitos investidores aplicam seu dinheiro extra num fundo de aposentadoria seguro. De maneira similar, até sua dieta atingir uma glicemia estável, seu corpo vai armazenar gordura.

Quando você tem ácidos graxos e proteínas adequados em sua dieta para diminuir a velocidade de liberação da glicose no sangue, os níveis de insulina se tornam normais e seu excesso de gordura começa a queimar.

Se você está com excesso de peso, começar o dia com um desjejum de baixas calorias e nutritivamente benéfico dá a seu corpo toda a energia de que ele precisa durante horas. Imediatamente seu corpo começa a queimar a gordura em excesso, e você se sente com energia interminável!

2. O BIOTIPO TRIANGULAR

O tipo musculoso requer mais aminoácidos provenientes de uma dieta protéica bem balanceada. O fornecimento adequado de proteínas, embora mantenha um número saudável de calorias, pode ser difícil de obter para todos os tipos. A maioria das carnes e de outros produtos de origem animal tem teor de proteína e gordura muito abaixo do ideal. As práticas agrícolas, inclusive injeções de hormônios e alimentação à base de cereais substituindo o pasto, mudaram o equilíbrio entre proteínas e gorduras nos animais de corte.

Hoje, um animal é vendido de acordo com o peso. Conseqüentemente, a maioria dos fazendeiros faz qualquer coisa para aumentar a gordura corporal dos animais. O que eles fazem para engordar o gado e o frango também engorda você. Não só aumentou o teor de gordura na carne que comemos, como também o equilíbrio das gorduras boas se alterou. Ao invés de haver um certo equilíbrio dos ácidos graxos ômega-3 e ômega-6, existe agora entre dez e vinte vezes mais de ômega-6. Embora as gorduras sejam boas, há um desequilíbrio dos ácidos graxos.

Isso quer dizer que o frango, a carne de vaca e o peru que ingerimos têm boa gordura ômega-6 excedente, mas boa gordura ômega-3 insuficiente. Para resolver o problema, prefira carnes magras; assim você evitará gordura. Os peixes têm excelente equilíbrio entre proteínas e gorduras. Salmão, cavalinha, bacalhau e atum têm muita gordura ômega-3 e um melhor equilíbrio. Ao suplementar sua dieta com alimentos protéicos e com baixo teor de gordura ou com proteína em pó, você certamente irá ingerir pouca gordura. Isso inibe o processamento dos aminoácidos nas substâncias químicas cerebrais.

Os peixes têm excelente equilíbrio entre proteínas e gorduras.

Os corpos triangulares usam proteínas mais rapidamente do que os outros tipos por causa dos músculos. Se toda a proteína for consumida, não existirá espaço suficiente para a produção de dopamina no cérebro. Os corpos triangulares precisam de maior equilíbrio entre proteína e gordura. Gordura ou carboidrato demais causa uma resposta da insulina, que envia todos os aminoácidos para os músculos, não deixando nenhum para a produção de dopamina. Pesquisa recente revelou um vínculo entre a gordura excessiva e a glicemia alta. O excesso de gordura inibe a utilização de glicose pelos músculos, o que conduz à resposta da insulina. Os corpos masculinos, os retangulares e os musculosos são mais vulneráveis a essa reação. Com menos células gordurosas, o homem precisa de menos gordura. Para todos os biotipos, a ingestão da mistura balanceada de proteínas de manhã, ativada por minerais e enzimas para produzir hormônios cerebrais saudáveis é o segredo do equilíbrio cerebral adequado.

> **Gorduras ou carboidratos demais inibem a produção de dopamina.**

Sendo mais musculosos, os tipos triangulares e todos os homens precisam de mais exercícios. É por isso que os homens conseguem perder peso mais depressa do que as mulheres. Eles têm mais massa muscular e as mitocôndrias das células musculares queimam gordura muito eficientemente. As mitocôndrias são estruturas internas da célula. Elas são responsáveis por queimar calorias ao quebrar as moléculas alimentares, liberando a energia interior. A maioria das nossas mitocôndrias está localizada nas células musculares. Para queimar a gordura excessiva, os músculos precisam ser exercitados. Para desenvolver os músculos, elas precisam estar exaustas, não danificadas. Os tipos triangulares sedentários adquirem gordura extra, se não mantêm o metabolismo num nível normal, ao usar seus músculos. Se eles não se exercitarem, sua taxa metabólica fica mais lenta, e eles começam a armazenar gordura e engordar. O exercício é essencial, mas não em excesso.

> **Sem exercício suficiente, a taxa metabólica fica mais lenta, e começamos a armazenar gordura e engordar.**

Que é exercício em excesso? Correr onze quilômetros é demais para muitas pessoas, embora possa fazê-las se sentir bemdispostas. Tenho muitos amigos que, aos cinqüenta anos, precisam operar o joelho por causa de corrida. A regra de ouro para todos é: se, ao se exercitar, você fica com falta de ar ou se sente dolorido depois, está se exercitando demais.

Tudo bem se você gemer e resmungar na academia, mas se não curte a aeróbica ou a musculação, alguma coisa está errada. Mesmo que você goste de estar lá, se fica dolorida no dia seguinte, está prejudicando seu corpo e inibindo a produção adequada das substâncias químicas cerebrais. Você também saberá que está se exercitando demais, caso se sinta cansada ou entediada em outras ocasiões.

O tipo triangular costuma se exercitar em excesso porque a carga pesada de exercícios produz aumento de endorfinas no cérebro. Esse é um benefício ilusório, porque a sobrecarga de exercícios consome todos os aminoácidos do sangue e bloqueia a produção contínua de dopamina no cérebro, que está associada aos níveis de energia e inteligência masculinos.

Exercício demais bloqueia a produção de dopamina.

Com exercício intenso, todos os aminoácidos vão para os músculos e não fica nenhum para produzir a dopamina, hormônio cerebral do bem-estar. Além disso, toda a glicose do sangue é metabolizada e sobra pouco para o cérebro. O cérebro recebe toda a sua energia dos carboidratos. Quando esses desaparecem, não resta nada para o cérebro.

O excesso de exercícios é especialmente prejudicial para os estudantes. É por isso que os tipos atléticos geralmente têm dificuldade de adquirir boas notas. O atleta é um estereótipo, embora o biotipo, da mesma forma que o sexo, nada tenha a ver com inteligência. Entretanto, exercitar-se demais pode fazer com que se fique menos concentrado, motivado e atento. Além do mais, também reduz os níveis de dopamina e a atividade do córtex pré-frontal do cérebro.

> **É por isso que os tipos atléticos geralmente têm dificuldade de adquirir boas notas.**

Já discutimos antes que o córtex pré-frontal do cérebro determina o lapso da atenção, a capacidade de julgar, o controle dos impulsos, a solução de problemas, o raciocínio crítico, a capacidade de sentir e expressar emoções, a comunicação e a empatia – basicamente todas as nossas funções executivas superiores. Sem a produção suficiente de dopamina no cérebro, não surpreende que um em cinco meninos na escola tenha DDA ou TDAH diagnosticado. Além disso, 90 por cento da população carcerária são compostos de homens. Não só os tipos musculosos são especialmente vulneráveis à deficiência de dopamina, mas também todos os homens e meninos. Os homens geralmente têm 20 por cento mais músculos do que as mulheres, mesmo as mulheres triangulares. Embora o exercício seja mais essencial aos homens do que às mulheres, o excesso de exercícios é pior, pois cria os sintomas da deficiência de dopamina nos homens e inibe a queima de gordura nos corpos femininos.

> **O excesso de exercícios cria os sintomas da deficiência de dopamina nos homens e inibe a queima de gordura nas mulheres.**

Quando as mulheres se exercitam intensa ou moderadamente, as mitocôndrias das células musculares queimam carboidratos, ao invés de gordura. Conseqüentemente, inibem a queima de gordura. A mulher pode ter uma sensação temporária de bem-estar, mas engorda. Para as mulheres, exercícios moderados, não intensos, são o ideal.

Meu livro favorito sobre o assunto é *The 24-Hour Turnaround* (A reversão das 24 horas), pela Dra. Jay Williams. Ao oferecer um enfoque holístico de antienvelhecimento, saúde e controle de peso femininos, ela explica em minúcias como formas diferentes de exercício intenso podem, na verdade sabotar os esforços da mulher.

As mulheres costumam se esforçar muito para emagrecer e tratar do corpo, mas, sem os corretos exercícios amistosos venusianos, nada disso vale a pena. No seu programa no Havaí, a Dra. Williams mostrou a milhares de homens e mulheres que, em apenas vinte e quatro horas, você pode alimentar e exercitar seu corpo, mente e espírito, para obter uma reversão completa da sua condição anterior.

Já ministramos juntos muitos cursos intensivos e, pessoalmente, comprovei por que muitas celebridades, artistas e executivos que podem ter os melhores *personal trainers* consultam-se com ela. A Dra. Williams enfatiza que o que você faz e come diariamente estabelece como você se sentirá. O que você fez ontem é muito menos importante do que aquilo que você faz hoje. Curar e desenvolver-se é um processo cotidiano.

Com dieta e exercícios adequados, você pode começar a produzir a química cerebral correta em vinte e quatro horas.

Os homens têm baixos níveis de dopamina e os exercícios intensos os reduzem ainda mais. Conseqüentemente, os homens musculosos costumam ter mais problemas com vícios e sintomas de DDA e TDAH. À exceção da compulsão alimentar e do tabagismo, a maioria dos vícios é sintoma de deficiência de dopamina. Para as mulheres, comer demais e fumar é geralmente sintoma de deficiência de serotonina, não de deficiência de dopamina. Já abordamos no Capítulo 3 como os estímulos aos vícios ajudam o homem a compensar os níveis inferiores de dopamina no cérebro.

A maioria dos vícios, exceto a compulsão alimentar e o tabagismo – é sintoma de deficiência de dopamina.

Os vegetarianos triangulares precisam ter cuidado com o consumo de proteínas. Para suprir todos os aminoácidos essenciais necessários à produção das substâncias químicas cerebrais, as fontes vegetarianas de proteínas devem ser combinadas. Cereais, verduras, legumes, nozes e similares (amêndoas, avelãs, castanhas de caju) e sementes têm abundância de proteínas, mas, separadamente, não formam uma proteína completa. As proteínas animais, peixes, carnes, aves domésticas, ovos e produtos lácteos, já possuem um balanceamento completo de todos os aminoácidos essenciais. Com ampla variedade de alimentos, os vegetarianos podem facilmente obter as proteínas de que precisam.

Na Índia, onde existem muitos vegetarianos, dois dos artigos de primeira necessidade do regime alimentar são a lentilha e o arroz. Esses dois alimentos combinados produzem uma proteína completa. No México, a combinação comum de arroz e feijão fornece todos os aminoácidos essenciais. Na Ásia, os produtos à base de soja fazem parte da alimentação normal. A soja fornece todos os aminoácidos essenciais. Ela é uma substituição maravilhosa para quem não come carne. Diariamente temos notícias dos benefícios obtidos com o uso de produtos de soja de alta qualidade. O cânhamo, que não é a mesma coisa que maconha, é a única outra proteína não-animal que tem todos os aminoácidos essenciais. Ele é uma incrível fonte de proteína que ainda precisa ser descoberta. O cânhamo também tem a proporção ideal de ácidos graxos ômega-3 e ômega-6.

A soja fornece todos os aminoácidos essenciais.

Os vegetarianos costumam ter deficiência de vitamina B12, segundo estudos publicados. Os produtos fermentados de soja (tempeh), a alga marinha e os suplementos de vitamina são as únicas fontes não-animais conhecidas de B12. Sem B12 suficiente, ficamos deprimidos. Essa vitamina é necessária para converter os aminoácidos em dopamina e serotonina.

A vitamina B12 é necessária para converter os aminoácidos em dopamina e serotonina.

Quando a glicemia se eleva, as pessoas musculosas podem utilizar essa energia extra ao se exercitarem demais. Se elas estão machucadas e não podem se exercitar muito, seus músculos se transformam em gordura. Ao exercitar em excesso os músculos, desfrutam do prazer de mais endorfinas no cérebro, sem precisar desgastar desnecessariamente o corpo, o que acelera o processo de envelhecimento.

Depois de "malhar" muito, muitos fisiculturistas se sentem exaustos e dormem demais. Não apenas sua glicemia cai, como o sono é resultado de pouca dopamina no cérebro. O sono extra é sempre exigido pelo corpo, porque os músculos precisam de se reconstruir, o que ocorre durante o sono. Quando eles dormem mais, seus cérebros podem reabastecer os níveis de dopamina esgotados.

3. O BIOTIPO RETANGULAR

A pessoa retangular requer mais açúcar (ou glicose) dos bons carboidratos. Todo o mundo, independente do biotipo, necessita de muitos carboidratos. De modo geral, 50 por cento de nossas calorias precisam vir dos bons carboidratos. É o açúcar dos carboidratos que alimenta nosso cérebro e nutre nossas células.

O açúcar nos abastece de energia e atenção. A gordura também é queimada como combustível da energia, mas o cérebro, que usa a maior parte da energia, só obtém sua energia por meio dos carboidratos. A fadiga está associada à glicemia baixa. Permanecer esperto, acordado e entusiasmado – tudo isso se origina dos níveis saudáveis de glicose.

O cérebro só obtém sua energia dos carboidratos.

O cérebro não se importa com o tipo de carboidrato que você ingere. Todos os carboidratos se decompõem em açúcar e é isso que o cérebro quer e precisa. Sem açúcar, morremos. Oxigênio e água são mais importantes que açúcar, mas, depois deles, vem o açúcar na lista dos nutrientes mais valiosos. Nenhum norte-americano é carente de carboidratos e açúcar. Nosso grande problema é o excesso de açúcar.

As pessoas com biotipo magro costumam utilizar a energia extra da glicemia alta ao hiperativar seu cérebro. Em suma, elas pensam ou sentem demais. Quando a glicemia aumenta repentinamente, o cérebro dessas pessoas começa a usar a energia excessiva. Como resultado, os tipos retangulares podem tornar-se demasiadamente analíticos, ansiosos, emotivos ou obsessivo-compulsivos. As pessoas magras são as que mais sofrem de desequilíbrios cerebrais. Ao ingerir mais carboidratos complexos, como cereais e legumes, elas têm um fluxo estável de energia. O excesso de carboidratos simples (açúcares) aumenta os sintomas de desequilíbrio cerebral.

**As pessoas magras são as que mais
sofrem de desequilíbrio cerebral.**

Segundo essa perspectiva, as pessoas que demonstram seu desequilíbrio glicêmico por terem problemas de peso podem compreender que estão doentes e que sua dieta está causando envelhecimento precoce. Os tipos musculosos e atléticos, que passam o dia "malhando" na academia ou correndo onze quilômetros por dia, consideram-se saudáveis porque sua aparência é ótima. Aí, de repente, alguns deles morrem de ataque cardíaco. Os que correm muito estão operando o joelho aos cinqüenta anos. A turma que é magra pode comer o que quiser e não precisa se exercitar para perder peso, preocupam-se com outras coisas e não têm idéia de que sua dieta também as pode estar matando. Esse pessoal acredita que todas as suas doenças são causadas pela genética.

As pessoas magras comem o que querem sem engordar, e acham que seus males são causados pela genética.

Os tipos retangulares são sensíveis ao açúcar e variam muito de humor. Têm vontade de ingerir alimentos altamente glicêmicos para obter açúcar rapidamente e aí sua glicemia cai, junto com sua energia e seu humor. Isso quer dizer que esse tipo pode facilmente ficar dependente dos malditos carboidratos.

Os sintomas de glicemia alta e baixa são a sensação de rabugice, agonia, cansaço, fome, confusão, fraqueza e tremor. Milhões de homens e mulheres são atormentados por esses sintomas de hipoglicemia crônica. Podem buscar a ajuda de conselheiros quando, na verdade, aquilo que lhes falta é um desjejum saudável e balanceado. Uma das primeiras coisas que ocorrem na Solução de Marte & Vênus é o balanceamento natural da glicose sangüínea. Sem a necessidade de *junk food*, você adquirirá uma estabilidade incrível para si mesma e seus filhos. A mudança acontece em poucos dias.

A suplementação mineral é básica para reduzir o desejo de açúcar e estabilizar nossos níveis sangüíneos de glicose. A deficiência de cromo provoca o desejo excessivo de açúcar e alimentos altamente glicêmicos. O cromo é encontrado no solo, em várias partes do mundo. Até recentemente, as pessoas obtinham esse mineral ao ingerir alimentos com concentrações naturais, derivados da terra. Hoje em dia, o solo já não possui os minerais essenciais.

A DEFICIÊNCIA DE CROMO

Desde o século passado, a agricultura moderna recorre a aditivos químicos como o reabastecimento sazonal de nitrogênio, potássio e fósforo. Resultam daí colheitas abundantes todo ano, ao longo do qual esses três fertilizantes agrícolas básicos são reabastecidos. Com o passar dos anos, os outros minerais essenciais, que eram abundantes na terra, inclusive o cromo, foram retirados da terra e não repostos. Assim, a maioria de nossos alimentos tem deficiência de cromo dependendo do nível da produção agrícola. Enquanto nossos alimentos ficaram com deficiência de cromo, nosso consumo de açúcar continuou a crescer.

No seu brilhante livro *Achieving Vibrance* (Alcançando o estado de vibração), Gay Hendricks assinala que, há cem anos, os americanos comiam cerca de meio quilo de açúcar por ano. Só usávamos açúcar nas ocasiões especiais e em pequenas doses, uma colherada por semana. Agora, ressalta ele, o norte-americano come quase cinqüenta quilos de açúcar refinado por ano! Quase tudo que se pode comprar numa lata, caixa ou pacote tem açúcares, gorduras, ou farinha refinadas para nos dar um pique rápido que, entretanto, é logo seguido por uma confusão mental. Refinado quer dizer que todos os outros nutrientes, como minerais e fibras, foram retirados. Esse desequilíbrio é prejudicial à saúde.

> **O norte-americano come quase cinqüenta quilos de açúcar refinado por ano!**

O processamento dos alimentos, além do mais, reduz em até 90 por cento o cromo e outros minerais essenciais à vida humana. O resultado é uma deficiência nutritiva de cromo muito comum, composta por estilos de vida que podem comprometer ainda mais os níveis desse mineral. A deficiência de cromo pode acarretar ansiedade, fadiga, confusão mental, problemas de visão, resposta imunológica reduzida, ganho indesejável de peso, acne, intolerância à glicose (hipoglicemia, diabetes), altas taxas de colesterol, e arteriosclerose.

Há décadas, os pesquisadores têm conhecimento de que as pessoas que morrem de doenças cardíacas têm níveis de cromo anormalmente baixos. Estudo recente mostra que os pacientes com doenças cardíacas chegam a ter 40 por cento menos de cromo do que o encontrado no sangue das pessoas que têm saúde cardiovascular.

> **As pessoas que morrem de doenças cardíacas têm níveis anormalmente baixos de cromo.**

A importância do cromo para a saúde e para a vitalidade reside na sua função de co-fator regulador da insulina. Quando uma pessoa tem deficiência de cromo, a insulina não funciona corretamente, o que, por sua vez, pode resultar em níveis potencialmente perigosos de glicose no sangue.

Se nossos alimentos não fossem deficientes em cromo, o cromo alimentar poderia ser encontrado em cereais integrais, arroz não processado, brócolis, carnes e seus derivados, laticínios, ovos, cogumelo, amendoim e batata. O cromo também é encontrado em ervas como tomilho, canela, erva-dos-gatos, alcaçuz e pimenta. Todos os tipos de pimenta – preta, chili, caiena, e pimentão – têm alto teor de cromo. A kava também faz parte da família da pimenta e é famosa por sua capacidade de estabilizar a glicemia e estimular especialmente a produção de serotonina. Como o cromo não é plenamente disponível na nossa alimentação hoje em dia, a sua suplementação é essencial para manter nossos níveis de glicose no sangue.

A suplementação de cromo pode romper o ciclo da ingestão excessiva de doces. Comer doces causa deficiência de cromo, o que simultaneamente provoca aumentos drásticos dos níveis de insulina e glicose. A deficiência de cromo pode provocar na pessoa desejo por doces. Isso faz com que o ciclo se repita. Quando a insulina funciona eficientemente, a glicose sangüínea e os ácidos graxos são metabolizados adequadamente, produzindo calor (termogênese) ao invés de ganho de peso. Pesquisas sugerem que as dietas de emagrecimento melhoram muito os níveis de queima da gordura corporal, como resultado da suplementação alimentar de cromo.

A deficiência de cromo pode provocar na pessoa um desejo por doces.

Os fisiculturistas tomam suplementos de cromo durante anos por causa da importância desse mineral no metabolismo protéico e na conversão da gordura corporal em massa muscular. Alguns nutricionistas esportivos acreditam que o cromo aumente levemente a massa muscular mesmo sem exercício. Isso talvez se deva à melhoria da sensibilidade à insulina. Pesquisadores já comprovaram que os suplementos de cromo são eficazes também no tratamento da acne. A suplementação de cromo é necessária diariamente, como parte integrante da Solução de Marte & Vênus.

A DIETA REVOLUCIONÁRIA DO DR. ATKINS

O Dr. Robert C. Atkins (falecido em abril de 2003) foi quem primeiro popularizou a dieta de baixos carboidratos em 1972,em seu convincente livro *Diet Revolution* (A dieta revolucionária). Ele ofereceu o equilíbrio perfeito para a então popular dieta de Pritikin, que recomendava muitos carboidratos, poucas proteínas e poucas gorduras. O público americano foi de um extremo ao outro. Para muitos, a mudança foi importante e saudável. Uma dieta extremamente pobre em gorduras não é sadia, mas tampouco o é uma dieta extremamente pobre em carboidratos. Cada vez mais os especialistas concordam que o equilíbrio é a solução.

A principal razão pela qual certas pessoas se sentem bem com a dieta de poucos carboidratos do Dr. Atkins é que comer mais proteínas e gorduras lhes facilita abolir os carboidratos ruins, como cereais processados e açúcares refinados. Após alguns dias de um regime de muitas proteínas e muitas gorduras, várias pessoas perdem a vontade de ingerir carboidratos e se liberam do inferno da glicose sangüínea. Isso pode representar um alívio incrível para todos os biotipos, especialmente para o tipo retangular.

> **Após alguns dias de um regime de muitas proteínas e muitas gorduras, várias pessoas se liberam do inferno da glicose sangüínea.**

A dieta popular do Dr. Atkins, condenada por muitos especialistas, pode funcionar para algumas pessoas, se elas seguirem estritamente as normas e não abusarem das proteínas nem gorduras. O Dr. Atkins menciona uma dieta de manutenção, pela qual se comem cada vez mais legumes, que são bons carboidratos. O problema com essa dieta é que certas pessoas não a seguem rigidamente e ingerem carne ou gorduras ruins em excesso. Sem abundância de carboidratos complexos, o cérebro não é alimentado. O cérebro precisa de muitos carboidratos para funcionar. Sem carboidratos suficientes, as mulheres são as primeiras a abandonar a dieta, por serem induzidas pela serotonina a ter apetite.

Se seu carro está superaquecido, é bom desligá-lo e deixar que esfrie. Isso, porém, não resolve o problema. Você precisa acrescentar água no radiador antes de ligar o motor. Uma dieta de poucos carboidratos pode baixar os níveis de insulina para os viciados em açúcar, mas priva o cérebro da glicose de que ele necessita. Eliminar todos os carboidratos é tão radical quanto realizar uma lobotomia num doente mental: é como eliminar partes do cérebro se elas estiverem hiperativas. Certamente, existem melhores maneiras de fazer o cérebro descansar, do que simplesmente desligá-lo ao privá-lo do seu suprimento de combustível. No seu novo livro *Atkins for Life* (Atkins para a vida), o Dr. Atkins focaliza a importância de se incorporarem os carboidratos bons no programa de manutenção de peso prescrito por ele.

As pesquisas continuam a demonstrar que os padrões dietéticos de muitas proteínas e muitas gorduras, quando seguidos a longo prazo, estão associados ao aumento do risco de doenças degenerativas. Eis algumas das mais importantes:

1. Câncer. A grande ingestão de carne a longo prazo, especialmente de carne vermelha, está associada ao significativo aumento do risco de câncer colorretal. Lembre-se de que essa carne vermelha não é de gado que come pasto, que é mais magra e tem mais gorduras ômega-3. Além do mais, as dietas ricas em proteínas têm baixo teor fibroso. As fibras regulam a função intestinal e mantêm a flora bacteriana do cólon, que protege contra todas as enfermidades.

2. Doenças cardiovasculares. As típicas dietas ricas em proteínas têm teor extremamente alto de gorduras ruins. Estudo recente comprovou que uma refeição altamente gordurosa (sanduíche de presunto e queijo, leite integral e sorvete) contribui decisivamente para doenças cardíacas.

3. Cálculo renal. A Academia Americana dos Médicos de Família afirma que a grande ingestão de proteína animal é a principal responsável pela incidência de cálculo renal nos Estados Unidos e em outros países desenvolvidos. Por isso, recomenda restrição às proteínas.

4. Osteoporose. A elevada ingestão de proteínas estimula as perdas urinárias de cálcio e aumenta o risco de fraturas. Quando o carboidrato é limitado, cresce a perda de cálcio.

É real o efeito benéfico temporário das dietas pobres em carboidratos para reduzir a insulina, mas arriscar-se aos efeitos colaterais conhecidos não vale a pena, pois há outras maneiras de manter a glicose sangüínea balanceada.

OS MITOS DAS DIETAS POBRES EM CARBOIDRATOS

Existem muitos mal-entendidos sobre os benefícios de uma dieta com muita proteína, muita gordura e pouco carboidrato. Abordemos alguns dos mitos mais comuns:

1. As dietas ricas em proteína causam perda de peso impressionante. A perda de peso que ocorre com as dietas ricas em proteínas é de aproximadamente nove quilos num período de seis meses. Isso não difere do que se observou com outros regimes de redução de peso que recomendam dietas pobres em gorduras ou à base de verduras. A dieta com muitas proteínas e muitas gorduras é popular porque comer mais gorduras torna mais fácil desistir dos carboidratos ruins.

2. Os alimentos gordurosos não devem engordar. Algumas pessoas supõem erroneamente que, embora imagine-se que os norte-americanos estejam seguindo uma dieta pobre em gorduras, que eles continuam a engordar, e assim uma dieta de baixo teor de gorduras não funciona. Isso não é verdade. Os norte-americanos estão consumindo mais gorduras e açúcar. Estatísticas mostram que entre 1980 e 1991, a ingestão de gordura diária per capita não diminuiu naquele período. Para os adultos, a ingestão de gordura alcançou a média de 81 gramas em 1980 e pulou para 86 gramas em 1991.

3. As pessoas que comem mais carboidratos costumam engordar mais. Essa crença é completamente errada porque os biotipos retangulares é que comem mais carboidratos e não costumam ter problema com o peso. Para as pessoas redondas, os carboidratos processados e refinados se transformam em gordura corporal armazenada. Isso tem sido visto equivocadamente como uma sugestão de que os alimentos ricos em carboidratos causam obesidade.

Estudos e experiências clínicas demonstram que o oposto disso é que é verdade. De modo geral, os asiáticos consomem grandes quantidades de carboidratos como arroz, sopa de massa e legumes e pesam menos do que os norte-americanos. Os vegetarianos, que costumam seguir dietas ricas em carboidratos complexos, são mais magros do que os não vegetarianos.

ALIMENTE-SE MAIS E PESE MENOS

No seu livro *Eat More, Weigh Less* (Alimente-se mais, pese menos), o Dr. Dean Ornish assinala claramente os muitos perigos de uma dieta de alto teor proteico e os muitos benefícios de sua dieta de poucas gorduras ruins. O Dr. Ornish recomenda um regime pobre em gorduras, à base de verduras e legumes, cereais integrais, feijão e produtos de soja. Isso inclui quantidades moderadas de claras de ovo e laticínios ou produtos de soja não-gordurosos, e pequenas quantidades de açúcar e farinha de trigo. Esses alimentos oferecem um duplo benefício: têm baixo teor de substâncias prejudiciais, e são ricos em centenas de substâncias que podem proteger você contra doenças cardíacas e muitas outras. Com essa dieta, você pode comer tanto quanto quiser e mesmo assim emagrecer. O Dr. Ornish também desfaz o mito de que é preciso comer menos para perder peso.

Esse programa é criticado por ter teor de gordura muito baixo para a média das pessoas saudáveis. O outro problema que aponto nesse programa é que, a não ser que você esteja muito motivada, é difícil de seguir. Muita gente com problemas cardíacos recorreu ao programa do Dr. Ornish para reverter suas doenças cardíacas. Ele é tão eficaz, que muitos planos de saúde incluem, sua cobertura para sintomas de cardiopatia e prevenção. Se você é relativamente saudável e muito ocupada, pode ser difícil encontrar motivação para seguir todos os requisitos desse regime alimentar.

A Solução de Marte & Vênus acrescentada ao programa do Dr. Ornish pode fazê-lo ainda mais eficaz. Com o equilíbrio da química cerebral resultante da obediência à *A dieta de Marte & Vênus e a solução por exercícios* de manhã, pode ser facilmente motivado a permanecer num programa de dieta saudável, como o que aquele médico recomenda.

OS PERIGOS DO AÇÚCAR

Os benefícios da perda de peso proporcionados pela dieta pobre em carboidratos do Dr. Atkins são similares aos benefícios a curto prazo obtidos pelas pessoas que leram e seguiram o popularíssimo livro *Sugar Busters*. Provavelmente a melhor coisa que os norte-americanos podem fazer é abolir ou reduzir o consumo do açúcar refinado. Sem dúvida, qualquer pessoa que faça essa opção começará a emagrecer e se sentir melhor. Por isso, sou muito grato pelo sucesso de *Sugar Busters*.

Ao mesmo tempo, surpreendi-me quando drinques dietéticos e substitutos de açúcar contendo aspartame foram recomendados. Existem posições controversas em relação ao aspartame, veiculadas na Internet. Algumas fontes afirmam que o aspartame não é nocivo; outras asseguram que ele pode causar graves efeitos colaterais, especialmente quando aquecido. Eu me posiciono pela cautela e não recomendo o aspartame como alternativa para o açúcar.

A verdade é que há algumas alternativas muito mais seguras e sadias para o açúcar. A indústria alimentícia, no entanto, tem falhado em ressaltá-las. Estudos demonstraram que a stevia, uma erva infinitamente mais doce do que o açúcar, com o passar do tempo, estabiliza os níveis de glicose no sangue e, em alguns casos, chega a reverter parcialmente os malefícios do diabetes. Essa erva, há séculos, é usada na Europa e não tem registrado nenhum efeito colateral nocivo.

Estudos demonstraram que a stevia, uma erva infinitamente mais doce do que o açúcar, estabiliza os níveis de glicose no sangue.

A melhor alternativa ao açúcar é simplesmente reduzir sua ingestão. Quando se come uma sobremesa rica em açúcar, outro antídoto é tomar um suplemento de mineral essencial, num copo d'água com limão. Sabe-se que minerais e limão reduzem a glicemia em 30 por cento. Além do mais, ingerir minerais evita que se eliminem minerais dos ossos, para processar o açúcar. Outro problema com o açúcar refinado é que ele torna o pH de seu corpo mais ácido. Uma pequena dose de limão – só para provar – ajuda a restaurar o pH alcalino saudável do seu corpo.

13
SEU CORPO FOI PROJETADO PARA SE CURAR

O corpo pode se curar quando lhe fornecemos o apoio necessário. Além de boa nutrição e exercício, uma das maneiras pelas quais podemos ajudar nosso corpo é diminuir nossa dependência de café, chá e álcool.

Para que a Dieta de Marte & Vênus e o Programa de Exercícios funcione, você não precisa abolir os estimulantes imediatamente. Na verdade, é melhor começar o programa durante uma semana, apenas para estabelecer a rotina. Se você bebe café ou chá para manter o pique de manhã ou bebe cerveja e bebidas alcoólicas para relaxar no fim do dia, dê-se uma semana para se livrar da dependência diária dessas substâncias. Ao começar o programa, estará firmando o alicerce para, com o passar do tempo, libertar-se de toda a dependência de drogas, álcool e estimulantes.

Ao estabelecer a rotina semanal, comece a abolir maus hábitos. Cada vez que você abole um mau hábito, seu fígado primeiro precisa "limpar a casa", e a sensação de dependência desaparecerá. Quando as toxinas forem eliminadas, você estará livre de outro vício ou apetite por alimentos nocivos.

Com o tempo, quando seu peso se normalizar e você estiver livre de vícios, não haverá problema em beber café, chá ou álcool de vez em quando, e até comer ocasionalmente *junk food*, se assim o desejar. Não dependo dessas coisas para me sentir bem, mas, às vezes, é gostoso comê-las.

> Quando se tem um fígado limpo, não há problema em beber quantidade moderada de café, chá e bebidas alcoólicas.

Para administrar meu peso, primeiro segui a saudável Dieta de Marte & Vênus. Em poucas semanas, perdi sete quilos. Depois de estabilizar meu peso, pude relaxar e, ocasionalmente, comia *junk food* e doces, sem nenhum efeito negativo. Lembre-se sempre de que: para se beneficiar desse programa, você não precisa seguir uma dieta perfeita nem ser perfeita!

> **A perfeição não é uma exigência para se ter saúde, felicidade ou amor duradouro.**

Se você voltar a cultivar maus hábitos, pode aboli-los novamente. Dessa vez, será mais fácil porque seu fígado estará muito mais saudável e você terá o apoio da química cerebral equilibrada. É muito mais fácil mudar um hábito, quando se começa a produzir quantidades adequadas de dopamina e serotonina.

MUDANDO SEUS MAUS HÁBITOS

À maioria das pessoas perde automaticamente a vontade de ingerir produtos com cafeína depois de seguir a Solução de Marte & Vênus. Parar de fumar já é mais difícil. As pesquisas demonstram que parar de fumar reduz significativamente os níveis de serotonina. Baixos níveis de serotonina têm efeito muito mais devastador nas mulheres do que na maioria dos homens. Os vícios do álcool e do café estimulam a produção de dopamina. Por essa razão, esses vícios são os mais difíceis de superar para a maioria dos homens.

Em ambos os casos, após algumas semanas seguindo a Solução de Marte & Vênus, mudar os maus hábitos será muito mais fácil. Quando você determinar uma rotina fácil e saudável, ficará mais motivada a tratar do seu corpo e cérebro de maneira sadia. Se você ainda tiver vontade de manter certos vícios, depois de alguns meses nesse programa, ao invés de continuar a lutar, talvez a resposta fácil para você seja uma suplementação intravenosa de aminoácidos.

Dos 51 milhões de norte-americanos que fumam, 90 por cento afirmam querer deixar o vício, mas simplesmente não conseguem. Isso ocorre porque fumar eleva temporariamente os níveis de serotonina e abolir o fumo baixa esses níveis significativamente. Mesmo os homens, que têm níveis muito mais altos de serotonina, ficam dependentes do cigarro para produzir os níveis necessários de substâncias químicas cerebrais. Depois de algumas semanas dessa dieta produtora de serotonina, você vai ter muito mais facilidade em abolir o hábito e começar a respirar ar puro de novo.

> **Dos 51 milhões de norte-americanos que fumam, 90 por cento afirmam querer parar, mas simplesmente não conseguem.**

Com essa nova perspectiva da importância do equilíbrio cerebral para mudar nossos hábitos, todos nós podemos compreender melhor os que sofrem de vícios. Milhões de pessoas são literalmente impotentes para fazer uma mudança positiva em suas vidas. Mesmo com aconselhamento psicológico e todos os programas de TV que pregam "Basta dizer não", muita gente só consegue mudar, quando começa a equilibrar sua química cerebral.

O QUE ACONTECE QUANDO SE ALTERA UM MAU HÁBITO

Logo que você abole um hábito nocivo, ocorrem duas coisas que parecem sabotar seus esforços para se sentir bem e saudável. A primeira é uma redução dos níveis de neurotransmissores cerebrais (os hormônios do bem-estar). Esse desequilíbrio pode levar você a ter, mais uma vez, vontade de consumir estimulantes. Se você já está seguindo uma dieta de equilíbrio cerebral e um programa de exercícios, essa reação não é sentida ou, se for, é muito suave.

A segunda reação ao abolir um estimulante prejudicial como a compulsão alimentar ou por bebidas alcoólicas, café ou açúcar em excesso é que, logo que você efetua a mudança, seu corpo decide eliminar as toxinas. Seu fígado diz: "Que beleza! Agora que você parou de me sobrecarregar com todas aquelas toxinas, posso começar a fazer uma faxina na casa."

Tão logo as toxinas são jogadas na corrente sangüínea, é possível que seu humor e seu nível de energia diminuam, caso você não esteja recebendo os suplementos adequados de aminoácidos. Então, você procura seu estimulante ou mau hábito para voltar a se sentir bem. Com *A dieta de Marte & Vênus e a solução por exercícios*, você agora sabe como ajudar seu fígado a "limpar a casa" todas as manhãs ao acordar. Sem estimulantes ou drogas, você estará alimentando seu cérebro com aquilo de que ele precisa para se sentir bem.

Depois de uma mudança positiva, as toxinas são liberadas e é mais difícil manter a mudança.

Abolir um vício geralmente leva cerca de nove dias de força de vontade e de suplementação de aminoácidos. Ao final desse período, então, o vício é abolido. Quando é nutrido com alimentos saudáveis, o cérebro precisa de cerca de nove dias para "voltar à ativa". Mesmo com a dieta e os exercícios corretos, pode demorar mais, se seu fígado estiver seriamente debilitado, em razão de uma vida de ingestão de bebidas alcoólicas e drogas.

Logo que você muda um mau hábito, o fígado começa a remover todas as toxinas armazenadas em conseqüência dos vícios. Durante esse período, o fígado pode estar tão ocupado se desintoxicando que não terá como ajudar na síntese dos neurotransmissores necessários. Dependendo da condição de seu fígado, pode levar mais tempo para você se beneficiar dos extraordinários resultados que outras pessoas sentem de imediato. Uma das complicações associadas ao vício das drogas e do álcool é que eles debilitam o fígado. A Solução de Marte & Vênus visa a fortalecer seu fígado, para que ele possa exercer, do modo mais eficaz, a sua função.

TRATANDO A CAUSA DA DOENÇA

A dieta de Marte & Vênus e a solução por exercícios dá a seu corpo o apoio para exercer suas funções. Embora o programa não vá curar seus problemas de saúde, ajudará seu corpo a se curar. Seu corpo foi projetado para ser sadio. Quando está doente em virtude de acidentes, envenenamento e estresse, sua reação natural é a de se purificar das toxinas e curar-se da doença.

A medicina ocidental é excelente para tratar dos sintomas, mas só agora está entendendo que é necessário tratar a origem das enfermidades. A medicina holística, a preventiva e a complementar são cada vez mais comuns, à medida que mais médicos se dão conta de que as pessoas querem mais do que soluções rápidas e alívio dos sintomas. A ciência moderna, como um/a adolescente que acha que sabe tudo, está agora compreendendo que curar é muito mais do que simplesmente receitar remédios, irradiar células e retirar órgãos.

Hoje, as pessoas querem mais do que aliviar os sintomas; elas buscam meios naturais de estimular a cura permanente.

Uma grande gama de especializações médicas incluiu outros sistemas de cura em seus tratamentos. São quiropráticos, médicos e nutricionistas naturopatas, homeopatas, medicina chinesa tradicional, terapia intravenosa com ozônio (legal na Alemanha, mas não ainda nos Estados Unidos), proloterapia, suplementação intravenosa de aminoácidos, suplementos vitamínicos, acupuntura, ervas, aromaterapia, cura pela energia, cura espiritual, chi kung, tai chi, ioga, meditação, massagem, visualização positiva e anotação diária dos sintomas da doença.

Uma grande gama de especializações médicas incluiu outros sistemas de cura em seus tratamentos.

Cada uma dessas modalidades curativas estimula a capacidade do corpo de se curar de várias maneiras. *A dieta de Marte & Vênus e a solução por exercícios* não substitui esse tipo de apoio à cura. O Programa de Marte & Vênus apenas ressalta os benefícios dessas modalidades curativas, ao dar a seu corpo o combustível que ele requer. Dieta e exercício fornecem o óleo e a gasolina ao carro. Consultar o médico ou curandeiro é como levar seu carro para uma "geral" ou um conserto. Sempre vamos precisar da assistência desses vários programas. Com a Solução de Marte & Vênus, os programas vão funcionar melhor e você não vai precisar deles com tanta freqüência.

A dieta é como completar seu tanque de combustível e os tratamentos são como levar seu carro para uma "geral" ou para o conserto.

Baseado na minha experiência, afirmo que todos esses sistemas dão certo. Eles são ótimos, mas funcionam ainda melhor quando você suplementa seu dia com nutrientes e exercícios extras. Existem muitos livros que documentam o valor desses diversos tratamentos, por isso, vou abordar apenas os mais relevantes para a química cerebral.

A SUPLEMENTAÇÃO DE AMINOÁCIDOS

Para eliminar todos e quaisquer vícios, a suplementação de aminoácidos é um tratamento poderoso e eficiente. Em muitos casos, a suplementação intravenosa de aminoácidos pode erradicar os sintomas de DDA, TDAH, autismo, ansiedade, psicose maníaco-depressiva, esquizofrenia e abuso de substâncias de todos os tipos em apenas nove dias. Se você suplementa o cérebro com aminoácidos, o corpo pode começar a produzir uma química cerebral saudável. Quando o cérebro é alimentado com aquilo de que precisa, pode começar a funcionar normalmente, talvez até pela primeira vez.

Já testemunhei pessoas que se livram dos vícios sem sentir os sintomas da abstinência. Como já aprendemos, as pessoas só se viciam porque têm deficiência de dopamina ou serotonina. Quando se produz uma química cerebral saudável, todos os impulsos que levam aos vícios simplesmente desaparecem. A necessidade de uma substância viciosa é substituída pela necessidade saudável de alimentos produtores de dopamina e serotonina. Ao aplicar a Solução de Marte & Vênus, esses pacientes têm o programa ideal de acompanhamento para manter os miraculosos resultados e viver livre de vícios.

Diariamente se inauguram clínicas para esse tipo de tratamento. Sempre recomendo que as pessoas visitem a clínica do Dr. William Hitt porque sei que os pacientes estão obtendo resultados positivos. Em breve estarei abrindo um resort Marte & Vênus com instalações para cura alternativa e spa em Little Exuma, uma ilha nas Bahamas. Esses tratamentos estão hoje disponíveis no William Hitt Center em Tijuana, México.

HOMEOPATIA PARA TRAUMA CEREBRAL

A homeopatia é reconhecida na Europa como um tratamento médico viável, mas não é amplamente praticada nos Estados Unidos. Os médicos de visão holística são geralmente treinados em alguns aspectos desse sistema e respeitam seus princípios. Esse tratamento médico não tem efeitos colaterais, ao contrário dos medicamentos alopáticos. É possível que você já tenha visto vários medicamentos homeopáticos para diversos males numa loja de produtos naturais ou em farmácias especializadas. Esses remédios estimulam as propriedades curativas do corpo. A homeopatia é praticada há duzentos anos e tem sido bem documentada. Embora muitos pesquisadores norte-americanos ainda não entendam plenamente como funciona, os resultados foram pesquisados no mundo inteiro.

> **A homeopatia é praticada há duzentos anos, e seus miraculosos resultados têm sido bem documentados.**

A homeopatia é especialmente útil para criar a química cerebral da saúde, felicidade e amor duradouro. Ela oferece um tratamento eficaz que estimula a cura do cérebro. Esse tratamento me interessa muito porque pequena porcentagem das pessoas que começam a Solução de Marte & Vênus não obtém os resultados fantásticos que quase todo o mundo obtém imediatamente. A razão para isso é que ou essas pessoas têm um fígado muito intoxicado, que ainda não consegue produzir os neurotransmissores adequados, ou já sofreram um traumatismo cerebral.

Se seu fígado está intoxicado, pode levar vários meses para você conseguir resultados excelentes. Se no passado seu cérebro sofreu um trauma, a homeopatia pode ajudar muito. Um trauma na cabeça não significa necessariamente uma incapacidade permanente. Um trauma cerebral é como um osso quebrado. Quando um osso se quebra, ele voltará a ficar inteiro e mais fortalecido do que antes, se for imobilizado por uns dois meses. O médico realinha o osso, imobiliza-o e a natureza se encarrega do resto.

O trauma cerebral é uma situação semelhante. Você bate com a cabeça e a glândula pituitária sofre um impacto. Essa glândula, localizada na base do crânio, é a glândula mestra que regula todas as demais glândulas cerebrais. Quando ela é alterada ou adversamente afetada, pode causar uma série de problemas no corpo, e no próprio cérebro. A não ser que algo seja feito para realizar a cura dessa glândula, sua capacidade de produzir uma química cerebral saudável pode ficar limitada pelo resto da vida. Muitas pessoas sobreviveram a acidentes, mas seus cérebros, não. Acidentes e lesões, independente da época em que ocorreram, podem ser fonte de distúrbios físicos, mentais e emocionais crônicos. Com tratamentos físioterápicos eficazes, os ossos podem ser curados, mas a pessoa pode permanecer deprimida ou ansiosa. Em vez de tratar o trauma cerebral, receitam-lhes antidepressivos. Para o resto da vida, elas vão buscar alívio temporário numa droga ou outra.

Muitas pessoas sobrevivem a acidentes, mas seus cérebros, não.

As lesões no cérebro são mais comumente conhecidas como concussões cerebrais e podem resultar de traumas uterinos, traumas do parto, acidentes de carro, quedas ou atividades esportivas. Imediatamente após uma concussão cerebral, podem ocorrer dores de cabeça e tonteiras. Esses sintomas podem durar algum tempo e então desaparecer. O que não se costuma perceber é que, após o desaparecimento dos sintomas agudos precoces, o paciente fica, a longo prazo, com problemas crônicos e quase sempre sutis. Alguns sintomas podem manifestar-se só depois de muitos anos de ocorrido o incidente traumático.

A medicina ocidental é ótima para imobilizar ossos quebrados, mas não é muito eficaz quando se trata de concussões. As concussões cerebrais são muito comuns: acontecem com freqüência, especialmente nas crianças, quando estão brincando ou envolvidas em atividades esportivas. Depois de pequenos acidentes, seu cérebro pode se curar, se você costuma ingerir minerais suficientes. Se não acrescentamos minerais suficientes a nosso regime alimentar, limitamos a capacidade do cérebro de reagir e curar-se depois de uma concussão.

Após um acidente de carro, nossos corpos se curam, mas nossos cérebros nem sempre. O cérebro é muito delicado. É o órgão mais protegido do corpo. Se o crânio sofre um impacto ou fratura, isso pode ter efeitos permanentes. Muitas pessoas, consideradas normais antes de um acidente, começam a sofrer de todo o tipo de depressão, podendo até desenvolver síndrome do pânico. Sem tratamentos específicos para traumas cerebrais, as pessoas gastam rios de dinheiro e o resto da vida com terapia ou remédios controlados. Às vezes, num período de seis semanas, todos os sintomas do trauma cerebral desaparecem após um simples tratamento homeopático.

Tomar suplementos minerais anos depois certamente ajuda, mas pode não ser o bastante. A homeopatia tem um tratamento muito eficaz para concussões cerebrais que pode acelerar a cura. Se uma concussão cerebral, independente de suas proporções, não for tratada, pode causar depressão, ansiedade ou instabilidade emocional para o resto da vida. Isso também se aplica à índole de uma criança que tenha sofrido um leve trauma cerebral. As conseqüências podem se perpetuar até a vida adulta.

Uma concussão não tratada pode causar depressão, ansiedade ou instabilidade emocional para o resto da vida.

Fiquei realmente impressionado com os resultados da homepatia na cura de concussões cerebrais. Eu mesmo já me submeti ao tratamento, com resultados simplesmente extraordinários. Caí de ponta-cabeça de uma árvore quando estava no segundo ano do ensino fundamental e quebrei os dois braços. Meus braços foram tratados, mas nada foi feito para curar minha concussão. Essa lesão causou todo o tipo de problemas ao longo da minha vida, especialmente em épocas de estresse. Tive de tudo, desde dores de cabeça a alterações do humor. O tratamento simples de seis semanas pôde corrigir as seqüelas deixadas pelo trauma.

Esse tratamento não é caro e pode ser realizado em casa. É completamente seguro e não tem efeitos colaterais.

A necessidade desse tratamento é ainda maior hoje em dia. Não temos apoio nutricional suficiente para nos recuperar de acidentes e traumas de maneira satisfatória. A maioria das pessoas não percebe que a cabeça e o corpo podem ter sofrido vários traumas. Traumas somáticos podem também causar traumas ao cérebro.

Pode ser que você tenha tido um trauma no corpo e no cérebro, que esteja afetando sua capacidade de manter uma boa disposição física, emagrecer ou raciocinar com clareza. Dedique um tempo para recordar seu passado. Veja as lembranças que surgem quando lhe fazem as seguintes perguntas:

- Lembre-se de uma vez em que você foi a um hospital. Que aconteceu?
- Você já caiu de uma árvore e quebrou um braço?
- Você já bateu com a cabeça, testa ou com o queixo que lhe deixou um "galo"?
- Você já caiu de uma bicicleta e se machucou?
- Você já sofreu um acidente de carro?
- Você já foi atingido por trás alguma vez?
- Quando bebê, já o deixaram cair ou você já soube que caiu da cama?
- Você bateu com a cabeça no fundo ou no lado de uma piscina ou de um trampolim?
- Você já levou uma bolada? Doeu?
- Você já caiu após um trauma?
- Alguma vez já lhe bateram de lhe tirar o fôlego?
- Você já levou um tombo feio enquanto patinava ou esquiava?
- Quando você nasceu, o parto foi muito demorado?

Se você respondeu "sim" a alguma dessas perguntas, pode ter sofrido pequeno dano cerebral que jamais foi totalmente curado. Um dos efeitos colaterais de envelhecer é que todas as nossas deficiências aumentam quando somos nutricionalmente deficientes.

Se você machucava muito o punho caindo quando patinava, talvez não tenha reparado em nenhum problema. Entretanto, mais tarde, à medida que você envelhecer e seu corpo começar a se ressentir, é seu punho que vai doer mais.

O estresse da deficiência nutricional sempre aparece primeiro em nossas áreas mais debilitadas ou lesionadas.

Há alguns anos, virei meu polegar totalmente para trás. O dedo voltou logo ao lugar, mas doeu muito e nunca ficou totalmente bom. Quando comecei a tomar doses regulares de ômega-3, a dor desapareceu em três dias. Hoje estou completamente livre de dor. Quando não consumo óleo suficiente na minha dieta, observo logo os sintomas da deficiência de gordura. Aí volto a sentir dor na articulação retesada do polegar, que é o meu barômetro. Quando tenho deficiência de nutrientes, isso logo aparece nas minhas áreas mais vulneráveis. Quando dou a meu corpo aquilo de que ele precisa, meu polegar não se enrijece nem dói.

Qualquer impacto na cabeça pode afetar a glândula pituitária pelo resto da vida, a não ser que ela receba ajuda para se curar. Mesmo os golpes sofridos pelo corpo podem abalar a glândula pituitária, embora isso não seja nada tão comum ou terrível. Quanto mais velhos ficamos, mais somos realmente afetados por esses velhos danos.

> À medida que envelhecemos, somos mais
> afetados pelos danos da infância.

Há cem anos, a homeopatia era mais eficaz porque os alimentos que se ingeriam tinham mais minerais. Hoje, a homeopatia é menos eficaz, exceto se for complementada por suplementos minerais e enzimas. Se depois de um mês de aplicar a Solução de Marte & Vênus você não obtiver os resultados esperados, talvez precise recorrer ao tratamento homeopático para concussão cerebral. Um dos principais sintomas da concussão cerebral, mesmo que ela tenha ocorrido há cinqüenta anos, é a inibição das substâncias químicas cerebrais balanceadas. Com as informações da Dieta de Marte & Vênus e do Programa de Exercícios, juntamente com o extraordinário potencial da homeopatia, você pode agora ajudar seu corpo a superar quaisquer traumas do passado.

Para compreender mais sobre tratamentos homeopáticos para a química cerebral, você pode acessar www.homeopathicwonders.com, ou telefonar para o Dr. Salar Farahmand em Encino, Califórnia, número 00+operadora+1+818+501–2000, para marcar consulta. O Dr. Farahmand é especialista de renome mundial no tratamento de traumas cerebrais e criou um método simples mas eficaz que você pode seguir em casa.

A AROMATERAPIA

A aromaterapia é uma das maneiras mais eficazes de acelerar e manter os benefícios de *A dieta de Marte & Vênus e a solução por exercícios*. Pesquisas mostraram que a mente associa certas experiências com certos cheiros. Se você usar uma fragrância curativa e positiva de óleo essencial, seu cérebro vai começar a associar a produção de serotonina e dopamina a esse cheiro. Depois que essa vinculação ocorre, só de aplicar o óleo essencial predileto você constatará que seu cérebro fica estimulado para produzir mais substâncias químicas cerebrais saudáveis durante o dia.

Usar óleos essenciais é uma poderosa alternativa curativa para quase todos os ferimentos, e é especialmente benéfica para o cérebro. Milhares de pessoas têm conseguido substituir os remédios controlados pela aromaterapia. Em períodos estressantes em nossa casa, minha mulher utiliza óleos essenciais num vaporizador para encher o ar de paz e cura.

> **Milhares de pessoas têm conseguido substituir os remédios controlados pela aromaterapia.**

Da mesma forma que todas as ervas curativas têm propriedades especiais de cura, os diversos aromas também as têm. Os óleos essenciais são os líquidos fragrantes, sutis e voláteis extraídos das plantas, moitas, flores, árvores, folhas, raízes, arbustos e sementes. Esses óleos presentes na natureza têm as propriedades imunes regeneradoras, oxigenadoras e de defesa das plantas. Quando expomos nosso corpo a esses óleos essenciais, eles funcionam como catalisadores para transportar oxigênio e nutrientes aos tecidos corporais.

> **O aumento do oxigênio no cérebro estimula a produção de substâncias químicas cerebrais saudáveis.**

Sem as moléculas do oxigênio, os nutrientes não são plenamente assimilados, e dá-se início ao processo de doença. Toda disfunção cerebral é ligada à deficiência nutricional de oxigênio. Os óleos essenciais não somente contêm moléculas de oxigênio, como também têm uma freqüência bioelétrica. A freqüência é um índice de energia elétrica que é constante entre dois pontos. Pesquisas clínicas comprovam que os óleos essenciais têm as maiores freqüências e podem criar um ambiente no qual doenças, bactérias, vírus e fungos não conseguem viver. Meu óleo essencial favorito é o óleo de rosas: ele tem a freqüência mais elevada. Segundo minha experiência, cheirar e usar essência de rosas estimula diretamente a produção das substâncias químicas cerebrais saudáveis.

Os óleos essenciais foram o primeiro remédio da humanidade. Os hieróglifos egípcios e os manuscritos chineses revelam que sacerdotes e médicos empregavam óleos essenciais milhares de anos antes da era cristã. Há 188 referências a óleos na Bíblia. Todos já conhecemos a história dos três Reis Magos que levaram presentes ao Menino Jesus. Os presentes foram óleos de olíbano e mirra. Pesquisas clínicas recentes descobriram que o óleo de olíbano estimula o sistema imunológico.

> **Os três Reis Magos levaram óleos de olíbano e mirra como presentes para o Menino Jesus.**

Só agora a ciência está redescobrindo as substâncias curativas dos óleos essenciais. Óleos essenciais de alta qualidade podem ser encontrados em lojas de produtos naturais, que também oferecem livros sobre propriedades curativas desse produto. Para você receber esses incríveis benefícios, pode usar óleos essenciais, massagear partes de seu corpo com eles ou espalhá-los pelo ar. Minha mulher e eu usamos os Living Young Essential Oils, de altíssima qualidade.

QUE SABE O SEU MÉDICO?

Se você está atualmente sob a supervisão de um médico, obviamente deve consultá-lo antes de aplicar quaisquer das idéias deste livro. Lembre-se de que muitos médicos só receberam na faculdade pouca informação sobre nutrição e costumam estar sempre ocupados demais para se manterem a par das recentes pesquisas sobre o assunto.

**Muitos clínicos e psiquiatras receberam
Pouca informação sobre nutrição.**

Todos os dias, os médicos se deparam, por um lado, com pacientes que sofrem, e, por outro, com representantes de laboratórios que apregoam os benefícios do mais recente e maravilhoso medicamento lançado no mercado. É difícil dizer "não" aos remédios, quando seus pacientes estão sofrendo e o que você lhes prescreveu se mostra inócuo.

Ao solicitar a recomendação de seu médico, pergunte-lhe o que ele aprendeu sobre nutrição. Lembre-se de que um médico naturopata recebe pelo menos quatro anos de informação nutricional. Se o que o seu médico sabe sobre nutrição não lhe parecer adequado, é melhor procurar uma segunda opinião. Existem hoje muitos médicos de formação holística e especialistas em saúde alternativa que conhecem nutrição e outras modalidades curativas complementares.

A seguir, dois ótimos exemplos para ilustrar o que acabei de relatar.

A DIETA AFETA SUA SAÚDE?

Há três anos, Carol participou de um seminário que ministrei a pessoas com doenças letais. Essas pessoas precisavam de muito mais do que *A dieta de Marte & Vênus e a solução por exercícios*. Nós nos reuníamos três vezes por semana, e praticávamos juntos as técnicas de autocura que ensino no meu livro *Milagres práticos para Marte & Vênus*. Carol era um dos vinte e cinco participantes que sofriam de câncer no terceiro ou quarto estágio. Durante as duas primeiras semanas, três participantes faleceram: estavam doentes demais para realizarem as técnicas em casa e ainda mais para assistir a todas as reuniões.

Antes de freqüentarem o seminário, a previsão era de que a maioria dos participantes morreria dentro de dois meses. Todos no programa, até os que acabaram morrendo, afirmaram ter recebido enorme benefício emocional e elevação espiritual por meio das técnicas de autocura que eu lhes estava ensinando. Durante o seminário, quinze participantes tiveram remissão completa de todos os sintomas do câncer. Foi um milagre! Seus médicos ficaram estupefatos, assim como seus familiares.

> **No período de três meses, quinze participantes tiveram remissão completa de todos os sintomas do câncer.**

Mais dois participantes morreram, mas seus familiares nos disseram quanto o grupo ajudara seus entes queridos naquele momento difícil. Os outros cinco participantes permaneceram na mesma condição física ou melhoraram, o que contrariou o previsto pelos médicos.

Carol estava dentre os que eliminaram os sintomas do câncer. Alguns chamam o fato de cura espontânea. Durante a primeira semana, depois de se aprender algumas das mudanças no regime alimentar requeridas pelo programa, ela consultou seu médico a respeito. A resposta dele foi simplesmente chocante.

Ele lhe disse que não importava o que ela comesse e ratificou essa afirmação com o comentário de que "não há pesquisas que indiquem que melhorar sua dieta pode ajudá-la a curar o câncer. Não se preocupe e coma o que quiser".

Essa afirmativa é muito comum. Além de equivocada, induz ao erro e é perigosa. Um dos princípios mais importantes da Dieta de Marte & Vênus e do Programa de Exercícios é o de que um corpo saudável requer alimentos saudáveis e um corpo não-saudável requer alimentos não-saudáveis. Quando você adoece, precisa de mais e não de menos orientação sobre o que deve comer. Se você tem problemas de saúde, não pode comer o que quiser, porque o que você quer é prejudicial. Ao aprender a começar o dia com um desjejum sadio, você não apenas faz com que seu metabolismo queime os alimentos que você comer durante o dia, como também faz com que você tenha apetite por alimentos saudáveis e faz com que você perca a vontade de ingerir açúcares, estimulantes e gorduras ruins.

> **Quando adoecemos, precisamos de mais e não de menos orientação sobre o que comer.**

Um corpo saudável resiste a *junk food*, mas uma pessoa nutricionalmente deficiente, que sofre de câncer ou de alguma outra doença letal, precisa comer com a mesma precisão que um médico administra drogas. Se você comer demais os alimentos errados, a capacidade natural de seu corpo de se curar é severamente comprometida.

> **Um corpo saudável resiste a *junk food*, mas uma pessoa gravemente doente, não pode.**

Se um médico me dissesse que a nutrição não afeta a capacidade de meu corpo de curar o câncer, eu iria rapidamente procurar uma segunda opinião. Com essas informações sobre alimentos e como eles afetam a saúde, felicidade e a vida amorosa, você fica de posse de uma ferramenta importante. À medida que você puser em prática esse programa, vai aprender que o quê e quanto você come é o fator mais importante para a saúde física e a mental.

O QUE VOCÊ COME NO CAFÉ DA MANHÃ?

Meu segundo exemplo é muito comum. É uma pergunta sempre feita pelos ouvintes do meu programa de rádio e pelos participantes dos meus seminários: "O senhor está dizendo que, se eu seguir esse programa, posso deixar de tomar meu antidepressivo?"

Minha resposta é sempre a mesma: "Quando você está sob cuidados médicos, é importante consultar seu médico, comunicando-lhe as mudanças que pretende fazer em sua dieta para reduzir e eventualmente eliminar sua dependência das drogas. Sob a supervisão médica, gradativamente diminuir a quantidade de remédios que está tomando."

O ouvinte então sempre me pergunta: "O senhor acha que, se eu seguir esse programa, vou ficar livre da depressão e dos remédios?"

Minha resposta é: "Antes que eu possa responder, deixe-me fazer-lhe outra pergunta: o médico que lhe receitou Prozac ou Ritalina lhe perguntou o que você come no desjejum? Por um acaso, ele a fez seguir uma dieta saudável e uma rotina de exercícios para ver se isso diminuía ou eliminava sua depressão?"

A resposta é sempre: "Não, ele não me perguntou sobre meu café da manhã nem receitou uma dieta específica ou rotina de exercícios."

Com todas as novas pesquisas sobre nutrição e depressão, é lamentável que ainda se prescrevam drogas sem sequer perguntar sobre o hábito alimentar do paciente. Se uma pessoa está realmente com o cérebro danificado ou com sintomas psicológicos, prescrever drogas psicoativas e oferecer aconselhamento pode operar como salva-vidas miraculoso. Se não existe emergência, é melhor compreender primeiro a dieta e o programa de exercícios da pessoa. Ao sugerir e depois observar as vantagens de alternativas saudáveis, um profissional treinado pode determinar, com maior exatidão, se a pessoa precisa realmente de medicação.

Receitar qualquer remédio tem sérias conseqüências e deve ser seriamente considerado.

Para algumas pessoas, a opção de passar a vida tomando remédios controlados é uma bênção da medicina moderna. Se um paciente está nutricialmente carente, como acredito que aconteça com a maioria das pessoas assim medicadas, uma droga controlada é como uma sentença de morte. Pelo resto da vida, a pessoa é forçada a sofrer os efeitos colaterais.

> **A maioria dos milhões de pessoas que tomam drogas psicoativas como Prozac não está mentalmente doente, mas apenas deficiente nutricionalmente.**

No futuro, ao recordar esta época, marcada pelo uso de drogas controladas, vamos sentir calafrios, assim como quando recordamos que, há apenas cem anos, as técnicas médicas envolviam a drenagem do sangue do paciente ou a realização de uma lobotomia. Mesmo com os pacientes mentalmente perturbados, existe hoje um volume crescente de pesquisas que apóiam a capacidade da suplementação de aminoácidos e da homeopatia de modo a que as drogas sejam desnecessárias em certos casos.

Sem a total compreensão dos princípios subjacentes ao regime sugerido em *A dieta de Marte & Vênus e a solução por exercícios*, adultos e crianças continuarão a ser supermedicados. Existe uma boa razão para esse descuido. As alternativas naturais às drogas ainda não são do conhecimento geral. Muitas das informações deste livro se baseiam em pesquisas recentes. Essas pesquisas revelam a importância de certos aminoácidos para produzir a correta química cerebral. As aplicações práticas dessas pesquisas, chamadas de suplementação dos aminoácidos ativados, não são sequer conhecidas pela maioria dos pesquisadores.

Tenho pesquisado sobre o assunto desde que meu irmão mais novo, diagnosticado como maníaco-depressivo, matou-se com um tiro há quase vinte anos. Os efeitos colaterais do seu tratamento por drogas controladas foram tamanhos, que ele não suportou mais viver. Quando ele partiu, eu me comprometi a encontrar uma cura natural para a enfermidade mental que excluísse drogas controladas e seus efeitos colaterais.

LIVRE DA DEPRESSÃO SEM REMÉDIOS CONTROLADOS

A maioria dos médicos não tem plena consciência do perigo das drogas controladas. Alguns acreditam que eventualmente ocorre um caso violento que eles atribuem aos efeitos colaterais dos antidepressivos ou das drogas para TDAH.

Os sintomas de abstinência das drogas controladas são a principal causa da violência urbana e doméstica. Sintomas semelhantes podem ocorrer quando pacientes viciados em drogas "legais" começam a suspendê-las.

Embora os efeitos colaterais da ingestão de drogas psicoativas sejam desagradáveis para muitos, os sintomas de abstinência podem ser muito piores. Alguns estudos sugerem que a elevada porcentagem de 85 por cento de pacientes usuários de drogas psicoativas sofrem dos sintomas de abstinência. São sintomas como os da gripe, náuseas, sensações de choque elétrico, nervoso, comportamento violento, depressão suicida e melancolia. Para começo de conversa, são esses mesmos sintomas que motivam essas pessoas a tomar drogas.

Quando esses sintomas reaparecem, os pacientes se desesperam e voltam a tomar drogas. Ao aplicar *A dieta de Marte & Vênus e a solução por exercícios*, você pode ajudar o seu corpo a recuperar o equilíbrio normal do cérebro sem esses efeitos colaterais. Isso, no entanto, leva algum tempo. Os médicos sensatos recomendam que a pessoa reduza gradativamente a dosagem de drogas. Se você faz uso de um medicamento por um longo tempo, mais demorado será para parar interromper esse processo.

Enquanto você estiver tomando drogas, os benefícios de *A dieta de Marte & Vênus e a solução por exercícios* serão certamente limitados. Você estará ajudando seu corpo e seu cérebro, mas será como nadar contra a corrente. Todos os dias você estará dando a seu corpo o que ele precisa para produzir substâncias químicas cerebrais saudáveis com a Solução de Marte & Vênus mas, ao tomar drogas, estará dizendo a seu cérebro que há serotonina suficiente. Ademais, você estará acrescentando toxinas ao seu corpo, ao invés de eliminá-las.

Um estudo publicado no *The Journal of Clinical Psychiatry* relata que 70 por cento dos clínicos gerais e 30 por cento dos psiquiatras não conhecem os efeitos colaterais quando se deixa de tomar drogas para estimular a produção de serotonina. Muitos profissionais não alertam seus pacientes de que, se quiserem descontinuar a droga, devem fazê-lo muito lentamente.

Leva tempo para o cérebro se adaptar e produzir níveis saudáveis e balanceados de serotonina por conta própria. Antes de descontinuar o uso de uma droga com a supervisão de seu médico, ajude seu cérebro a produzir a química adequada. Ao aplicar *A dieta de Marte & Vênus e a solução por exercícios*, você dará a seu cérebro a ajuda de que ele precisa para começar a produzir química cerebral saudável, sem os habituais sintomas da abstinência.

Alimente seu cérebro com aquilo de que ele precisa, antes de descontinuar o uso de drogas.

Os policiais sabem que a maioria dos crimes ocorre porque os viciados em drogas precisam de dinheiro para comprá-las. Quando acaba o efeito das "viagens", eles roubam e matam para conseguir mais substâncias nocivas. A maioria da violência doméstica está ligada às drogas ilegais, às drogas controladas, ou ao etilismo. Os sintomas de abstinência, seja ela legal ou não, estão associados a sofrimento intenso. Se não houver uma forma de suplementos de aminoácidos, são perigosos não só para a própria pessoa e como também para outros.

A deficiência de serotonina é perigosa não só para nós mesmos, como também para os outros. Pesquisas com assassinos em série revelam disfunção cerebral, associada a níveis extremamente baixos de serotonina. Quando você deixar de tomar uma droga, dê algum tempo para que seu cérebro possa começar a produzir serotonina. Sem uma dieta balanceada e uma rotina de exercícios, isso talvez não aconteça.

Quando certas substâncias químicas cerebrais estão insuficientes, os vícios estimulam temporariamente sua produção e, de repente, começamos a sentir alívio. Quando o cérebro fica dependente de drogas controladas, ilegais ou de alguns vícios comuns para estimular a produção de neurotransmissores, o cérebro acredita estar produzindo dopamina e serotonina suficientes. Como resultado, um cérebro já deficiente em dopamina ou serotonina produz ainda menos. Quando se pára de usar uma droga ou de incorrer num vício para estimular substâncias cerebrais saudáveis, pode-se sentir pior do que antes.

Se você atualmente está viciada em alguma coisa ou tomando uma droga controlada, mesmo com a suplementação correta, levará cerca de duas semanas a contar da descontinuação do uso, para começar a produzir as substâncias químicas necessárias à saúde mental normal.

Antes de abolir drogas ou tentar mudar um mau hábito, siga uma dieta saudável e um programa de exercícios como apoio. Além disso, procure um médico experiente. Você pode obter uma relação de médicos experientes nesse assunto no site www.AlternativeMentalHealth.com

Há também alguns livros que podem ajudá-la. Meus dois favoritos são *Change Your Brain, Change Your Life* (Mude seu cérebro, mude sua vida) do Dr. Daniel G. Amen, e *Depression-Free for Life* (Livre da depressão por toda a vida), do Dr. Gabriel Cousens. Diariamente, esses médicos ajudam homens e mulheres a curar doença mental por meios naturais, nem sempre recorrendo a drogas controladas.

CRIANDO UM MUNDO SAUDÁVEL, FELIZ, ONDE O AMOR É PERMANENTE

Acredito que os problemas possam e vão ser resolvidos quando homens e mulheres aprenderem a partilhar e, assim, criar uma vida de amor romântico. Por que amor romântico? Porque o amor romântico é a primeira coisa a desaparecer quando nosso coração começa a se fechar nos nossos relacionamentos. O romance ressalta o que há de melhor nos homens e nas mulheres – e é um dos objetivos mais desafiantes: ele requer que tenhamos amor, tolerância, perdão e sabedoria.

É fácil se dar bem se enterramos nossos sentimentos. Permanecer em contato com o amor imorredouro em nossos corações nos liga à parte mais elevada de nós mesmos. Isso nos põe à prova e prepara-nos para sermos exemplos do que todos nós sabemos ser bom e importante. Ter um romance duradouro requer que permaneçamos felizes. Se não estamos felizes, não podemos continuar a sentir as chamas transformadoras da paixão. Elas estão sempre ardendo profundamente em nossa alma, mas nosso desafio é fazer com que estejam continuamente despertando.

Essencialmente, assumir a responsabilidade por nossa felicidade significa encontrar a fonte de felicidade dentro de nossos corações, um dom que recebemos ao nascer, mas gradativamente perdemos. Com o alicerce da felicidade interior, nós nos aperfeiçoamos e chegamos a ser tudo o que podemos: pessoas plenamente capazes de dar amor sem culpar os outros por nossa infelicidade. Se você quer achar um culpado, pode culpar sua bioquímica.

Se você quer achar um culpado, pode culpar sua bioquímica.

Permanecer feliz para manter nossos corações receptivos é mais fácil quando você está feliz. Ao ativar diariamente o poder curativo de seu corpo, você vai fazer crescer sua felicidade incondicional. A perfeição da vida ou a saúde não é um pré-requisito para a felicidade, mas é uma exigência alimentar seu corpo com aquilo de que ele precisa para enfrentar seus desafios de saúde.

À medida que você fizer o necessário para ajudar seu corpo a se curar ou permanecer saudável, terá o alicerce para a felicidade incondicional que, por sua vez, apóia a construção da casa do amor romântico e duradouro. Mesmo quando não existe romance, as pessoas podem ser sábias, amorosas, generosas e compassivas, mas em menor grau. A vida sem romance é desprovida da essência do amor. É mais desprendida e razoável, mas lhe falta o único elemento que pode trazer a paz verdadeira e duradoura a este mundo.

A vida sem romance é mais desprendida e razoável, mas é desprovida da essência do amor.

O romance só pode ser mantido no casamento, quando aprendemos a respeitar e valorizar nossas diferenças. É uma tarefa desafiadora, mas, quando alcançamos esse objetivo, somos capazes de realizar os maiores desafios de solucionar as disputas entre as diferenças de nossas culturas globais. É muito fácil culpar outros países, culturas e seus líderes, ou os nossos próprios, quanto a isso, quando nós mesmos não nos arriscamos a abrir o coração ao perdoar e partilhar das maneiras mais íntimas.

À medida que o mundo se torna um lugar menor, a necessidade de melhores e mais piedosas comunicações se torna uma exigência. Hoje, muitos líderes mundiais repetem os comportamentos que criam os mesmos problemas. Uma solução para as tensões e os infortúnios globais pode e será encontrada quando nós, cidadãos desta aldeia global, formos capazes de superar as tensões e os infortúnios de nossas próprias vidas e de nossa própria aldeia interior.

Não podemos solucionar os problemas mundiais enquanto estivermos nos medicando em excesso. Devemos ser capazes de confrontar a realidade com clareza, sabedoria e compaixão. Não podemos solucionar os problemas mundiais enquanto não conseguirmos manter nossos corações receptivos a nossos companheiros, filhos, membros da família e vizinhos. A luta não está lá fora: está bem aqui, na nossa casa.

A paz no mundo começa em casa.

Em todas as religiões, a mais elevada realização espiritual é o reconhecimento de que cada um de nós faz parte da natureza e do universo. Assim, estamos todos intimamente ligados. Quando você se esforça para superar os desafios da sua vida, torna um pouco mais fácil para as outras pessoas dar os passos que precisam dar. Quando você dá um passo, ajuda todo o mundo a também dar um.

Quando você se empenha para encontrar de novo amor, em vez de se agarrar ao ódio e ao ressentimento, ajuda o mundo a se abrir mais para o amor.

Quando você perdoa e elimina da sua vida as mágoas passadas, o mundo perdoa um pouco mais.

Quando você se adapta a viver na época atual e valorizar o que tem, ajuda o mundo a avançar um pouco mais para o presente, onde os problemas podem ser solucionados, em vez de remoer o passado, que não podemos mudar de jeito nenhum.

A época em que vivemos é especial. Temos o potencial de enriquecer todos os aspectos de nossas vidas, ou mandar tudo para o espaço. A opção é nossa.

Temos o potencial de enriquecer todos os aspectos de nossas vidas ou mandar tudo para o espaço.

Você tem essa opção quando começa a criar uma química cerebral saudável. Quando você se descuida de seu corpo e do seu cérebro, essa opção lhe é tirada e, mais uma vez, você fica enredada nas insignificantes preocupações dos cérebros hiperativos e hipoativos. Você tem potencial muito maior esperando para ser exercido. Todo passo que você der para alcançar esse propósito não ajudará somente a você, mas também às pessoas a quem você ama.

Para mim, levantar-me para exercitar-me e tomar um café da manhã saudável não é apenas em meu benefício, mas também no da minha família. Sei que dou mais afeto e apoio quando trato meu corpo e cérebro de maneira correta. Sei agora que minha cabeça e meu corpo são intimamente relacionados. Também sei que a maneira como trato meus entes queridos ajuda você e todas as pessoas do mundo. Sob certo aspecto importante, faço a diferença todas as vezes que faço o que é preciso para criar a química cerebral da saúde, felicidade e romance duradouro.

Sei que você também vai fazer essa diferença. Juntos, nossos esforços e nossos corações receptivos fazem a diferença. Obrigado por partilhar comigo essa maravilhosa e emocionante nova aventura. Espero que você também a partilhe com seus amigos e entes queridos. Mantenha contato, por favor. Transmita seu feedback por meio do site www.MarsVenus.com. Estou disponível para responder às suas perguntas e receber seus comentários e dúvidas. Gostaria, principalmente, de tomar conhecimento dos seus sucessos. Isso me inspira e a todos que acessam meu site.

Quando você partilhar seus sucessos com *A dieta de Marte & Vênus e a solução por exercícios*, eles serão ainda mais eficazes para você, para mim e para os que visitam meu site www.MarsVenus.com. Quando você partilha esse programa, afirma não só aos outros mas a si mesma que você pode conseguir e, melhor ainda, que você está conseguindo!

Partilhe seu sucesso e ele será ainda maior.

Fique à vontade para me telefonar entre 9 da manhã e meio-dia, horário da Califórnia, quando estou ao vivo no meu programa de rádio e divida seus sucessos, perguntas e desafios (00+operadora+1+888-MarsMan). Se você quiser aconselhamento particular, você poderá recebê-lo por telefone, ao ligar para o Programa de Aconselhamento de Marte & Vênus (00+operadora+1+888-MarsVenus). Todos os instrutores receberam treinamento para ajudá-la/o a identificar claramente suas questões de relacionamento e depois partilhar com você as soluções sugeridas em meus treze livros da série Marte & Vênus.

De segunda à sexta-feira você pode me ouvir e a meus convidados respondendo a perguntas sobre homens, mulheres, relacionamentos, encontros, criação de filhos, saúde, dietas e exercícios. O programa de rádio matinal de três horas é gravado e retransmitido no site www.MarsVenus.com diariamente, em todas as horas do dia. Com esse suporte, permita-me ajudá-la/o sempre que possível.

Esse apoio significa que você não está só. Se você quiser, estou lá a qualquer hora. Você tem meu apoio e eu preciso do seu. Juntos, podemos fazer a diferença para nós mesmos e para o mundo. Que você possa sempre crescer no amor e desfrutar plenamente dos benefícios de gerar a química cerebral da saúde, felicidade e do romance duradouro!

Este livro foi impresso na Editora JPA Ltda.,
Av. Brasil, 10.600 – Rio de Janeiro – RJ,
para a Editora Rocco Ltda.